U0339512

Kenneth W. Wright
Yi Ning J. Strube

Color Atlas of Strabismus Surgery

Strategies and Techniques

Fourth Edition

斜视手术彩色图谱

策略与技巧

第4版

编　著　〔美〕肯尼斯·W. 赖特
　　　　〔加〕伊宁·J. 施特鲁贝
主　审　刘祖国
主　译　邵　毅　胡守龙
副主译　裴重刚　周　琼

天津出版传媒集团
天津科技翻译出版有限公司

著作权合同登记号:图字:02-2019-206

图书在版编目(CIP)数据

斜视手术彩色图谱:策略与技巧 /(美)肯尼斯·W.赖特(Kenneth W. Wright),(加)伊宁·J.施特鲁贝(Yi Ning J. Strube)编著;邵毅,胡守龙主译.—天津:天津科技翻译出版有限公司,2022.5

书名原文:Color Atlas of Strabismus Surgery:Strategies and Techniques

ISBN 978-7-5433-4213-2

Ⅰ.斜… Ⅱ.①肯… ②伊… ③邵… ④胡… Ⅲ.①斜视-眼外科手术-图谱 Ⅳ.①R779.6-64

中国版本图书馆 CIP 数据核字(2022)第 044862 号

授权单位:Springer Science+Business Media New York.
出　　版:天津科技翻译出版有限公司
出 版 人:刘子媛
地　　址:天津市南开区白堤路 244 号
邮政编码:300192
电　　话:(022)87894896
传　　真:(022)87893237
网　　址:www.tsttpc.com
印　　刷:天津海顺印业包装有限公司分公司
发　　行:全国新华书店
版本记录:889mm×1194mm　16 开本　12.5 印张　300 千字
　　　　　2022 年 5 月第 1 版　2022 年 5 月第 1 次印刷
　　　　　定价:150.00 元

主审简介

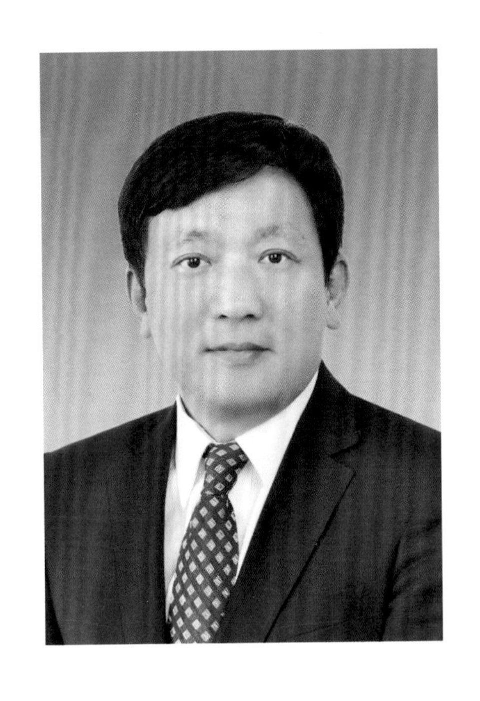

刘祖国 厦门大学眼科研究所所长及附属翔安医院眼科主任，南华大学附属第一医院院长，厦门大学校务委员会委员、学术委员会委员、临床学科建设委员会主任，医学伦理委员会主任，医学院大数据与人工智能研究所所长、干细胞研究所所长、临床教授委员会主任。长江学者特聘教授(2002年)，国家杰出青年基金获得者(2002年)，国家重点研发计划首席科学家，国家百千万人才工程国家级人才，亚太眼科学院院士，中央保健专家。兼任亚洲干眼协会主席、亚洲角膜协会理事、海峡两岸医药交流协会眼科学专业委员会主任委员及眼表泪液病学组组长、中国医师学会眼科学分会常委及眼表与干眼学组组长、中华医学会眼科学分会常委及角膜病学组副组长，中国中药协会眼保健中医药技术专业委员会主任委员，厦门市医学会副会长、眼科分会主任委员，厦门医师协会副会长。《中华眼科杂志》《中华实验眼科杂志》副总编辑，*Ocular Surface* 等10多家杂志编委。

主编、参编教材及专著40余本。发表文章450余篇(其中SCI收录180余篇)。至今已培养博士后、博士研究生、硕士研究生120余名，国际特邀讲座50余次，国内特邀讲座700余次。

获得三次国家科技进步二等奖，九次部、省级科技进步一等奖，已获得及公开发明专利近60项，参与多部干眼国际指南的撰写，牵头制定了我国7个干眼领域的临床共识与指南。至今已获得包括国家重点研发计划、973项目、863重点项目、国家自然科学基金(9项)等50余项研究基金的资助。获得第八届中国青年科技奖、药明康德药物化学奖、中华眼科杰出成就奖、亚太眼科成就奖、吴阶平医药创新奖，为国家卫生健康委员会(原卫计委)有突出贡献的中青年专家，享受国务院特殊津贴。

主译简介

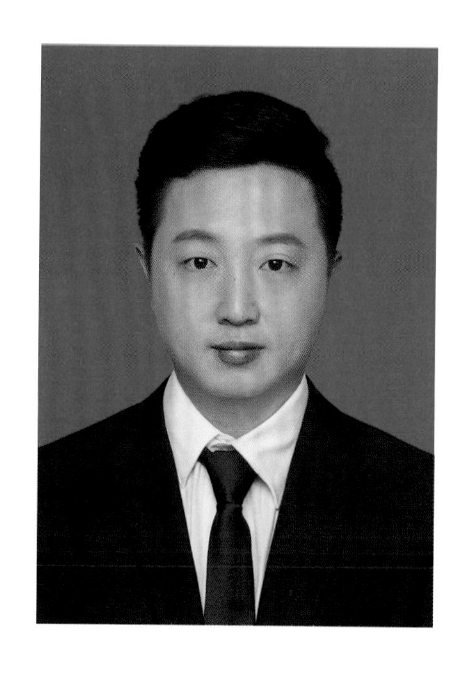

邵　毅　医学博士，主任医师，教授，博士研究生导师，博士后指导老师，南昌大学第一附属医院眼科副主任，井冈学者，赣江学者，美国 Bascom Palmer 眼科医院访问学者。

目前为美国 ARVO 会员、美国眼科学会会员、欧洲 EVER 会员、中国干眼协会委员、海峡两岸医药卫生交流协会眼科学专业委员会委员、海归医师协会转化医学青年委员会副主任委员、中国微循环学会转化医学专业委员会副主任委员、中国医药教育协会智能医学专委会智能眼科学组常务委员、中国医师协会眼科医师分会青年委员和病理学组委员、中国中药协会眼保健中医药技术专业委员会委员、国家自然科学基金项目评审、江西省青年高层次储备人才、江西省“百人远航工程”培养对象、江西省杰出青年、南昌大学“青年岗位能手”、江西省“主要学科学术和技术带头人”培养对象、江西省“百千万人才工程”入选者、江西省科技奖励评审专家，同时还承担 20 家 SCI 期刊副主编、编委及审稿工作。

在 *JAMA Ophthalmology* 等眼科杂志发表 SCI 论文共 200 余篇，北大核心期刊发表论文 260 余篇，包括述评 24 篇。主持国家自然科学基金、省自然基金重大项目等 32 项，在 ARVO、WOC 等国际会议发言 30 余次，获国家专利 24 项，主编眼科专业书籍 38 部，参编国家卫生健康委员会相关教材 6 部和疾病专家共识 8 部。曾获中国医药协会科学技术二等奖，江西省科技进步二等奖和江西省医学科技奖二等奖、三等奖等，同时获得美国 ARVO 奖学金。

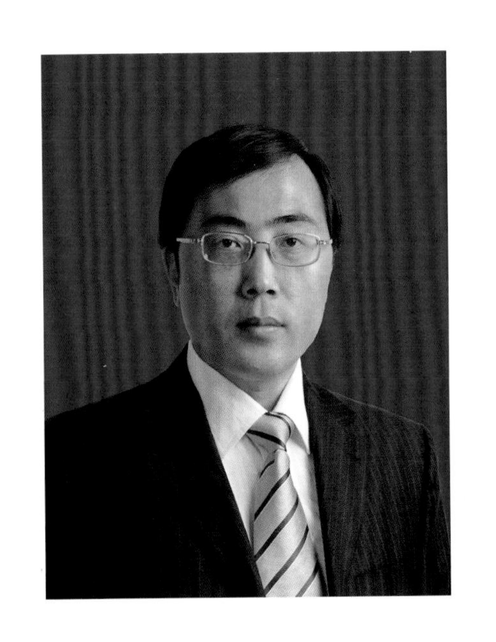

胡守龙 眼视光学博士，副主任医师。就职于首都医科大学附属北京儿童医院眼科。担任中国医师协会眼科分会眼病理学组委员，中国医师协会眼科分会临床视光与眼保健专业委员会委员，中国视障辅助技术学组委员，中国医师协会眼科分会青年学组后备委员。发表SCI文章近10篇，核心期刊文章10余篇，参与国家自然基金项目2项，参与省级课题5项。

从事眼科临床工作20余年，对各种类型屈光不正，低视力康复技术，以及弱视治疗经验较多。擅长眼球震颤诊治及手术治疗，率先开展眼球震颤的新项目研究，应用光学棱镜矫正眼球震颤代偿头位经验丰富。擅长复杂特殊类型斜视手术、眼球震颤手术及儿童眼部整形治疗。

译者名单

主　审　刘祖国

主　译　邵　毅　胡守龙

副主译　裴重刚　周　琼

编　委　（按姓氏汉语拼音排序）

方健文　南昌大学第一附属医院
葛倩敏　南昌大学第一附属医院
龚滢欣　复旦大学医学院
胡守龙　首都医科大学附属北京儿童医院
康红花　厦门大学眼科研究所
黎　彪　南昌大学第一附属医院
李秋玉　南昌大学第一附属医院
梁荣斌　南昌大学第一附属医院
林　启　南昌大学第一附属医院
刘康成　中南大学湘雅医院
刘荣强　广州医科大学附属第一医院
刘文凤　复旦大学医学院
刘祖国　厦门大学眼科研究所
马明洋　北京大学医学院
闵幼兰　南昌大学第一附属医院
裴重刚　南昌大学第一附属医院
邵　毅　南昌大学第一附属医院
施　策　温州医科大学眼视光医院
石文卿　南昌大学第一附属医院

苏　婷　哈佛大学附属麻省眼耳医院
孙　铁　南昌大学第一附属医院
唐丽颖　厦门大学眼科研究所
吴洁丽　厦门大学眼科研究所
吴园园　南昌大学第一附属医院
徐曼薇　南昌大学第一附属医院
徐千惠　南昌大学第一附属医院
杨启晨　香港中文大学眼科及视觉科学系
姚　帆　南昌大学第一附属医院
叶　蕾　三峡大学附属人民医院
于晨雨　南昌大学第一附属医院
张梦瑶　南昌大学第一附属医院
周　琼　南昌大学第一附属医院
朱佩文　南昌大学第一附属医院

中文版前言

本书是一本详细介绍多种斜视眼科手术技巧的教学类书籍。书中汇集了大量的斜视与弱视诊疗的临床经验和诀窍，至今已出版到第4版。本版本新增了许多微创手术，并结合临床术中照片及相应的手绘图片进行讲解，既能展示术中的真实情况，又简洁明了地对手术技术进行教学，这种将图片与文字相结合的编写方法获得“费城出版奖”，并一直用于本书的各个版本。

衷心感谢本书的主编Kenneth W. Wright博士对我的理解，同意将他们的著作译为中文版并在国内发行。我真诚地邀请了来自多地知名医院及医学院校的10多位专家，他们均有丰富的眼科临床教学经验及眼科学知识，并在繁忙的工作和学习之余花费了大量心力与我共同完成了本书的翻译，为斜弱视手术在国内的推广与规范略尽绵薄之力。感谢他们的辛勤劳动与无私奉献！同时，我也要衷心感谢从选题论证、购买版权到组织翻译和出版而做出不懈努力的天津科技翻译出版有限公司的领导和责任编辑。

不论作为临床眼科医生还是医学生，希望本书都能为你们的工作与学习带来实际的帮助，成为你们提升自我的良师益友，陪伴你们不断进步与成长。

由于译者水平有限，不足与错误之处在所难免，恳请广大读者指正。

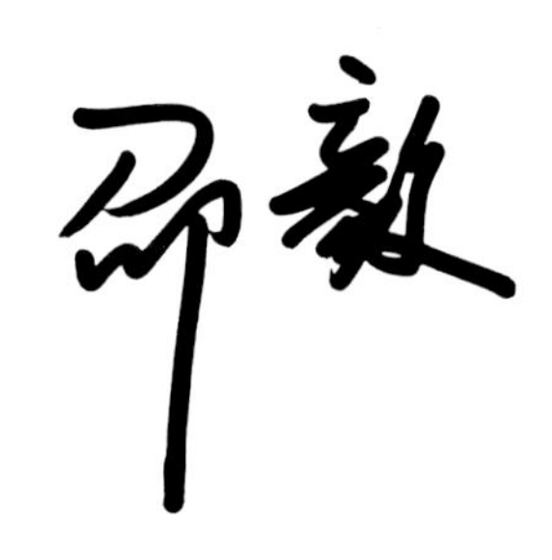

第4版前言

这是《斜视手术彩色图谱:策略与技巧》的第4版。第1版于1991年由Lippincott出版。在随后的23年,版本不断更新。据作者所知,还没有哪本眼科手术著作可以保持这样一直更新。我们非常期待推出最新版本。

不同于上一版,这版新增了几种斜视手术技巧。我们详细地介绍了这些技术,包括羊膜移植和微创手术。许多微创手术,如中央切割术和中枢神经切断术,是由我研究出来的。这些新的微创手术可以在局部麻醉下完成。

作为本书作者,我要感谢Yi Ning J. Strube博士做出的巨大贡献。这版得益于她作为一名斜视外科医生的专业知识以及对细节的关注。我们还要感谢Wright基金会对有关小儿眼科和斜视的研究、教育和患者护理的支持。

在过去的版本中,通俗易懂的表述、简单的绘图、高质量的配套图片,使许多读者对这本书赞不绝口。他们觉得:“你可以直接从这本书中学习如何做手术!”这是较高的称赞,我们也已尽全力使第4版达到这个标准。

Kenneth W. Wright, MD
Los Angeles,CA,USA
Yi Ning J. Strube,MD,MS,FRCSC,DABO
Kingston,ON,Canada
(杨启晨 译)

第3版前言

斜视对患者产生的影响很大,但即使经验丰富的医生对斜视治疗也会感到棘手。本图谱的目标是更清晰和简洁地向读者介绍有关斜视手术的策略和技巧,从而改善患者的护理。本书涵盖了从相对简单的水平斜视到复杂的垂直偏差广泛斜视的管理。本书也包括对各种手术技巧的介绍,从简单的基础知识到复杂的手术技巧,如精细的上斜肌腱扩张器手术和恢复滑脱或丢失的直肌。该图谱旨在帮助从眼科住院医师到斜视专家等不同经验的外科医生。

第3版经历了一次重大改版,几乎每一章都有更新内容。比如,第2章中"成功的手术设计"部分为治疗提供了合理的计划。非共同斜视和斜颈伴随眼球震颤或者斜视,这类疾病可能难以治疗,所以我们增加了一章专门介绍这些重要疾病。本书通过临床案例来说明斜视治疗的策略。对于大多数斜视外科医生来说,在局部麻醉下进行斜视手术是比较新的技术。由于局部麻醉下进行斜视手术需要特殊的技巧来避免患者感到不适,因此本书已增加一个章节来介绍这项技术。本书对缝合材料的选择也进行了更新,比如使用不可吸收的缝线来治疗下直肌衰退。本书还介绍了一些来自泰坦外科公司的新钛合金器械,这些器械可以提高斜视手术的效率和安全性。

本书沿用之前版本的形式,彩图和绘图相结合来帮助解释手术技巧。简单的绘图有助于教学,而彩图则反映了手术时的真实情况。作者在第1版中创新地采用了这种形式,并在费城获得了出版奖。为了进一步完善这种形式,第3版中配有一张DVD,里面包含10多部斜视手术的视频。绘图、彩图和视频相结合的形式为读者提供了更好的手术教学。

我特别感谢我亲爱的朋友Sonal Farzavandi博士,她细心地编辑每行文本,检查每个索引条目并帮助整理内容。如果没有她的帮助,今天这本书就不会完成。我还要感谢另一位优秀的研究人员Lisa Thompson博士,感谢她对我的鼓励及对本书编辑的帮助。我真诚地希望第3版能够帮助外科医生更好地管理斜视患者,改善他们的治疗效果,并促使斜视领域更好的发展。

Kenneth W. Wright, MD
Los Angeles, CA, USA

(杨启晨 译)

第2版前言

第2版是1991年出版的获奖教科书的更新版本。新版本的图谱保留了第1版简单和清晰的风格。此外,第2版还增加了一个新的部分:"管理策略",这部分主要介绍斜视综合征的管理实践(共7章),为读者提供了关于特殊斜视类型治疗的简单介绍。第2部分详细介绍了斜视手术的技巧,并在第1版基础上进行了广泛修订和更新。第22章"二次手术的技术"增加了对视网膜脱离手术后肌肉滑脱/丢失和斜视治疗的内容。与第1版相同,手术技巧部分将实际手术中的彩图和绘图结合起来,进行简单实用的教学讲解。我希望这个新的版本有助于读者对斜视手术的学习。

我特别感谢儿童眼科的Tina Kiss,她为这本书花费了很多时间,否则这本书不会这么快完成。我还要对Laura Bonsall表示衷心感谢,感谢她的鼓励以及就本书的排版所给予的富有创新的专业建议。此外,我还要感谢所有为本书提供资料的人,特别是Peter Spiegel、Dean Bonsall和Gabriela Salvador,感谢他们对本书手稿的全面审查。最后,我想感谢眼力健公司、博士伦公司、爱惜康公司、眼科研究的探索基金资助,以及西达-赛奈医疗中心和加利福尼亚大学尔湾分校的无私支持。

Kenneth W. Wright,MD
Los Angeles,CA,USA

(杨启晨 译)

第1版前言

这是一本讲解斜视手术技术的实用教科书。最恰当的手术教学显然是手把手教学,但是手术前的训练对于低年资的外科医生来说至关重要。对于经验丰富的外科医生来说,手术前的训练也是审查或改进外科技术的关键。因为图片无法真实反映手术场景,而且无法简单地进行教学讲解,所以我们采用绘图和真实彩图相结合的形式来展示术中的真实情况,并简单明了地对技术进行教学。

对手术技巧讲解是本书的主要目的,但是本书也会提及手术的基础知识,如肌肉生理学以及手术适应证。这本图集旨在成为一本教“如何做”并且详细介绍最有效的手术操作,而不是简要介绍每种手术步骤的教科书。整本图集的手术图是以外科医生的视野呈现,头在图片下方,脚在图片上方。除非另有说明,附图均为左眼。

特别感谢 Dr. Laurie Christensen、Dr. Michael Repka、Dr. Burton Kushner、Dr. Monte Del Monte 和 Dr. Malcolm Mazow 的出色工作。同时感谢 Dr. Marshall M. Parks 和 Dr. David L. Guyton 的培养。本图集中的许多图片直接或间接来自他们的杰出作品。我还要感谢对我的手术技术有很大影响并使我改进的同事:Andrea Lanier、Laurie Christensen、John McVey 和 Andrew Terry。我要特别感谢来自韩国的 Dr. Byng-Moo Min 和 Dr. Chan Park ,以及 Dr. Ann U. Stout 对本书手稿的评审。最后,我要感谢洛杉矶儿童医院的 Margaret Brown-Multani 和 Paula Edelman,C.O. 的临床支持。感谢我的妹妹 Lisa Wright 对本书的长时间编辑,并修改本手稿。

通常,斜视手术被认为“容易”,并且在住院医师培训的第一年中进行。合理的斜视手术操作很容易,但是未经训练的外科医生可能会产生更多失误。作者衷心希望本图集能够改善斜视手术的操作,并造福斜视患者。

Kenneth W. Wright,MD

Los Angeles,CA,USA

(杨启晨 译)

致 谢

感谢 Wright 基金会对儿童眼科和斜视患者的支持，是他们帮助我们完成了职责：减少婴儿和儿童的眼疾和失明，并通过研究、教育和临床护理改善对斜视的治疗。

（杨启晨 译）

目录

第1部分

管理策略

第 1 章

弱视治疗

弱视是在早期视觉发育过程中由异常视觉刺激导致的视力低下。异常的视觉刺激扰乱了大脑视觉中枢的神经发育。异常的视觉刺激可能来自模糊的视网膜成像,或者是因为斜视,总是偏好单眼注视,于是非主导眼的大脑皮层被抑制。8 岁以下的儿童可以产生牢固的皮层抑制,因此能够消除复视。对于能够交替注视的儿童,使用任意一侧眼时均会交替抑制对侧皮层,不会形成弱视。垂直三棱镜诱导斜视试验可用于确定没有斜视或者仅有小度数斜视的不会说话的孩子的定影偏好,并诊断其单眼弱视[1]。这个试验是在一只眼前垂直放置 10 PD 棱镜来完成的,棱镜底座向下或者向上都可以。垂直的棱镜会诱导出上斜视,可以用来评估定影偏好。如果偏好一侧眼固视则说明(对侧眼)有斜视[2]。双侧视网膜成像模糊的儿童可能存在双眼弱视(如双眼的先天性白内障或双眼大于+5.00 D 的高度远视)。

在眼科学要优先考虑视力,即伴有弱视的斜视儿童应该在斜视手术之前行弱视治疗。在斜视手术后,患儿的家长常常认为疾病已经治好,即不再复诊。因此,我们治疗弱视的最佳机会是在斜视手术之前。但是这也不是绝对的,当大角度内斜视合并弱视时,弱视眼固定在内转位(即固定性斜视),视轴被遮盖。此时,手术使弱视眼复位,解除视轴的遮盖则是弱视治疗的一部分,因为这样才能进行下一步遮盖治疗。

3 岁以下的幼儿开始治疗弱视是最有效的,但即使年龄在 8 岁或 9 岁,也能通过积极的弱视治疗来获得视力改善。这些年龄大于 8 岁的接受弱视治疗的孩子,特别是在那些没有接受过弱视治疗的孩子,视力改善的数据已经有据可查了[3]。斜视矫正术后的儿童也需要持续监测视力以防止弱视的发生,视力监测一直要持续到 8~9 岁。治疗弱视的两个基本策略是:

(1)提供清晰的视网膜成像。

(2)矫正优势眼。

1.1 清晰的视网膜成像

弱视治疗的首要目标是提供清晰的视网膜成像。每个有弱视和斜视的儿童都需要充分的睫状肌麻痹验光。大多数患者用 1%环戊酮联合 1%托吡卡胺局部点眼两次可以获得足够的睫状肌麻痹效果。虹膜色素密集颜色深的患者可能需要增加点药次数,如果视网膜检影法出现不稳定的结果,则需要用 1%阿托品,每天 2 次,连续 3 天。

表 1.1 列出了各种屈光不正有潜在弱视可能并需要矫正的情况。本书第 4 章详述了调节性内斜视的处方配镜。没有斜视仅有屈光参差性弱视的患者通常有一定程度的周边融合。这类患者即使仅矫正屈光不正,

表 1.1 什么时候屈光不正可以导致弱视

弱视类型	需要矫正的屈光不正[a]
远视屈光参差	>+1.50 D 屈光参差
近视屈光参差	>-4.00 D 屈光参差
散光屈光参差	>+1.50 D 屈光参差
双眼远视	>+5.00 D 双眼
双眼散光	>+2.50 D 双眼

[a] 上述只是在麻痹睫状肌验光下,给儿童处方配镜标准的一个建议。具体到某个病例是否需要处方配镜,应根据完整的临床检查结果做出判断,如果可以的话,还应包括视力的情况。

不结合遮盖治疗,也经常会有显著的视力提高。治疗弱视有一个原则即弱视眼要完全矫正远视，否则弱视眼不能调节充分。如果健康眼是轻度的远视(+0.75~+1.50 D),建议不要全部矫正,因为全部矫正远视会降低看远的视力,患儿会不愿意佩戴眼镜(见病例 1.1)。治疗的关键是眼镜必须在包括洗澡和游泳在内的任何时候佩戴。

病例 1.1 屈光参差性弱视

3 岁患儿

视力:OD 20/25;OS 20/100

麻痹睫状肌验光:OD +1.00 D OS +3.50 D

裸眼立体视:400 秒弧(1/3 动物 Titmus 测试)

眼位:看远、看近均为正位

诊断:左眼屈光参差性弱视,双眼视像融合功能好。

治疗:处方配镜为 OD +0.50 D,OS +3.00 D。

备注:正球镜稍微减了一点度数(右眼比左眼减的度数稍多),从而使患者更容易适应眼镜。患者每4 周复诊一次检测视力。如果视力不再提高,则开始部分时间遮盖右眼,每天遮盖 3~5 小时。

双眼高度远视的患者(>+5.00 D)会产生双眼弱视。这类患者远视度过高,不能完全调节,一般情况下也不会发展为调节性内斜。他们需要完全矫正远视,以提供清晰的视网膜成像治疗弱视(见病例 1.2)。

1.2 矫正优势眼

单眼弱视的患者以优势眼为主导并会抑制弱视眼。有些治疗策略是通过强迫弱视眼注视而刺激弱视眼。有 2 种方法将弱视眼转换为注视眼:①遮盖优势眼;②降低优势眼的视力(抑制)。

病例 1.2 双眼远视性弱视

5 岁患儿

视力:20/200 OU

麻痹睫状肌验光:+8.00 D OU

眼位:看远、看近均为正位

治疗:处方配镜,全部矫正+8.00 D OU。

备注:这例患者双眼高度远视弱视,调节不能克服远视,于是视网膜上没有清晰的成像。这类患者由于调节量不足,通常眼位正位,不伴有调节性内斜。

1.2.1 遮盖治疗

遮盖治疗是指遮盖优势眼以强迫弱视眼注视。对于有双眼融合和弱视的患者(如交替性内斜和屈光参差性弱视),从保护双眼视像融合的角度出发,部分时间遮盖优于全时遮盖。如果患儿是恒定性内斜而没有双眼融合(如先天性内斜视),则可以进行全时遮盖。全时遮盖的患者预定的随访时间间隔应按儿童年龄几岁即间隔几周的时间安排。举例来说,一个 2 岁的患儿应该每隔 2 周复查优势眼的视力,以除外遮盖性弱视,同时检测弱视眼视力提高的程度。1 岁以内的患儿，建议在清醒时间中的一半时间进行部分时间遮盖,以免优势眼出现遮盖性弱视。

1.2.2 压抑疗法

压抑治疗是通过模糊优势眼的视力,强迫弱视眼注视。模糊优势眼视力的方法包括眼镜镜片上贴胶带、使用模糊的镜片。如果优势眼是远视眼,则可以点阿托品药水。阿托品压抑的方法是优势眼每天 1 次,每次 1 滴 1%阿托品药水，同时优势眼不进行远视矫正,弱视眼完全屈光矫正。如果优势眼的睫状肌麻痹可以把视力降到足够低的程度，并转换成弱视眼注视,那么阿托品压抑疗法一般会提高弱视眼视力[4]。垂直三棱镜诱导斜视试验可以用来判断哪只眼在注视。优势眼必须是远视眼(至少+2.00D),这样阿托品睫状肌麻痹后,能充分模糊视力,至少在看近物体时能转换成弱视眼注视(见病例 1.3)。有研究显示,阿托品压抑疗法对于年龄为 3~7 岁、视力为 20/40~20/100 的患者是有效的[5]。当阿托品压抑起效后,可以提供强大的反抑制治疗,优势眼的视力会下降成为弱视眼。为了避免弱视眼反转,应密切随访患者,按每岁每周的复诊时间间隔,最多不超过 3 周。如果优势眼的视力下降则停止抑制治疗。

1.3 弱视治疗的结束点

弱视治疗应一直维持到弱视眼的视力与优势眼比较仅差 1~2 行(使用 Snellen 视力表检查)。经治疗弱视眼视力提高后,应维持部分时间遮盖优势眼,1~2

h/d,直到患儿 7~8 岁。屈光参差性弱视并且有良好双眼视像融合的患者在治疗后易于维持视力,即使不给予维持性遮盖,仅保持屈光矫正也是可以的。

病例 1.3 压抑疗法(图 1.1)

5 岁患者,遮盖治疗失败

视力:OD 20/200;OS 20/30

麻痹睫状肌验光:OD +5.50 D;OS +3.00 D

裸眼立体视:3000 秒弧[Titmus 立体图谱检查,识别苍蝇的立体感(+)]

眼位:看远、看近均为正位

诊断: 重度弱视,遮盖治疗失败。

治疗: 右眼屈光矫正,左眼不予屈光矫正,左眼阿托品药水每天 1 次:OD +5.50 D,OS 平光镜+1%阿托品 1 次/天。

备注: 目标是通过阿托品和不矫正屈光,降低优势眼(左眼)的视力,从而把注视眼转换为弱视眼(右眼),右眼是完全屈光矫正的。如果阿托品压抑能够转换注视眼,即注视眼转换为弱视眼,弱视眼的视力就能够提高。如果患者继续用阿托品压抑的好眼注视,那么弱视眼的视力就不会提高。在这些病例中,遮盖联合阿托品压抑可能会有效。注意:阿托品压抑的优势眼一定要有明显的远视(>+2.00 D)。

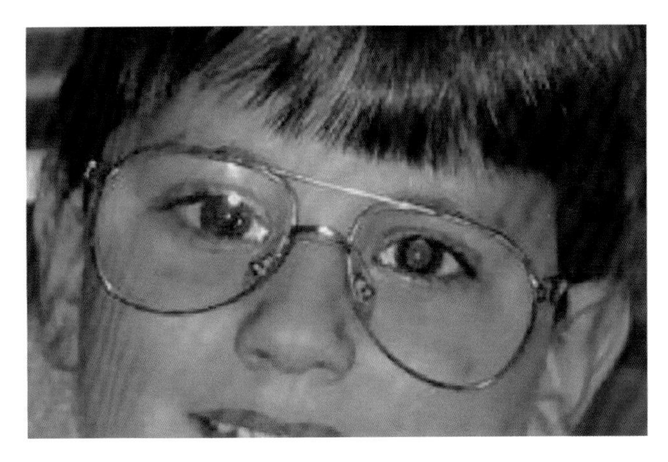

图 1.1 左眼阿托品压抑治疗。左眼 1%阿托品 1 次/天,并去除屈光矫正镜片。注意:左眼瞳孔散大,没有屈光矫正镜片。

参考文献

1. Wright KW, Walonker F, Edelman P. 10-Diopter fixation test for amblyopia. Arch Ophthalmol. 1981;99:1242–6.
2. Wright KW, Edelman PM, Walonker F, Yiu S. Reliability of fixation preference testing in diagnosing amblyopia. Arch Ophthalmol. 1986;104:549–53.
3. Pediatric Eye Disease Investigator Group. Randomized trial of treatment of amblyopia in children aged 7 to 17 years. Arch Ophthalmol. 2005;123:437–47.
4. Wright KW, Guyton DL. A test for predicting the effectiveness of penalization on amblyopia. In: Henkind P, editor. Acta: XXIV International Congress of Ophthalmology. Philadelphia: JB Lippincott; 1983. p. 896–901.
5. Pediatric Eye Disease Investigator Group. The course of moderate amblyopia treated with atropine in children: experience of the amblyopia treatment study. Am J Ophthalmol. 2003;136:630–9.

第 2 章 斜视手术的原则

2.1 成功的手术设计

斜视手术之前一个重要而又醒目的问题是："为什么要手术？"我们治疗的目的是建立双眼视像融合，消除复视，扩大双眼单视野，矫正代偿头位，还是单纯改善外观？手术之前确定手术目标会帮助我们明确手术指征，并制订合理的治疗计划。该计划应该是对患者最有利的而不仅仅是为了矫正斜视角度。

手术的指征应是基于患者的需要：可以是双眼视像融合功能改善，也可以是外观改善（表 2.1）。如果一名幼儿最近由内隐斜失代偿转变为内显斜，就需要紧急手术以重建双眼视像融合。此时，应告知家属，手术是为了重获双眼视像融合功能，而不仅仅是改善外观。与此相对，手术治疗一个继发于视力丧失的长期知觉性内斜视则是为了改善外观，因为后者显然没有重获双眼视像融合功能的潜力。在这个病例中，手术的指征应基于患者对改善外观的需求。在一些病例中，判断有无双眼视像融合的潜力很困难，甚至无法判断。例如，一名年龄较大的儿童伴婴儿型内斜视的病史，双眼视力相等，不确定有没有双眼视像融合的潜力。在这些病例中，应更倾向于假定患者是有机会的，并按照患者有融合潜能去进行治疗。

表 2.1 斜视手术指征

斜视手术指征
双眼视像融合功能
建立双眼融合
1.婴儿型内斜视早期手术
2.部分调节性内斜视
3.间歇性外斜视失代偿
双眼复视
1.获得性非共同性斜视（限制或麻痹）
2.获得性共同性斜视
3.术后异常视网膜对应——矛盾性复视
双眼视野
1.扩大双眼视野
2.矫正脸位或头位不正（伴有眼球震颤或非共同性斜视）
美容外观
1.知觉性斜视（伴有单眼低视力或者重度弱视）
2.长期的先天性斜视（先天性内斜视成年后手术）
3.睑裂改变（Duane 综合征Ⅲ型内外直肌同时收缩）

理解手术目标还能有助于制订手术计划。有融合潜力的内斜视患者一般需要较大的手术矫正量，比常规的手术矫正量要大（见第 4 章）。如果按照常规手术矫正量治疗，这种患者常常会欠矫。没有双眼视像融合潜力的内斜视患者进行过大的手术矫正量会造成继发性外斜视并会随着时间推移而增加，而外斜视会极大地影响美容效果。对于这些没有融合潜力的患者，最好是稍减小手术矫正量，因为未矫正的小度数的内斜视更稳定，并且在外观上比继发外斜视好看。对术后功能的考虑也会影响我们手术方式的选择。单眼后退切除术容易产生侧方的非共同性注视，对于有双眼视像融合功能的患者就不是最佳选择，因为侧方非共同性注视在侧方注视时会引起复视。然而，知觉性斜视做盲眼单侧手术则是保护健侧眼的常规手术。这些例子虽然不多，但是强调在设计斜视手术时考虑双眼视像融合潜力的重要性。表 2.2 列出了提示有双眼融合潜力的一些重要体征。

在手术之前，明确斜视的诊断有较大的帮助。大多数斜视的病例可以诊断为某一具体类型的斜视，如部分调节性内斜视、间歇性外斜视、Duane 综合征Ⅰ型

表 2.2　有双眼融合潜力的体征

1.间歇性外斜视
2.获得性斜视(小时候照片提示眼位正)
3.用三棱镜或用同视机中和斜度后双眼融合或立体视
4.小于2岁的婴儿,双眼视力相等
5.非共同性斜视有代偿头位

内斜视型、先天性上斜肌麻痹或 Brown 综合征。有时确定斜视的根本病因比较困难，可以做头部和眼眶的磁共振检查来确诊。如果全面检查后仍不能确定病因,那么就应该根据斜视的类型进行矫正手术,手术时应把泪道情况、斜视类型和是否存在不相容性等因素考虑进去。

2.2 矛盾性复视

给自幼斜视的成年患者制订手术时应注意患者可能有异常视网膜对应 (anomalous retinal correspondence,ARC),手术后会发生矛盾性复视。ARC 是一种感觉适应,在这种适应中真正的黄斑中心凹被大脑抑制,而把与斜视角度对应的视网膜上的一点当成视觉的中心(形成了假黄斑)。当斜视矫正以后,假黄斑偏离了视线的方向,所以患者会出现复视。一般情况下,矛盾性复视不像正常的与视网膜对应相关联的复视,患者知道哪一个是“真实”的物像。对于大多数患者,其矛盾性复视在几天至几个月内能够自行消除。很少出现持续复视而需要佩戴三棱镜,或者再次手术来逆转矫正并恢复原始的斜视的情况。

预测成人患者是否有术后复视风险的一个重要测试是三棱镜中和试验。用三棱镜中和斜视角度,询问患者是否看到重影。先在开放视野环境下用三棱镜中和斜视角度,检查是否有复视,然后重复三棱镜中和,一只眼前置一片红色滤光片,用一个手电光源作为注视目标,检查是否有复视。如果患者在三棱镜中和时有复视，那么应告诉患者手术后可能会有复视。如果患者在三棱镜中和时没有明显的复视,可以手术矫正全部的斜视度。矛盾性复视不像正常复视那样烦琐。另一种方法是用三棱镜中和,以发现在不引起复视的前提下,最大可以矫正的斜视角度,然后按这个角度作为斜视手术设计的目标,虽然这样可能会产生一些欠矫,但仍不失为一个明智的方法。一种保险的做法是,在所有成人患者手术前最好都告知患者术后有复视的可能。

2.3 斜视手术是如何起效的

斜视手术通过松弛肌肉(如后徙术)、缩紧肌肉(如缩短术)或通过改变肌肉止端的位置而改变肌肉牵拉的方向,或者说改变肌肉作用的矢量(如转位术)等矫正眼球位置。

当肌肉收缩时,它会产生一种使眼球在一个特定的方向(肌肉运动)上旋转的力(图 2.1)。转动眼球的旋转力与力臂的长度和肌肉收缩的力成正比：旋转力=m×F,m 代表力矩臂,F 代表肌肉力。

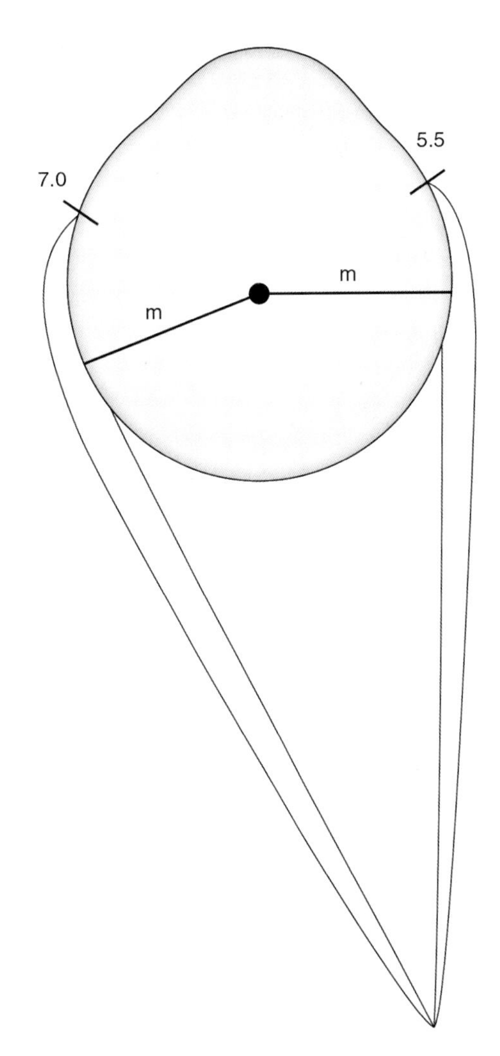

图 2.1　水平直肌示意图显示肌肉作用力臂与眼球旋转中心的关系。力臂经过旋转中心,并垂直于肌肉力轴。力臂越长,肌肉的力矩越大,旋转眼球的作用越大。

2.4 肌肉弱化过程(后徙术和中心腱切断术)

2.4.1 后徙术

肌肉后徙手术将肌肉止点移到一个更接近于肌肉起点的新位置,造成肌肉松弛。肌肉减少的力量遵从 Starling 长度-张力曲线关系。肌肉纤维松弛后,肌纤维重组,后徙的肌肉和它的拮抗肌都会发生持久改变。后徙手术量设计量表也体现了 Starling 长度-张力曲线呈指数变化的规律(图 2.2)。例如,双侧内直肌每后徙 0.5 mm, 可矫正大约 5 棱镜屈光度(prism diopters,PD)的内斜视,一直到后徙 5.5 mm。然而,后徙超过 5.5 mm 后,每增加 0.5 mm 能矫正 10 PD 的内斜。临床上,这一点很重要,我们在测量后徙距离时必须非常小心,因为测量上很小的误差会导致矫正眼位上很大的差异。如果双眼内直肌后徙,计划后徙 6.0 mm,因测量不准,多后徙了 1.0 mm,可能导致多矫正 20 PD。

单眼的直肌后徙会导致非共同性,因为直肌后徙对肌肉的活动有更大的影响。注意,当眼球转向后徙肌肉的同一侧时(图 2.3 右),肌肉的力臂变短,肌肉更加松弛。这些结果均导致眼球向后徙肌肉方向转动时力矩减小。相反,当眼球转向远离后徙肌肉的一侧时(图 2.3 左),肌肉力臂最长,肌肉紧张。此外,当眼球转离肌肉后徙方向时, 后徙的肌肉神经冲动减少(Sherrington 主动肌和拮抗肌法则), 所以后徙的效果在这个方向是最小的(见病例 2.1 和 2.2)。例如,右眼内直肌的后徙在第一眼位产生外斜;左侧注视时,产生的外斜度数增加;右侧注视时,产生的外斜度数非常小。单眼后徙或双眼不对称后徙会导致非共同性,而双眼对称的后徙可以产生共同性的结果。导致非共同性的术式可被用于非共同性斜视的治疗。

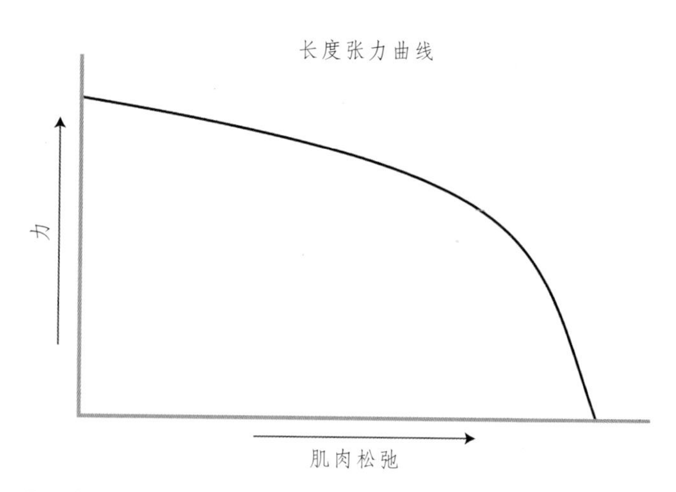

图 2.2 Starling 长度-张力曲线:肌肉的力量与肌肉张力成正比。增加肌肉张力会增加肌肉力量,松弛一条肌肉会减小它的力量。注意:肌肉力量和肌肉松弛度之间的关系不是线性的,而是呈指数变化。接近曲线的终点时,很小量的肌肉松弛即产生极大量的肌肉力量的减小。

后徙术通常用于直肌,但也可用于斜肌。第 17 章将更详细地描述下斜肌后徙,这是一种削弱下斜肌的常用方法。上斜肌后徙术可以减弱上斜肌,但是把原来宽大呈扇形展开的上斜肌肌腱止点向前向鼻侧移位,可能产生术后下转的受限。更容易控制的松弛手术是肌

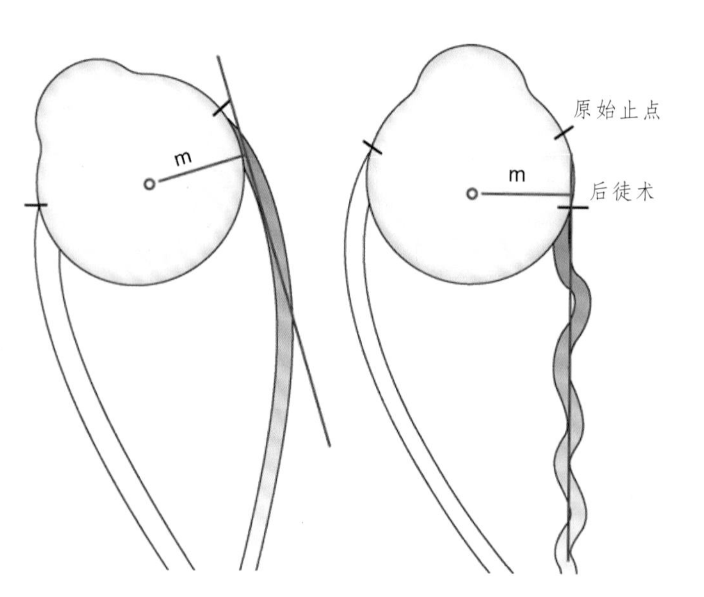

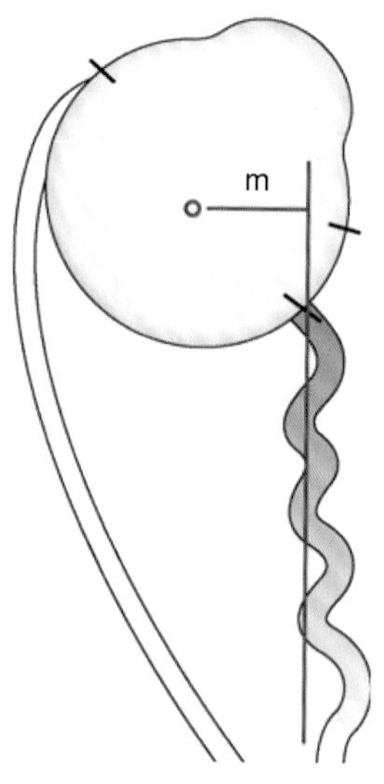

图 2.3 直肌后徙术。在第一眼位(中图)直肌的力臂没有改变,等于眼球半径。因此,标准的直肌后徙对主要位置的斜视的影响不是由于杠杆的改变,而是基于肌肉松弛的程度。这在手术中非常重要,因为在后徙时度量一定要从肌附着点开始量,才能定量肌肉松弛了多少。

病例 2.1 下面这个内斜视如何后徙?(被动牵拉试验阴性)

右侧注视	第一眼位	左侧注视
内斜 25 PD	内斜 15 PD	内斜 5 PD

答案:后徙左眼内直肌。

备注:左眼内直肌后徙在右侧注视时起作用大,而右侧内斜也最大。右眼内直肌后徙矫正第一眼位内斜的同时,会在左侧视野导致外斜,在右侧视野残余内斜。

病例 2.2 下面这只右眼上斜视如何通过后徙矫正最好?(被动牵拉试验阴性)

上方注视右眼上斜 5 PD

第一眼位右眼上斜 10 PD

下方注视右眼上斜 15 PD

答案:左眼下直肌后徙。

备注:左眼下直肌后徙最大效应在下方视野,而下方垂直斜度也最大。右眼上直肌后徙对上方视野矫正多,会导致上方注视时左眼上斜(过矫),在矫正第一眼位上斜视的同时,还会在下方视野残余右眼上斜视。

腱延长术,包括"Wright 硅胶肌腱延长术"(见第 19 章)。

2.4.2 中心腱切断术

中心腱切断术是由资深作者(KWW)研发的一种微创手术,用于治疗小角度斜视。第 22 章对这种方法进行了详细描述。

2.5 肌肉紧缩术(截除、折叠和肌肉巩膜折叠术)

直肌的紧缩手术包括截除、折叠和肌肉巩膜折叠术。这些手术通过缩短肌肉而使肌肉绷紧。动物模型试验已经证明肌肉张力增加会导致肌肉纤维的暂时肥大。几周后,肌纤维的直径恢复到基础水平[1]。因此,肌肉紧缩术对于肌肉长度-张力曲线有相对较小的影响,对力臂没有影响。在很大程度上,肌肉紧缩术是通过绷紧肌肉而产生一个拉直的效果来矫正斜视的,而不是通过增加肌肉功能。肌肉截除术经常被认为是肌肉的增强手术,但是实际上截除一段肌肉使肌肉紧缩,并没有增加肌肉的力量。

2.5.1 肌肉截除术

肌肉截除术包括通过切除部分肌肉来收紧肌肉,并在原来的切除部位重新连接缩短的肌肉(第 14 章)。截除通常是做直肌截除,而不做斜肌截除。临床上,截除手术会产生非共同性,因为紧缩的肌肉限制了眼球转到截除肌肉相反的一侧(图 2.4)。例如,内直肌截除限制了外转(见病例 2.3)。应该注意的是,紧缩双眼内直肌限制了分开运动,产生的内斜看远时大,看近时小。紧缩内直肌不会改善集合,对矫正集合不足型斜视是无效的。

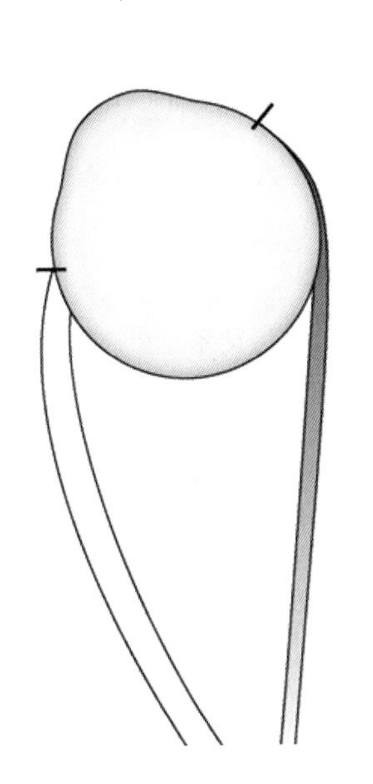
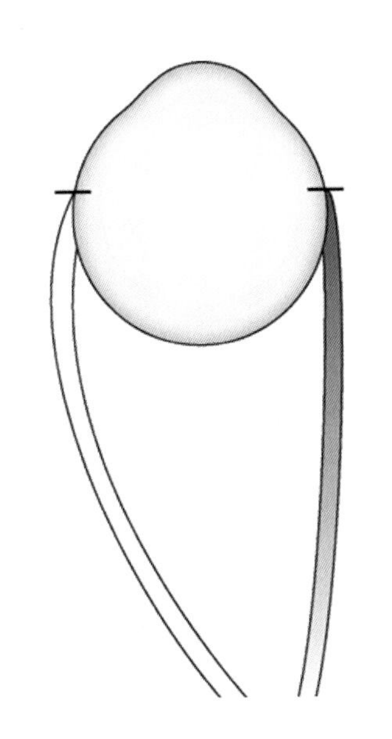
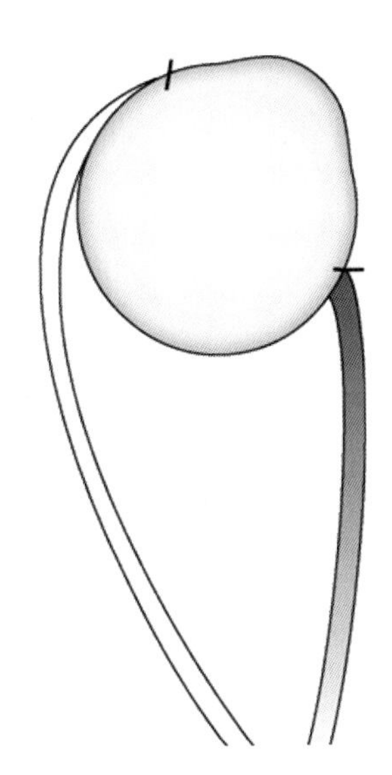

图 2.4 直肌紧缩手术的效果,例如截除。注意,紧缩的肌肉(阴影显示的肌肉)引起限制,限制眼球转向紧缩肌肉的对侧。

> **病例 2.3 下面这个内斜视如何截除矫正最好?**
>
> | 右侧注视 | 第一眼位 | 左侧注视 |
> | --- | --- | --- |
> | 内斜 25 PD | 内斜 15 PD | 内斜 5 PD |
>
> **答案:**左眼外直肌截除。
>
> **注释:**左眼外直肌截除会限制内转,于是在右侧视野产生外斜倾向,矫正的内斜量增大。右眼外直肌截除可以矫正第一眼位的内斜,但会在左侧视野产生外斜,并且在右侧视野残余内斜。

2.5.2 肌肉折叠术

另外一种紧缩或者缩短肌肉的技术是肌肉折叠术。折叠是通过折叠肌肉和将折叠的肌肉缝合到肌肉来缩短肌肉的过程(见图 14.9)。在大多数情况下,直肌折叠已经不再使用,部分原因是肌肉对肌肉的缝合不是很牢固。主要的肌肉纤维呈纵行分布,横向的结缔组织纤维比较薄弱。肌肉折叠是把横向的薄弱的纤维缝合到一起,随着时间推移,折叠的部位会松弛。上斜肌折叠是一个例外,因为上斜肌是在肌腱上折叠,而不是像直肌那样在肌肉上折叠。

2.5.3 肌肉巩膜折叠术

作者设计了直肌折叠到巩膜的手术方式[2]。该折叠术通过固定肌止点后方(与截除和传统折叠相似),并且将缝线固定到巩膜使肌肉缩短。直肌巩膜折叠术紧缩了肌肉,同时还保全了前睫状血流循环。当肌肉固定在巩膜上时,肌肉-巩膜的折叠提供了一个稳定的固定。第 14 章中将会详细描述该术式。第 22 章描述了由资深作者(KWW)为小角度斜视所开发的微创斜视手术。上斜肌肌腱折叠可应用于一些上斜肌麻痹的病例(见第 18 章)。

2.6 后徙联合截除

截除术(包括 Wright 直肌巩膜折叠术)可以联合同眼的后徙术,这个手术我们称为“退截术”或者叫“R & R 术”。退截术增加了眼球向侧方转动时的限制。后徙术减少了眼球向后徙肌肉方向转动的力量,而截除术限制了眼球转离截除的肌肉。因此,退截术会导致更明显的非共同性。例如,左眼外直肌后徙联合左眼内直肌截除治疗共同性外斜视可以矫正第一眼位的外斜,但是在左侧注视时会出现内斜。这是因为右眼没做手术,内转是正常的,左眼外转和右眼的内转相比是受限的。退截术后转动的限制一般在几个月到几年之内改善,但是一些残余的非共同性通常会持续。由于退截术易产生非共同性,所以最好是应用于非共同性斜视的治疗。单眼退截手术还用于治疗知觉性斜视,所以手术只能在盲眼上进行。

2.7 后固定术

Faden 在德语中是指缝合。后固定术是指缝扎直肌后将缝线固定在后巩膜上,通常是固定在肌肉止端后的 12~14mm 处。当眼球转动到手术肌肉一侧时,后固定术通过减小力臂来减弱旋转力。该手术对第一眼位的影响很小,但当眼睛向手术肌肉旋转时,旋转力会逐渐减少。由于单纯后固定术作用力较弱,所以后固定术总是同时联合肌肉后徙术(见第 20 章)。后固定术对内直肌最有效,因为内直肌的接触弧是最短的。

2.8 肌肉移位术

移位手术的原理是改变了肌肉的止点位置,这样肌肉就会把眼球拉向不同于肌肉正常运动的方向(就是说它改变了力的矢量)。移位手术可以治疗直肌麻痹(见第 16 章)、A 和 V 征(见第 15 章)、小量的垂直斜视(见第 15 章)和旋转斜视(见第 15 章)。右眼外直肌麻痹内斜视外转受限,可以通过把全部或部分的上下直肌向颞侧移位到外直肌的肌止点来治疗(见第 16 章)。由于上下直肌在外转的时候不收缩,因此能获得多少外转的力量取决于移位肌肉的弹性,而不是肌肉的主动收缩。

水平直肌的垂直移位可以矫正小量的垂直斜视(见第 15 章)。例如,小角度的右眼上斜视可以通过右眼内直肌和外直肌同时下移来矫正。水平直肌向下直肌方向移位,改变了水平直肌的功能方向,水平直肌有了向下转动眼球的力量,于是就矫正了上斜视。

下斜肌的止点移位到赤道前是治疗下斜肌功能

亢进的一种很好的方法。作者提出的分级前转位方法可以量化减弱下斜肌[3]。向前移位下斜肌的止点，下斜肌就增加了下转作用，减弱了上转作用。新的附着点移位越靠前，减弱的效果就越强（见第 17 章）。

参考文献

1. Christiansen S, Madhat M, Baker L, Baker R. Fiber hypertrophy in rat extraocular muscle following lateral rectus resection. J Pediatr Ophthalmol Strabismus. 1988;25:167–71.
2. Wright KW, Lanier AB. Effect of a modified rectus tuck on anterior segment circulation in monkeys. J Pediatr Ophthalmol Strabismus. 1991;28:77–81.
3. Guemes A, Wright KW. Effect of graded anterior transposition of the inferior oblique muscle on versions and vertical deviation in primary position. J AAPOS. 1998;2:201–6.

第 3 章

婴儿型内斜视

在生命的前 6 个月出现的内斜视被称为婴儿型内斜视。在各种有关婴儿型内斜视的描述中，以下这些情形是最常见的：

- 小角度新生儿内斜视。
- 先天性内斜视。
- Ciancia 综合征（交叉注视先天性内斜视）。
- 婴儿型调节性内斜视。

超过 70%的正常新生儿会存在轻微的外斜视，通常在 4~6 月龄时会自行恢复。然而，婴儿型内斜视则很少自发复原。

3.1 小角度新生儿内斜视

3.1.1 临床特征

- 内斜 15~35 PD，角度可变。
- 从出生至 2 月龄发病。
- 约 30%婴儿在 6 月龄时自行恢复。

3.1.2 病因

病因未知。

3.1.3 临床评估

3.1.3.1 弱视

与众不同的是，偏差往往是间歇性的，并存在双眼视像融合。除非存在强烈的定影偏好，否则不要使用修补来处理，因为这可能会破坏弱融合。治疗弱视的方法是每天 2~4 小时修补主眼，直到患者用非主眼保持稳定。1~2 周随访检查定影偏好的改变。一两个星期的修补可以逆转这些年轻婴儿的定影偏好。

3.1.3.2 散瞳验光

使用 1%环喷托酯（1 次或 2 次，间隔 5 分钟）。最后一次用药 30 分钟后进行验光。

3.1.3.3 完整的眼部检查

包括视网膜扩张检查在内的完整眼部检查对于排除知觉性内斜视至关重要。知觉性内斜视可由婴儿白内障、视网膜母细胞瘤、视神经发育不全或任何其他导致婴儿视力丧失的原因引起。

3.1.4 处理

美国国立卫生研究院资助的先天性内斜视观察研究项目显示，小角度（≤35 PD）、可变或间歇性内斜视的婴儿自发恢复率高，约 1/3 患儿 6 个月大时可自行恢复[1]。这些婴儿需要散瞳验光，如远视超度数为+3.00D 或以上，则应佩戴眼镜完全矫正。（见本章 3.4 节。）如果婴儿没有明显的远视眼，则婴儿 6~9 月龄时可观察到自然消退。有些患儿会出现内斜视增加的情况，如果偏差恒定不变并且至少连续两次检查≥40 PD，应考虑进行早期手术。（见本章 3.2 节。）

早产儿常常会有一个小的、可变的内斜视。在这些病例中，并没有太多的文献可以指导我们。最好的方法是持续观察几个月看是否能自行恢复。如果内斜视>（15~20）PD 持续存在，则需考虑在 9~12 个月大时进行矫正手术，此时患儿不会有明显的麻醉风险。

3.1.4.1 外科手术

对于这些婴幼儿，手术是建立在接近偏差的基础上的，因为这是最可靠的测量。双侧内直肌（MR）衰退是首选，因为偏差通常是伴随而来的。如果有单侧视力下降，那么应在视力较差的眼睛上进行单眼衰退-紧缩步骤。

3.2 先天性内斜视(病例3.1)

3.2.1 临床特征

- 大角度持续性内斜视(>40 PD)。
- 从出生至6月龄内发病。
- 自发恢复很少见。
- 弱视常见(50%)。
- 相关的运动现象(通常在2岁以后出现)：
  - -下斜过度(IOOA)(60%)。
  - -分离的垂直偏差(DVD)(40%)。
  - -潜伏性眼球震颤(40%)。

3.2.1.1 平滑追踪不对称/视动性眼球震颤不对称

正常的儿童和成年人对一个物体缓慢地从一边移动到另一边，都有精确和对称的平滑追踪。但是，与追踪在颞-鼻方向上移动的物体相比，婴儿具有流畅的追踪不对称性，然而在鼻-颞顺畅追踪方面存在缺陷。鼻-颞方向的流畅追踪将会落后于目标，且扫视运动会闯入视野。这种不对称仅在单眼观看时才被观察到。顺畅的追踪不对称是视觉运动不成熟的表现，并且随着运动融合的发展，在患儿4~6月龄时可自然消失。患有影响双目视觉发育疾病的患者，如先天性内斜视或单侧先天性白内障，尽管做过手术，但一生中仍能保持顺畅的追踪不对称[2]。因此，年龄较大的儿童和患有内斜视的成年人出现顺畅的追踪不对称是新发病的标志，且伴随着双眼视觉发育的早期破坏。

3.2.2 病因

病因未知。

3.2.3 术前评估

3.2.3.1 单眼运动

轻度外展限制是常见的，并不表示外直肌麻痹。尝试洋娃娃头试验或旋转患儿(前庭刺激)以引出全部外展。面对轻微的外展限制，完全外展眼跳运动表明良好的外直肌功能和紧致的内直肌。

3.2.3.2 有限外展的婴儿型内斜视的鉴别诊断(按发病率从低到高排序)

- Ciancia综合征(内侧直肌紧张)(见下文)。
- Duane综合征。
- 先天性纤维化综合征。
- 先天性第6神经麻痹(非常罕见，通常是一过性的，在4月龄时可自行恢复)。
- 小儿重症肌无力。

3.2.3.3 变型

检查下斜肌过度作用和V型。

3.2.3.4 弱视

检查定影偏好。强烈偏爱一只眼睛表明存在弱视。

3.2.3.5 测量偏差

假如无法使用Krimsky测试进行验证或是棱镜遮盖试验无法获得，棱镜交替遮盖试验是最好的。手术通常基于偏差，这对婴儿来说是最可靠的。如果可以，应测量实际距离与偏差的差距。

3.2.3.6 散瞳验光

使用1%环喷托酯(1次或2次，间隔5分钟)。最后一次用药30分钟后进行验光。

3.2.4 处理

一般来说，先天性内斜视是一种外科疾病，需要进行斜视矫正手术。如果散瞳验光显示≥+3.00D，则需要进行完全的远视矫正。如果在完全的远视矫正后持续存在10~15 PD的内斜视，则需要手术治疗。(见下文3.4节。)

3.2.4.1 弱视

术前治疗弱视，每天4~6小时对优势眼进行修补，直到患儿非优势眼定影良好为止。每1~2周进行一次随访，以测试定影偏好的变化。一两个星期的修补可以逆转这些婴儿的定影偏好。患者可以交叉固定，用右眼固定左眼视野中的物体，用左眼固定右眼视野中的物体。除非存在强烈的定影偏好，否则交叉定影通常表明存在显著的弱视。

3.2.4.2 先天性内斜视手术的时机

大多数参考文献建议在6个月到1岁进行先天性内斜视手术，以达到周边融合和低度立体视敏度。一项研究报道了早期手术的经验,显示3~4月龄患儿的手术矫正可导致高度立体视敏度[3]。如果持续存在大角度内斜视（≥40 PD)，且角度稳定或至少间隔2周或更长时间的两次检查中斜视角度增大,则应考虑早期手术。美国国立卫生研究院资助项目显示,如果符合这些条件,自发恢复可能性则很小(<4%)[4]。此外,大约1/3的间歇性小角度内斜视病例将会自发复原,所以最好等到这些患儿至少6月龄后再考虑手术。

3.2.4.3 外科手术

选择的术式是双侧内侧直肌(MR)衰退,以接近偏差为目标角度。(具体数字请使用附录中的手术图表。)标准手术图表编号是为了给患有内斜视的婴儿带来轻微的过度矫正,这是可取的,因为会聚会拉直双眼(见下文3.2.4.4节)。对于老年患者和患有长期先天性内斜视的成年人,图表编号可能会略有不足。这是可取的,因为这些患者通常具有较差的融合潜力并倾向于发展成斜视。因此,标准手术图表编号可用于所有年龄段，因为他们往往会对年龄进行自我调整。患有不可逆性致密弱视的患者应该在弱视眼上进行单眼手术(缩紧术),以保护另一个好的眼睛。

3.2.4.4 手术目标

近期的术后目标是为有可能融合的婴儿提供一个小的外斜视(5~10 PD)。人体本身具有强大的先天融合收敛性(>30 PD),所以小的外斜视被认为是可以接受的,因为它可以融合。另一方面,小的内斜视很难融合,因为我们的发散幅度能力很弱(约8 PD)。

Marshall Parks博士在研究单眼综合征和外周融合时发现,为了发展双眼融合,眼睛必须在正位8~10 PD。手术的目标是在婴儿早期将眼睛对准至8~10 PD内,以刺激双眼融合的发展。比对越接近原位,感觉结果越好。8~10 PD以上的内斜视将不允许双目融合(甚至不是外周融合)。如果内斜视超过10 PD,应

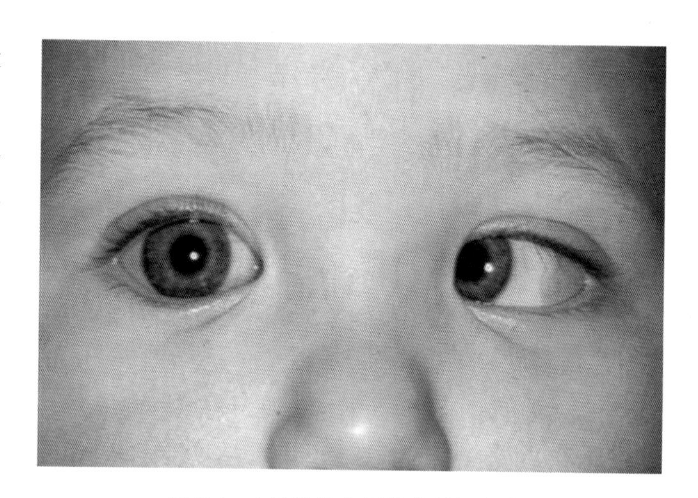

图3.1 5月龄的先天性内斜视患儿。

病例3.1 临床实例:先天性内斜视(图3.1)

- 5月龄,从出生几周开始发现大角度持续性内斜视。
- 强烈的定影偏好OD。
- 单眼运动——外转轻微受限，双眼运动——没有斜肌功能异常。
- 前庭刺激(洋娃娃头试验),外转到位,扫视运动正常。
- 麻痹睫状肌验光:

OD +1.75 D

OS +2.00 D

Nsc:ET 60 PD交替遮盖和Krimsky试验

Dsc:估计ET 50 PD

(D:看远;N:看近;SC:裸眼)

诊断: 先天性内斜视,左眼斜视性弱视,外转轻度受限可能是继发于内直肌紧张,不是展神经麻痹,因为外转的扫视运动良好。

术前治疗: 每天6小时遮盖右眼,每周复诊,直到交替注视。可以交替注视说明弱视得到改善。5月龄时,通常只需要1或2周的遮盖以改善弱视。

手术: 双侧内直肌后徙6.5 mm,可矫正内斜视60 PD(请参阅附录A)。术前不要戴镜,但如果术后残余小度数内斜视,可以试着给予完全远视屈光矫正。

考虑做进一步治疗(参见下一节)。双目融合预后差的患者(如重度不可逆性弱视,或2岁以上先天性内斜视未被纠正的患者)应以改善美容来进行手术治疗。

3.2.4.5 残余性内斜视

对于残余性内斜视,首先应重复麻痹睫状肌验光。如果残余内斜视度数小(10~20 PD),即使只有+1.50 D远视,也应尽量完全矫正远视,这样才可能将内斜视矫正到10 PD以内。如果完全远视矫正后,残余的内斜视度数仍然大于15 PD,则需要考虑进一步手术:

- 如果初次手术是双眼内直肌后徙≤5.0 mm,则需要再后徙双眼内直肌。再后徙双眼内直肌2.5 mm,意味着矫正内斜视约25 PD。
- 如果初次手术是双眼内直肌后徙>5.0 mm,则可以直接去除双眼外直肌。切除量要比常规外直肌切除量少1.0~2.0 mm,因内直肌后徙程度较大,再切除外直肌比常规切除作用要大。外直肌切除治疗继发性内斜视容易引发外斜视。

3.2.4.6 继发性外斜视

度数在10~15 PD的继发性外斜视通常认为是“好的”,因为收敛幅度较大,大多数患者会在术后几天或几周内恢复。度数大于15 PD的继发性外斜视如果术后2~3个月都未改善的话,则很可能需要手术矫正。如果继发外斜视与内转不足同时发生,即使是轻度的内转不足,也应想到是内直肌滑脱或是内直肌止点的瘢痕(见第21章)。

- 单眼运动各个方向自如:内直肌滑脱排除,可行双眼外直肌后徙。
- 内转受限:可能是肌肉滑脱或是内直肌瘢痕延伸,因此应首先探查内直肌,如果是它滑脱则应加强肌肉。再次手术应用不可吸收缝线以预防瘢痕延伸再次发生。

3.2.5 先天性内斜视的预后

约80%的手术病例可以达到眼位正位。如果在2岁以前眼位矫正到8 PD以内,60%~80%的患者将获得某种程度的外周融合和粗的立体视觉。据报道,只有少数病例可获得精细立体视觉。极早期(3~4月龄)进行手术可能会增加获得双眼融合和高级立体视觉的机会。如果在2岁以后进行眼位矫正,获得双眼融合的可能性较小。

3.3 Ciancia综合征(交叉注视先天性内斜视)

3.3.1 临床特征

- 大角度先天性内斜视(>70 PD)。
- 内直肌紧缩。
- 外转受限。
- 面转代偿头位时,患者以内转眼为主导眼进行注视。
- 外转眼球震颤(终点眼球震颤)。

Ciancia综合征是一类大角度(>70 PD)的先天性内斜视,伴有内直肌紧缩,引起外转受限,双眼都处在内转位。由于双眼都处于内转位,所以患者势必存在交叉注视,患者面向右转,用右眼注视左侧视野的物体,面向左转,用左眼注视右侧视野的物体(图3.2)。当外转时,由于紧缩内直肌的牵拉,可出现终点震颤。没有病理性震颤,注视眼内转时(休息眼位)也不会有眼球震颤。据Ciancia报道,在先天性内斜视患者中,这种综合征的发生率很高[5]。

3.3.2 病因

病因未知,有可能是内直肌受累的一种先天性结缔组织疾病。

3.3.3 术前评估

相关检查与上述先天性内斜视患者的检查相同。由于这些患者的外转受限,那么通过洋娃娃头试验或旋转患儿记录是否存在外转扫视运动就非常重要。完好的外转扫视运动不包括展神经麻痹。患有Ciancia综合征的患者可有完好的外转扫视运动,但受限于内直肌紧张,外转程度会变小。

3.3.3.1 弱视

如果视力相等,患者可以交替注视,患者面向右转,用右眼观看左侧物体,面向左转,用左眼观看右侧物体。弱视患者有较为牢固的注视偏好,只向一侧面转。

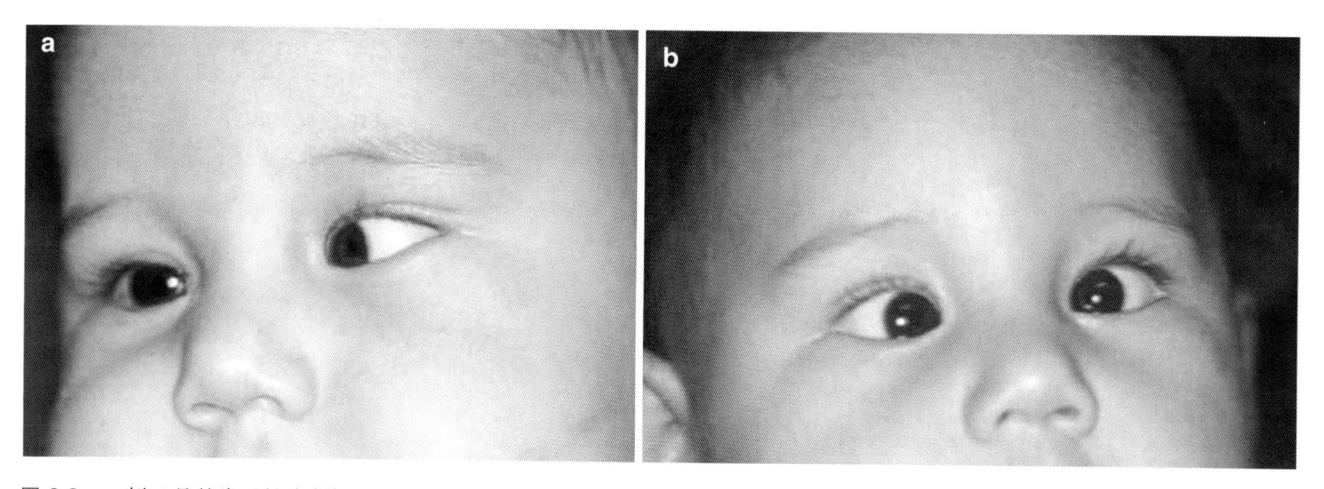

图 3.2 一例 6 月龄先天性内斜视 Ciancia 综合征患者。测量斜度至少为 70 PD。患者由于内直肌紧张引起的外转受限，因此常采用内转眼注视。(a)患者为交叉注视，面向右转，右眼内转注视患者左侧。(b)同样的，面向左转，左眼内转注视患者右侧物体。

3.3.3.2 测量斜视角

准确测量内斜视的角度较为困难，因为眼视觉难以达到正前方。一般来说，斜视角度数容易被低估。把棱镜分到两只眼上，然后进行交替遮盖试验，可以获得相当准确的斜视角测量结果。这些检查需要患儿配合，还需要有人帮助拿住三棱镜。不要过分追求测量结果，因为无论如何都需要做双眼内直肌最大量的后徙。

3.3.4 处理

Ciancia 综合征患者一般都需要手术治疗。

3.3.4.1 固定性斜视伴弱视

由于斜视角度较大，一些患有 Ciancia 综合征的患者会有一个眼内转向鼻侧，以至于鼻侧挡住视线。这种情况称为固定性斜视，并会导致婴儿患上重度的弱视。因为眼球固定在内转位，所以一般情况下，遮盖治疗效果不大。在这些病例，如果遮盖治疗效果不能改善注视，就应该考虑手术治疗（双眼内直肌大量后徙），将眼球摆到正前方位置并保证视轴通畅，然后再遮盖优势眼。

3.3.4.2 外科手术

Ciancia 综合征需要手术治疗。因为内直肌张力较高，这些患者术后往往需要双眼内直肌大量后徙(7.0~8.0 mm)。术后矫正不足常见，因为术后内直肌还会残存一定的张力。Wrihgt 斜视钩应用于缝扎如此紧张的肌肉效果非常好。

3.3.4.3 手术目标

正如先天性内斜视的情况一样，目标是把斜视度数调整到 8~10 PD，以刺激双眼视觉发育。(参见本章的 3.2 节。)

3.3.4.4 残余内斜视

如果残余内斜视>15 PD(常见结果)，可考虑再次手术。如果外转还有残余限制，内转眼注视，面转的头位有残留，则内直肌可能还是紧的。在这些病例，被动牵拉试验会显示外转受限。即使初次手术后内直肌后徙 7 mm，还需要进一步后徙内直肌。此术式相当困难！倘若内直肌紧张，做外直肌切除作用不会很明显，并且会缩小睑裂。

双眼内直肌再后徙 2.5~3.5 mm 可以矫正 20~30 PD 内斜视。检查内直肌的位置。如果内直肌已经附着在原肌止点后 7 mm 或更多(距离角膜缘 12.5 mm)，则可以减少再次后徙的手术量。如果内直肌附着在原肌止点 7 mm 以内，那就需要增加再次后徙的手术量。内直肌的紧张度也会影响再次后徙的手术量。肌肉张力越紧，再次后徙的量越大。由于再次后徙位置比较靠后，肌肉紧张，所以应采用角膜缘切口和肌肉悬吊技术。Wright 斜视钩缝合这种紧张的内直肌效果还是非常好的。

3.3.4.5 继发性外斜视

过度矫正不常见。术后小度数的外斜视(10~15 PD)通常是"好的",因为收敛幅度较大,大多数患儿会在几天到几周内改善。如果外斜视持续存在,请按照上述治疗先天性内斜视继发外斜视的情况处理。

3.3.4.6 预后

Ciancia 综合征患者通常不会有双眼融合。即使有双眼融合,它最多也是周边融合,患者获得高级立体视较为罕见。残余内斜视的发生导致知觉发育预后差的原因可能是较高的残余内斜视发生率。

3.4 婴儿型调节性内斜视(病例 3.2)

3.4.1 临床特征

- 获得性内斜视,通常在 2 月龄至 1 岁发病。
- 远视>+2.50 D(通常+3.00~+6.00 D)。
- 斜视角度多变,通常是间歇性的。

3.4.2 病因

婴儿型调节性内斜视患儿通常都存在高度远视,为了看清楚,常常会过度调节。集合与调节相联系,过度调节导致过度集合, 从而造成内斜视。美国的 von Noorden 博士有些开玩笑地说:A 型性格的婴儿在婴儿期就会出现调节性内斜视,而那些性格更"悠闲"的婴儿则要到在儿童时期出现调节性内斜视。一些远视患儿不会出现内斜视的原因尚未知晓,但可能与 AC/A 和发散幅度有关。

3.4.3 临床评估

3.4.3.1 散瞳验光

1%环喷托酯(1 次或 2 次,间隔 5 分钟),最后 1 次点药 30 分钟后验光。如果检影结果不佳,则重复散瞳验光。

3.4.3.2 弱视

首先完全远视矫正。在患者完全矫正 4 周后,检测定影偏好。如果强烈地偏爱一只眼睛,则提示另一只眼弱视。每天遮盖优势眼 6 小时治疗弱视,直到患者非优势眼可以较好地维持注视。

3.4.3.3 测量斜度

三棱镜交替遮盖试验是测量斜视度最准确的方法。使用调节视标以显示全部的斜视度。任何一个精细视标都是调节视标,可以刺激全部调节。虽然 Krimsky 检测可以检测斜视度,但三棱镜交替遮盖试验是首选。手术通常是基于看近测量的斜度。

3.4.4 处理

目标是建立眼正位,以刺激双目融合的发育。如果戴镜后处于眼正位或在 8~10 PD 内,双眼融合是可能的,这种情况不需要手术。如有必要,这些患儿应积极进行早期矫正或早期手术。斜视专家 Marshall Parks 博士认为,应该视近期发作的调节性内斜视为眼科急症,并应该在患者就诊当天进行检查。

3.4.4.1 眼镜矫正

即使患儿 2 月龄, 也应该立即开始全屈光矫正。必须全天佩戴眼镜。这些高度远视患儿需要给予完全的屈光矫正, 因此不需要减少度数。即使轻度过矫,如+0.5 D 造成轻度近视亦没问题,婴儿主要看近处的事物。大部分情况下,家人会发现婴儿佩戴眼镜后视力显著提高。作者的小儿子是调节性内斜视,双眼+5.5 D(图 3.3)。我记得,当他 3 个月时佩戴眼镜后视力改善非常明显。如果戴镜后眼位正位,则需要继续佩戴完全远视矫正镜。远视完全矫正后,如果残余内斜视,则需要重复散瞳验光。婴儿由于年龄较小,患有调节性内斜视后则无法佩戴双眼镜。评估和治疗弱视均要在佩戴眼镜后。假如佩戴全矫镜后残余性内斜视持续存在[>(10~15) PD],应考虑手术治疗。

除非戴镜后出现外隐斜,否则不要减少远视镜度数。降低远视度数有可能会导致小度数的内斜视,很大可能会阻碍双眼融合。一部分医生减少远视度数,以便患者及早摘除眼镜。然而目前并没有数据表明,远视度数的降低可以改善远视或者增大摘除眼镜的可能。关键的一点是,即使小度数的残余内斜视,也会破坏双眼和高级立体视发育[6]。

一项来自威斯康星州的 France 和 France 研究[7]

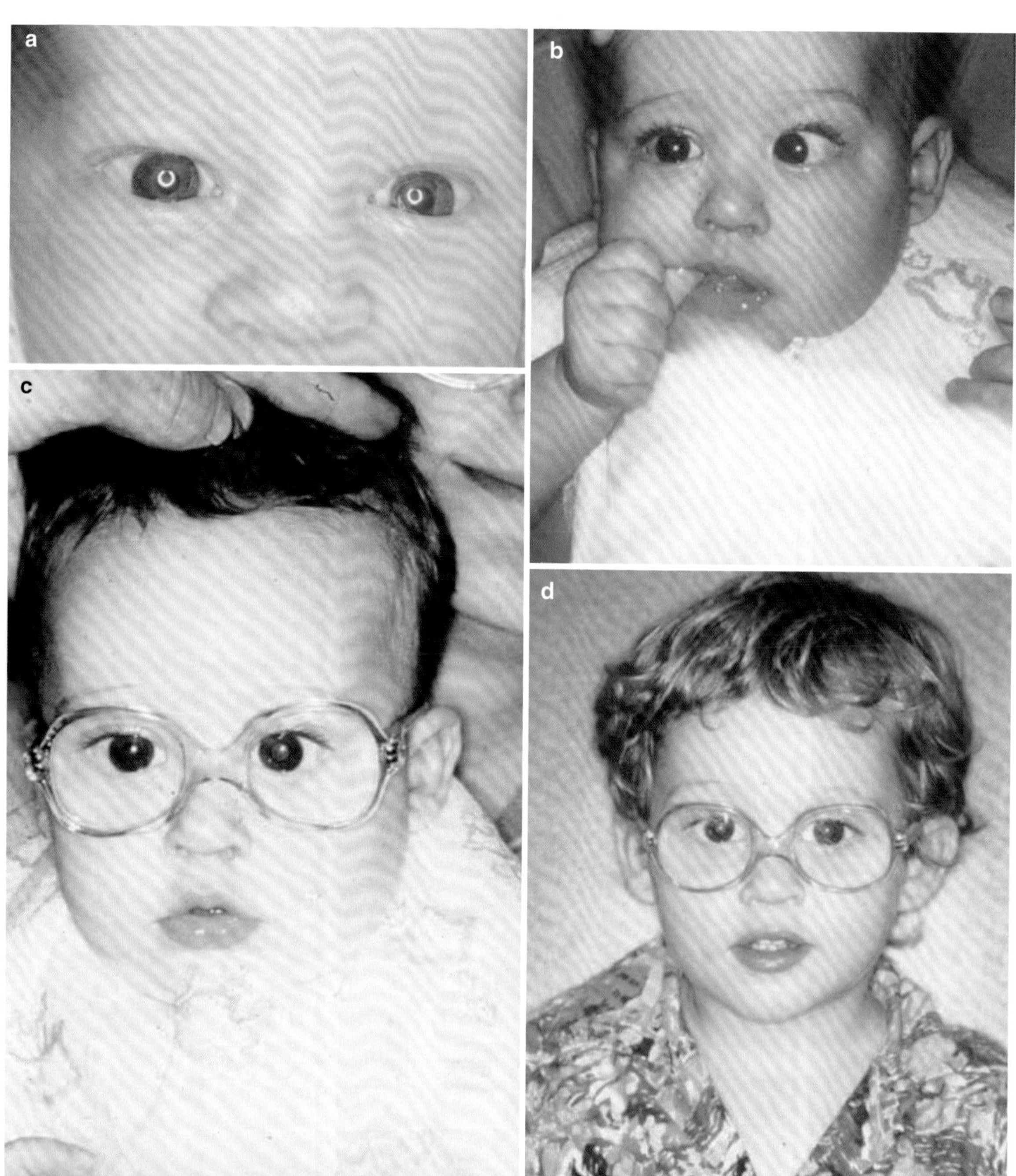

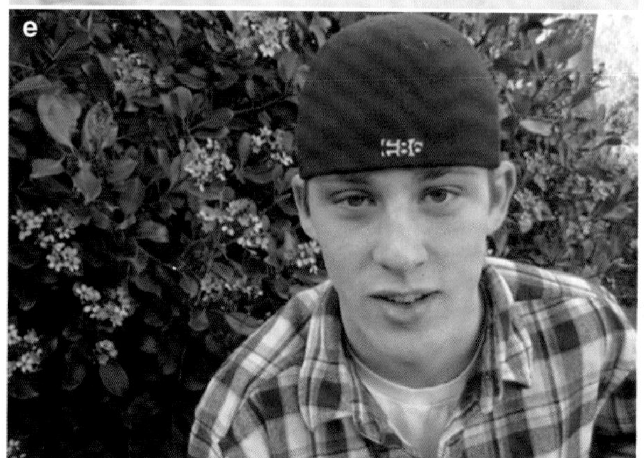

图 3.3 (a)在 3 周龄时，作者的小儿子眼位正位，但是有轻微的生理性外斜视。(b)5 月龄时，他发展成大角度不稳定的内斜视。(c)麻痹睫状肌验光显示+5.50 D OU。佩戴完全远视矫正眼镜后，残余内斜视为 25~30 PD。注意 Bruckner 红色反射试验阳性，斜视的左眼反光更亮。(d)5.5 月龄时，做了双眼内直肌后徙手术，这是术后 2 岁的照片，戴着远视矫正镜，眼位正位，Bruckner 红色反射试验双眼显示是对称的。(e)17 岁时，患者眼位正位，并且有高级立体视。直到 11 岁时远视才消退，摘除了全矫镜。作者成功治愈了自己的儿子，包括执行斜视矫正手术(这种方式更经济)。

病例 3.2 临床实例：婴儿型调节性内斜视(见图 3.3)

- 5 月龄患儿自 2 月龄起，有不稳定间歇性内斜视病史(图 3.3)。现在是恒定性大角度内斜视。
- 有强烈的右眼定影偏好，屈光矫正后也是右眼偏好。
- 单眼和双眼运动正常。
- 麻痹睫状肌验光

  OD +5.50 D

  OS +5.50 D

Nsc：ET 55 PD	Ncc：ET 25 PD	三棱镜交替遮盖
Dsc：ET 50 PD	Dcc：ET 20 PD	估计

(cc：戴镜矫正；D：看远；ET：内斜视；N：看近；SC：裸眼)

诊断：部分调节性婴儿型内斜视(屈光矫正后残余内斜视，左眼斜视性弱视)。

术前治疗：完全远视屈光矫正(+5.50 D OU)。每天遮盖右眼 4~6 小时，每周复诊。2 周后双眼若是能交替注视，则表明弱视得到改善。佩戴完全矫正镜 6 周后，重复麻痹睫状肌验光，仍然残余内斜视 25 PD，因此准备斜视矫正手术。

手术：双眼内直肌后徙手术。测量看远斜度对于婴儿来说不可靠，因此将看近测量的角度作为手术目标。看近戴镜和不戴镜斜度取均值：(55+25)÷2=40 PD，双眼内直肌后徙 5.5 mm(见附录 A 有关手术量的内容)。

术后：术后第 1 天戴镜后变为不稳定的小度数外斜视。第 2 天，外斜视消失，佩戴完全矫正镜看近、看远均是正位。患者佩戴远视矫正镜(+5.50 D OU)后眼位维持正位到 10 岁。11 岁时，患者发育至远视消退，不戴镜 18 个月后，麻痹睫状肌验光为+0.50 D。经过 22 年的随访，患者视力为 20/20 OU，高级立体视力≥100 秒弧度，裸眼眼位处于正位。

认为，降低远视屈光矫正并未促进正视化。France 表示，这些患者发生的正视化变化(远视调节性内斜视)不依赖屈光矫正的程度。这也是作者的经验，其儿子每天佩戴眼镜，在 11~12 岁时远视消失了。

3.4.4.2 手术指征

如果残余内斜视在 10~15 PD 以上，持续 6~8 周，那么就需要考虑手术治疗。手术需要及早，因为内斜视时间越长，双眼融合发育的预后越差。鉴于婴儿型调节性内斜视是后天获得的，视觉发育的早期，眼球是处于正位的，大多数患儿具有良好的双眼融合潜力。

3.4.4.3 外科手术

由于婴儿测量看远斜度较为困难，所以只能尽量测量看远的斜度，但是手术设计以看近测量的斜视度为主。双眼内直肌后徙，双眼内斜度在戴镜和不戴镜测量的斜视度之间[8]。下面的例子显示了增量公式，其他调节性内斜视的手术方式可参考第 4 章。

3.4.4.4 手术目标

手术目标是眼正位以建立高级立体视。我们需要尽一切努力将眼位矫正至 8~10 PD 斜度之内，以便发展和维持双眼融合。8~10 PD 以上的内斜视无法实现双眼融合(即便是周边融合)，需要考虑进一步治疗。(请参阅下文。)

3.4.4.5 残余内斜视

第一步是重复散瞳验光。如果有更多的远视，进一步增加远视矫正。如果在完全远视矫正后，残余内斜视在 10~15 PD 以上，则可考虑进一步手术。

3.4.4.6 继发性外斜视

术后的小度数外斜视(10~15 PD)通常是“好的”，因为集合的幅度较大，大多数患者会在几天到几周内改善。如果外斜视持续存在，则减少远视屈光矫正的度数。减少眼镜度数不要超过+2.00 D，容易导致眼位不正。持续超过 2~3 个月的继发性外斜视应考虑再次手术。如果外斜视伴有轻度的内转不足，即便是轻度内转不足，也要考虑到时内直肌肌附着端松脱的可能。这种情况下，需要探查内直肌，如果附着点松脱，则需要加强内直肌。加强方式和前文所述先天性内斜视继发外斜视的手术方法一样。

3.5 婴儿型内斜视的其他问题

3.5.1 Möbius 综合征

Möbius 综合征是双侧面神经和双侧展神经麻痹(图 3.4)。它还合并四肢和胸部异常。此类患儿为大角度内斜视，往往眼球固定在内斜视位，外展较差，而且外展的扫视运动较差。根据这种表现可以断定展神经麻痹。实际上，受限的外展运动不一定是真正的麻痹，由于手术后内直肌总是紧缩的，术后外转可有一定的改善，因此受限的外转看起来更像是紧张纤维化的内直肌造成的。

3.5.1.1 手术治疗

有人可能认为，由于垂直肌功能差，可能需要移位手术，这些患者通常双眼内直肌后徙 6.0~7.0 mm 会有更好的结果。

3.5.2 内斜视、隐形眼球震颤和面转

隐形眼球震颤是双眼正常看时没有震颤出现，但是当双眼视被破坏时则会引起眼球震颤，比如遮盖一只眼或是出现显性斜视时。隐形眼球震颤的特点是快相朝向注视眼，中间带在内转位。术后先天性内斜视大龄患者可以看到内斜视、隐形眼球震颤和面转。此类患者常常采用面转头位把注视眼移到内转位，从而减轻震颤并改善视力。治疗在第 6 章阐述。

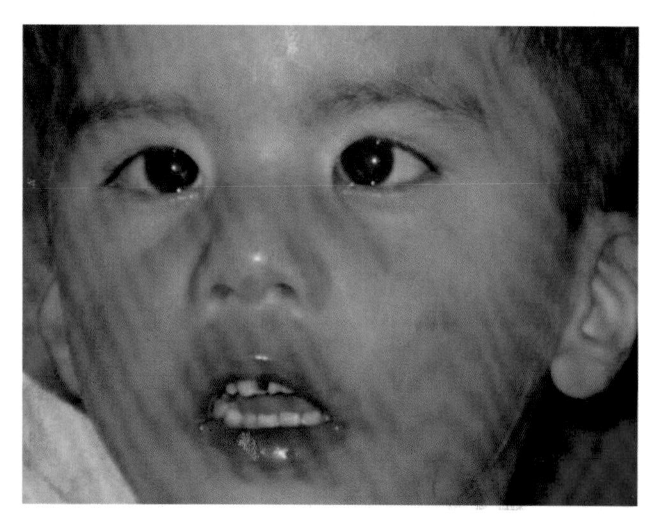

图 3.4 Möbius 综合征的患者，表现出典型的面部无表情和内斜视。

3.5.3 患有婴儿型内斜视的大龄儿童和成人

超过 5 岁的儿童和成人若是还存在未经矫正的先天性内斜视，双眼融合的预后一般来说都较差。然而，即使是年长的患者，偶尔也会出现良好的双眼视功能，甚至立体视。

3.5.3.1 治疗

如果融合潜力较差，则目标是轻微矫正，并留下 6~8 PD 的内斜视。如果有弱视存在(视力 20/50 或更差)，则考虑在病眼上行单眼手术(内直肌后徙和外直肌切除)，以避免对“好”眼的手术风险。

3.5.4 下斜肌亢进

下斜肌亢进通常是双侧的，在一两岁后出现。如果内斜视同时合并下斜肌亢进(+2 或以上)，则在做水平斜视的同时需要做下斜肌手术。不需要制订分次手术方案以减弱下斜肌。我们比较喜欢下斜肌分级的前转位手术，因为它可以减少 V 型，消除下斜肌亢进，减少垂直分离斜视(DVD)。虽然做了下斜肌减弱手术，但不需要调整水平斜视的手术量。有关下斜肌手术的更多内容见第 17 章。

3.5.5 分离性斜视：垂直分离斜视和水平分离斜视

垂直分离斜视通常合并先天性内斜视，我们发现在过去的 10 年中需要手术矫正的严重的垂直分离斜视发生率减少。这可能和早期手术、知觉改善有关。影响患者美容外观是垂直分离斜视和水平分离斜视手术的指征。更多关于垂直分离斜视和水平分离斜视的介绍参见第 7 章。

参考文献

1. Pediatric Eye Disease Investigator Group. Spontaneous resolution of early-onset esotropia: experience of the Congenital Esotropia Observational Study. Am J Ophthalmol. 2002;133:109–18.
2. Wright KW. Clinical optokinetic nystagmus asymmetry in treated esotropes. J Pediatr Ophthalmol Strabismus. 1996;33:153–5.
3. Wright KW, Edelman PM, McVey JH, Terry AP, Lin M. High grade stereo acuity after early surgery for congenital esotropia. Arch Ophthalmol. 1994;122:913–9.

4. Pediatric Eye Disease Investigator Group. The clinical spectrum of early-onset esotropia: experience of the Congenital Esotropia Observational Study. Am J Ophthalmol. 2002;133:102–8.
5. Ciancia AO. Infantile esotropia with abduction nystagmus [review]. Int Ophthalmol Clin. 1989;29:24–9.
6. Wright KW, Nam E. Different corrections of hypermetropic errors in the successful treatment of hypermetropic amblyopia in children 3 to 7 years of age. Am J Ophthalmol. 2009;148:320. Author reply, 321.
7. France TD, France LW. Orthoptics in focus—Visions for the new millennium. In: Transactions IX International Orthoptic Congress. Stockholm; 1999. p. 223–6.
8. Wright KW, Bruce-Lyle L. Augmented surgery for esotropia associated with high hypermetropia. J Pediatr Ophthalmol Strabismus. 1998;30:167–70.

第 4 章 获得性内斜视

以下 3 个原因是获得性内斜视需要急诊手术治疗的原因：

1.获得性内斜视患者存在融合潜力，然而随着斜视存在的时间越长，融合潜力逐渐消失。早期干预可以获得高级的双眼融合。

2.及早地佩戴眼镜以矫正远视屈光可以降低弱视发生的可能，并且增加矫正内斜视的可能，免除手术的必要。

3. 获得性内斜视可能是神经系统疾病的眼部表现，如重症肌无力、慢性进行性眼外肌麻痹(CPEO)、Arnold-Chiari 畸形或颅内肿瘤导致的展神经麻痹。

本章包括调节性内斜视、非调节性获得性内斜视、周期性内斜视和知觉性内斜视。

4.1 调节性内斜视

4.1.1 临床特征

- 内斜视通常在 1~3 岁发病，但也可能发生在婴儿期(见第 3 章)。
- 大多数患者为中度至大角度内斜视(20~50 PD)。
- 最初是间歇性的，然后发展为恒定性内斜视。
- 可伴随远视，通常为+2.00~+6.00 D。

4.1.2 病因

远视使患者加大调节以获得视网膜清晰图像，同时导致过度集合和内斜视。

4.1.3 临床评估

4.1.3.1 散瞳验光

用 1%环喷托酯(2 次，间隔 5 分钟)，最后 1 次点药 30 分钟后验光。如果检影结果不佳，则重复散瞳验光。

4.1.3.2 弱视

首先完全远视矫正。在患者完全矫正 4 周后，检测定影偏好。如果强烈地偏爱一只眼睛，则提示另一只眼弱视。每天遮盖优势眼 4~6 小时治疗弱视，直到患者非优势眼可以较好地维持注视。

4.1.3.3 测量斜视度

三棱镜交替遮盖试验是最准确的，通常该试验可以在这些患儿身上进行。检查时，使用可调节的视标(精细视标，可以刺激全部调节)。应分别测量戴镜、不戴镜、看远和看近的斜视度。

4.1.4 处理

第一步是完全矫正远视。如果戴镜后残余内斜视在 10~15 PD 以上且没有融合趋势，则需要手术治疗。调节性内斜视患者一般在出生后早期双眼视发育阶段，眼睛是正位的，1~3 岁才发展成内斜视。由于在婴儿期发育了双眼视，因此有双眼融合和立体视的潜力。我们的治疗目标是尽快矫正眼位，重建双眼融合并预防弱视。否则随着时间的推移，内斜视伴随的皮层抑制将会降低双眼视的潜力。偏好一侧视物的患者，非优势眼一侧的皮层抑制将导致弱视。Marshall Parks 博士认为获得性内斜视需要及早手术，在患者就诊的当天就进行全面的检查。目标是通过矫正远视，矫正眼位，获得双眼融合。如果可以早期矫正眼位，患者一般都可以获得高级立体视。

4.1.4.1 屈光矫正

一般在+2.00 D 及以上的远视屈光不正就需要戴

镜矫正。只要确诊了内斜视,即便只有2月龄,也要进行完全的远视屈光矫正。这些患者需接受全度数矫正眼镜。在大多数病例,家属都会明显地发现患者戴镜后视觉行为显著改善。除非戴镜后出现外隐斜,否则不应减少远视度数。请记住,即使是小的内斜视也会破坏双眼融合。一些医生试图减少远视度数,以便患者及早摘除眼镜,然而目前并没有数据表明,降低远视度数可以改善远视或者增大摘除眼镜的可能性。然而,有数据表明全部屈光矫正不会影响患者生理上减少远视度数的过程[1]。减少远视度数常常导致小度数内斜视,而内斜视容易损害双眼融合的发育。

大多数患有调节性内斜视的儿童可以接受适合的眼镜。如果患儿不愿意佩戴远视眼镜,可以检查一下验光结果。如果给予适当的眼镜患儿仍然拒绝佩戴,可以给患儿眼睛滴加阿托品,帮助患儿接受远视矫正眼镜。不足2岁的儿童,可给予0.5%的阿托品,2岁及以上的儿童给予1%的阿托品,点眼2或3天。此外,患儿必须全时佩戴眼镜4~6周,然后检查屈光矫正是否完全矫正了内斜视。获得性调节性内斜视对完全远视矫正镜有3种结果。

4.1.5 对远视矫正的反应

对获得性调节性内斜视患者进行远视屈光矫正后的3种常见结果:

1. 看远、看近斜视度均矫正至8 PD以内。
2. 看远斜视矫正,但看近仍残余内斜视,且大于10 PD。
3. 看远、看近均残余内斜视,且大于10 PD。

4.1.5.1 戴镜后看远、看近均矫正的内斜视

如果佩戴完全矫正镜后,看远、看近的内斜视度均小于8 PD,则继续佩戴远视镜(无双光),并且不需要手术(见病例4.1)。此类患者称为完全调节性内斜视。

病例4.1 调节性内斜视

散瞳验光:+3.25 D OU

Dsc ET 25 PD	Dcc E 2 PD
Nsc ET 35 PD	Ncc E 4 PD

(D:看远;N:看近;sc:裸眼;cc:戴镜;ET:内斜视;E:内隐斜)

立体视100秒弧

治疗:远视矫正镜,不需要双光眼镜。

4.1.5.2 看远矫正,看近残余内斜视(高AC/A)

如果佩戴完全矫正镜后,看远斜视矫正,双眼融合(内斜视<10 PD),仍然残余内斜视且双眼不能融合[内斜视>(8~10)PD],则需要佩戴双光眼镜。这些患者多为高AC/A型调节性内斜视(见病例4.2)。增加的佩戴度数以矫正看近斜度的最小度数为准。大多数患者开始佩戴矫正镜时需要增加+2.5~+3.0 D。病例4.2则是一个非常适合佩戴双光眼镜的患者。完全矫正后看远双眼可以融合,但看近还会残余内斜视,增加+3.0 D看近则可以双眼融合。需要注意的是,佩戴眼镜后看远仍有明显内斜视,即使增加度数到可以看近正位,那也需要考虑进行斜视手术。最初佩戴眼镜时要使用平顶的下增光镜片,即下增光镜片顶端分界线从瞳孔中央平分瞳孔,直到患者可以使用常规下增光镜片,才可以考虑使用外观更好看的渐进眼镜。

病例4.2 高AC/A调节性内斜视(双光镜适应证)

散瞳验光+3.00 D OU,完全远视矫正。

Dcc E 2 PD(融合)

Ncc ET 35

Ncc 双光镜下+3.00 D加E 5 PD(融合)

(D:看远;N:看近;cc:戴镜;E:内隐斜;ET:内斜视)

治疗:完全远视屈光矫正,下加+3.00 D OU。无须手术。注:AC/A为10=(35-5)÷3。这是一个较高的AC/A,正常比例是3~5。

4.1.5.3 看远、看近均残余内斜视(部分调节性内斜视)

如果佩戴完全矫正眼镜后,看远存在持续内斜视(>10 PD),双眼不能获得融合,则需要手术治疗(图4.1)。这种情况称为部分调节性内斜视。如果看远持续内斜视存在的话,且影响双眼融合,此时无须考虑双光眼镜。此类患者佩戴远视完全矫正镜后看远仍残余内斜视,称为部分调节性内斜视,需要手术干预治疗。

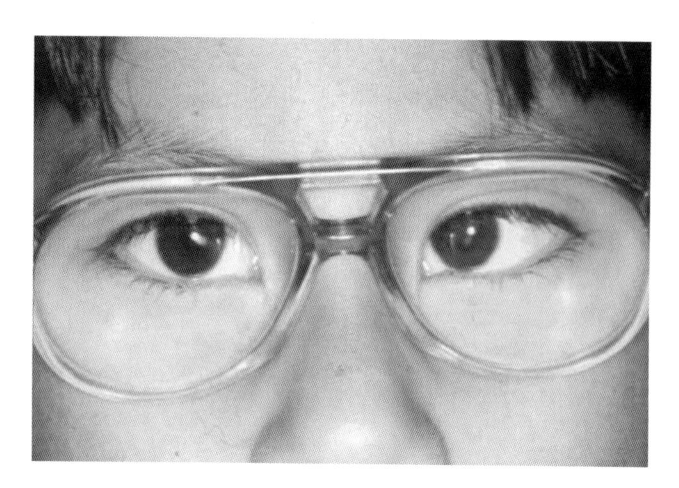

图 4.1 患有部分调节性内斜视的 7 岁患者(远视全矫正后看远、看近均残余内斜视>10 PD)。患者需要斜视矫正手术。

4.1.6 部分调节性内斜视手术

部分调节性内斜视的目标不是让患者摘掉眼镜,而是让患者戴镜后可以正位并获得双眼融合。散瞳验光远视在+2.5 D 或以上的患者术后一般都需要远视矫正镜以维持眼正位。许多专家认为,双眼内直肌后徙是治疗部分调节性内斜视的方法之一。

有多种方法确定手术目标斜度。标准方法是按照戴镜看远的斜度手术,但是按照这种方式,结果不是很理想,欠矫率高达 25%~30%。增加手术量(如使用增加的手术量法或棱镜适应[2])可以改善手术结果。作者设计的"增加手术量法"可以将正位率提高到 90%。对于 AC/A 比值正常的调节性内斜视均需要至少 1 年随访[3]。

高 AC/A 部分调节性内斜视,看远内斜视度数小,看近内斜视度数大,治疗起来较为困难,即使手术后,看远、看近内斜视度数不一样仍会存在。一些专家建议内直肌后徙联合后固定术。以我们的经验来看,后固定术并未显著降低 AC/A 比值。我们倾向于双眼内直肌后徙,手术量按照增量的手术量表适当调整,以防止看远出现继发性外斜视。高 AC/A 部分调节性内斜视患者术后可能需要佩戴双光镜。

确定部分调节性内斜视手术量的 3 种方法如下,使用的数据来自病例 4.3。

1. 标准手术方式

完全矫正的看远内斜视角度是手术的目标角度。

例如,Dcc ET 30 PD。

病例 4.3 部分调节性内斜视

3 岁患者

散瞳验光:+4.00 D OU

Nsc ET 60 PD	Ncc ET 40 PD
Dsc ET 50 PD	Dcc ET 30 PD

(N:看远;D:看近;sc:裸眼;cc:戴镜;ET:内斜视)

目标斜视度:30 PD。

手术:双眼内直肌后徙 4.5 mm。

2. 增量手术方式

目标矫正角度是裸眼看近的斜度和戴镜看远斜度之间的平均度数(最大斜度和最小斜度之间的平均值)。

例如,平均 Nsc ET 60 PD 和 Dcc ET 30 PD。

目标斜视度:45 PD。

手术:双眼内直肌后徙 5.75 mm。

3. 三棱镜适应

三棱镜适应的基本原理是:长期佩戴三棱镜可以中和斜视度,佩戴一段时间后,可以诱导出潜在的斜视度,从而降低手术欠矫的可能。此外,它也可以帮助我们确定患者是否具有融合潜力。佩戴矫正看远斜度的三棱镜,患者佩戴 1~2 周后复诊。如果佩戴镜后仍残余部分内斜视,就增加三棱镜度数,直到完全中和全部内斜视。重新佩戴三棱镜,1~2 周后复诊。重复此过程直到斜视角稳定。依据三棱镜适应的斜视角来进行手术(见病例 4.4)。

病例 4.4 三棱镜确定最佳斜视度

在完全远视全矫镜上给予 30 PD(看远内斜视度)底向外压三棱镜。1 周后复诊,佩戴压贴三棱镜测量斜度。

戴三棱镜 Ncc ET 20 PD(总内斜视 50)

戴三棱镜 Dcc ET 15 PD(总内斜视 45)

(N:看近;D:看远;cc:戴镜;ET:内斜视)

在佩戴远视全矫镜基础上给予 45 PD 底向外压三棱镜,1 周复诊。复诊时,斜视度没有变化(即使眼位处于正位)

目标斜视度:45 PD。

手术:双眼内直肌后徙 5.75 mm。

4.1.7 用于调节性内斜视的缩瞳剂

缩瞳剂不能替代眼镜，但是对于某些特定的患者，它(如膦依可酯)可以用来治疗调节性内斜视。膦依可酯剂是一种胆碱酯酶抑制剂和拟副交感神经药，可以降低AC/A，从而改善伴有远视的内斜视。如果患者的AC/A比例高并且近视度数最小，则可以尝试使用缩瞳剂。然而，在大多数病例，双光眼镜是主要的治疗方法。

使用缩瞳剂的另一种情况则是不能佩戴框架眼镜或角膜接触镜的儿童。短期应用则是可以的，例如暑假期间儿童需要经常游泳，此时可以应用缩瞳剂。使用缩瞳剂，应该从小剂量开始，0.03%膦依可酯每天早晨滴1滴。如果这种剂量不足以矫正内斜视，可以每天两次，或者可以使用0.125%膦依可酯。作者很少使用缩瞳剂。

4.1.7.1 缩瞳剂的副作用

局部使用膦依可酯可延长琥珀胆碱的作用，并可能延长手术后的呼吸麻痹时间。如果在手术前6周内使用膦依可酯，则应避免再应用琥珀胆碱。缩瞳剂的全身副作用可能包括眉头疼痛、头痛、恶心和腹部痉挛。小剂量时这些并发症并不常见。眼部副作用包括虹膜囊肿，其一般出现在瞳孔边缘，20%~50%的患者用药后可发生。这些囊肿可以在用药后的几周到几个月的任何时间发生。在停药后虹膜囊肿可逐渐消退，但有些情况下，即使停药了，也可以看见持续存在的虹膜囊肿。2.5%去氧肾上腺素与缩瞳剂联合使用可以预防虹膜囊肿。其他罕见并发症包括晶状体混浊、成人视网膜脱离和闭角型青光眼。

4.1.8 部分调节性内斜视的术后处理

4.1.8.1 手术目标

患者的调节性内斜视一般是后天获得性斜视，因此患者具有较好的双眼融合潜力。目标是戴远视矫正镜后眼位控制在8 PD内，以获得双眼融合。患者经常会有高级的立体视。

4.1.8.2 看远、看近均残余内斜视

重复睫状肌麻痹验光，完全矫正远视。如果看远仍残余内斜视在10~15 PD以上，且患儿有双眼融合的可能性，则需要手术治疗：

- 如果首次手术是双眼内直肌后徙5.0 mm或更少，则需要再后徙内直肌(双眼内直肌再后徙2.0 mm可以矫正20 PD)。
- 如果首次手术双眼内直肌后徙大于5.0 mm，则需要双眼外直肌切除。手术量要比常规外直肌切除量少1~2 mm，因为内直肌已经大量后徙，如果切除过多，则容易过度矫正。

4.1.8.3 看近残余内斜视

高AC/A患者术后通常会有残留看近内斜视，并且可能需要佩戴双光镜。如果看近残留内斜视大于10 PD，但看远眼位是正位，则可以给予双光眼镜，增加镜片+2.0~+3.0 D可获得看近融合(见病例4.2)。

4.1.8.4 继发性外斜视

对于小角度继发性外斜视，可以降低远视度数，以刺激调节性集合。度数减少超过+2.00 D通常导致斜视角不稳定，因此一般不建议这样做。如果继发外斜视度数较大，可以考虑再次手术。部分调节性内斜视患者术后出现大角度继发性外斜视不常见，所以一旦出现，即使是内转轻微受限，也要考虑内直肌滑脱或附着点的瘢痕延伸。在这种情况下，需要加强内直肌，因为只是后徙外直肌难以获得稳定的眼位。(参见第21章。)

4.2 非调节性获得性内斜视

大多数情况下，共同性获得性内斜视是由先前的内隐斜失去控制变成显斜。检查原先的眼镜是否存在三棱镜，如果有，则说明内隐斜已经存在很长时间。

4.2.1 临床特征

- 屈光状态通常为正视，但也可能是近视。
- 2岁后发病，通常在成年后起病。
- 单眼运动不受限制。
- 未知病因的迟发性内斜视。

4.2.2 鉴别诊断

- 失控的内隐斜(最常见)。

- 展神经麻痹(肿瘤、头部创伤或微血管疾病)。
- Arnold-Chiari 畸形。
- 脑积水。
- 动脉瘤。
- 重症肌无力。
- 慢性渐进性眼外肌麻痹。

4.2.2.1 分开麻痹型

如果看远内斜视大于看近内斜视,则为分开麻痹型。这种类型在 40 岁以上的成年人获得性内斜视中常见。分开麻痹型获得性内斜视往往提示展神经麻痹及可能的神经系统疾病。如果斜视角有非共同性或是外转受限,则需要考虑进行神经评估和神经影像学检查。绝大多数单眼运动不受限的分开麻痹型内斜视患者,其神经学检查往往阴性。如果有完整检查记录的长久内斜视病史,且为水平共同性内斜视,则一般不必过多地进行神经学检查。

4.2.2.2 高 AC/A 非调节性获得性内斜视

看近斜视大于看远斜视的内斜视是高 AC/A 非调节性获得性内斜视。与高 AC/A 调节性内斜视的患者相似,这些患者在术后可能需要佩戴双光镜,并且必须充分告知患者这种可能性。神经影像通常是正常的。

4.2.3 治疗

共同获得性内斜视患者,可以进行双眼内直肌后徙。获得性内斜视手术治疗常常导致欠矫,特别是如果患者具有融合潜力,则需要增加后徙量。可以尝试使用三棱镜适应的方法来确定完整的目标斜度,特别是看远、看近斜度不一致时。通过这种方式可以确定全部的斜视度。按三棱镜适应的斜度设计手术,如果是调整缝线手术,可轻度过矫,外斜视 5~10 PD。如果患者没有融合的可能性,则可以减少矫正量。对于高 AC/A 患者,可以考虑内直肌后徙 12 mm。

4.3 周期性内斜视

4.3.1 临床特征

- 儿童时期的获得性内斜视。
- 周期规律:一些时间内斜视,一些时间正位。
- 逐渐发展为恒定性内斜视。

周期性内斜视是一种罕见的获得性内斜视类型。它几乎可以出现在任何年龄段,但最常出现在 2~6 岁。这些患者在内斜视和内正位之间循环交替(图 4.2)。各种类型均可发生,并且内斜视和正位之间的间隔不是一成不变的。当眼位正位时,患者有好的双眼视和立体视,但当显斜视时,通常会出现单眼抑制。周期性内斜视通常是渐进性的,并且大多数情况下在几个月甚至几年内会变成恒定内斜视。一些周期性内斜视病例合并远视,应进行全部远视屈光矫正治疗。

4.3.2 治疗

- 完全远视屈光矫正(如果远视屈光+1.50D 或更多)。
- 如果戴镜不能矫正眼位,则进行手术。应按照测量出的全部斜视度设计手术。

4.4 知觉性内斜视

知觉性内斜视通常存在单眼视力发育不良,视力通常为 20/100 或更差。

4.4.1 临床评估

视力不佳的患者不能很好注视,因此三棱镜遮盖试验无法准确测量。如果单眼运动正常,可以通过在"良好"眼睛上放置适当度数的三棱镜来估计斜视度。通过"好眼"注视,可以使弱视眼外转,直到移位至外观可以接受的正位(Hering 法则)。估计看远斜视度,可以将底向外的三棱镜置于好眼前,使得斜视眼外转至正前方。如果单眼运动受限,可以试着采用 Krimsky 法,将三棱镜置于内斜视眼前,测量看近内斜视度数。

4.4.2 治疗

对视力不佳的眼睛进行单眼斜视矫正手术,行内直肌后徙和外直肌紧缩手术。按照附表中的手术量表设计手术(见附录 A)。

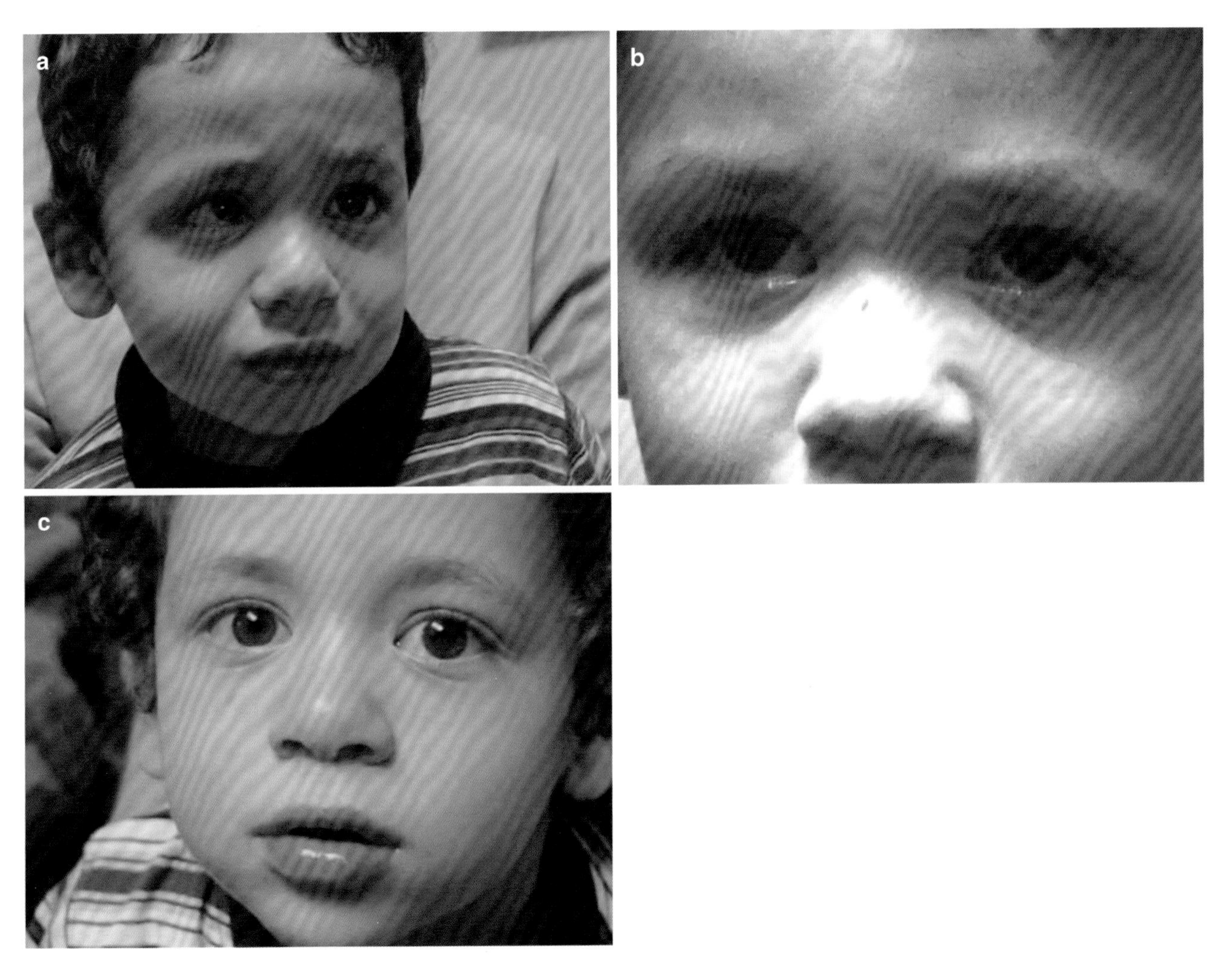

图4.2 (a)周期性内斜视患者术前照片。当天患者为大角度内斜视："内斜视日"。(b)周期性内斜视患者术前照片。当天患者眼位正位："不斜日"。尽管手术是在"不斜日"做的，但是依旧做了双眼内直肌大量后徙术。(c)术后照片显示双眼内直肌大量后徙术眼位处于正位。手术当天，做了交替遮盖检查眼位正位，但是患者还是按照"内斜日"测量了全部内斜视度来进行手术。患者家属对手术结果表示非常满意。

参考文献

1. France TD, France LW. Orthoptics in focus—Visions for the new millennium. In: Transactions IX International Orthoptic Congress. Stockholm; 1999. p. 223–6.
2. Prism Adaptation Study Research Group. Efficacy of prism adaptation in the surgical management of acquired esotropia. Arch Ophthalmol. 1990;108:1248–56.
3. Wright KW, Bruce-Lyle L. Augmented surgery for esotropia associated with high hypermetropia. J Pediatr Ophthalmol Strabismus. 1998;30:167–70.

第 5 章

外斜视

5.1 间歇性外斜视

间歇性外斜视——X(T),是一种大角度外斜视,间歇地发展成外斜视。遮挡一只眼睛会破坏融合并表现出外斜视(图 5.1)。融合时,眼睛正位,立体视觉好,通常是 40 秒弧。当显斜时,斜视眼的知觉状态为大范围的半侧视网膜抑制。患者通常喜欢用一只眼,但临床医生不能标记右侧或左侧外斜视,因为如果遮挡主导眼,可以改变斜视眼,诱导出主导眼的外斜视。大龄儿童发病或成年发病的外斜视,显斜的时候可感觉到复视。当患者疲劳、发呆或生病的时候,外斜视容易暴露。随着时间推移,在几个月至几年之内,大约 80% 的间歇性外斜视患者的融合控制会越来越差,外斜视也会逐渐增加。成年患者,斜视度可以变得非常大(图 5.2)。图 5.2 的患者为交替性间歇性外斜视,但她可以迅速融合。

5.1.1 临床特征

- 最常见的外斜视类型。
- 通常在 1 岁以后出现。
- 大角度外隐斜(通常 25~40 PD)可自发变为显斜。
- 融合的时候有高级立体视(40 秒弧),显斜时单眼抑制。
- 强光下眯一只眼睛。
- 高度远视伴外斜视(间歇性外斜视罕见亚型)。

5.1.2 病因学

外斜视的病因不清,但是因为人类的集合能力强,所以能很好地控制眼位和获得高级的立体视。融像性集合范围大(25~30 PD),而分开的范围小(6~8 PD),所以外斜视比内斜视控制得好。

5.1.3 临床评估

5.1.3.1 单眼运动

单眼运动应不受限。

5.1.3.2 双眼运动

检查是否有斜肌的功能异常,以及“A ”或“V”征。

5.1.3.3 弱视

弱视可以发生但是非常罕见, 通常伴随屈光参差。如果矫正视力低,要考虑器质性病变(如视神经疾病)。

5.1.3.4 测量斜视角

应用三棱镜交替遮盖试验,交替遮盖时动作要延缓,测量时应用调节视标,分别测量看远(至少 6 米)和看近的斜视度。延缓交替遮盖的动作,有助于破坏张力性融合,暴露全部斜视度。分开过强型患者(见下文讨论)要做包眼试验。

5.1.3.5 麻痹睫状肌验光

睫状肌验光非常重要,因为高度远视伴有低调节力时可以产生间歇性外斜视。治疗时要给予远视全矫镜。

5.1.4 非手术治疗

一般来说,间歇性外斜视的非手术治疗效果不佳。适合非手术治疗的情况包括集合不足型外斜视、

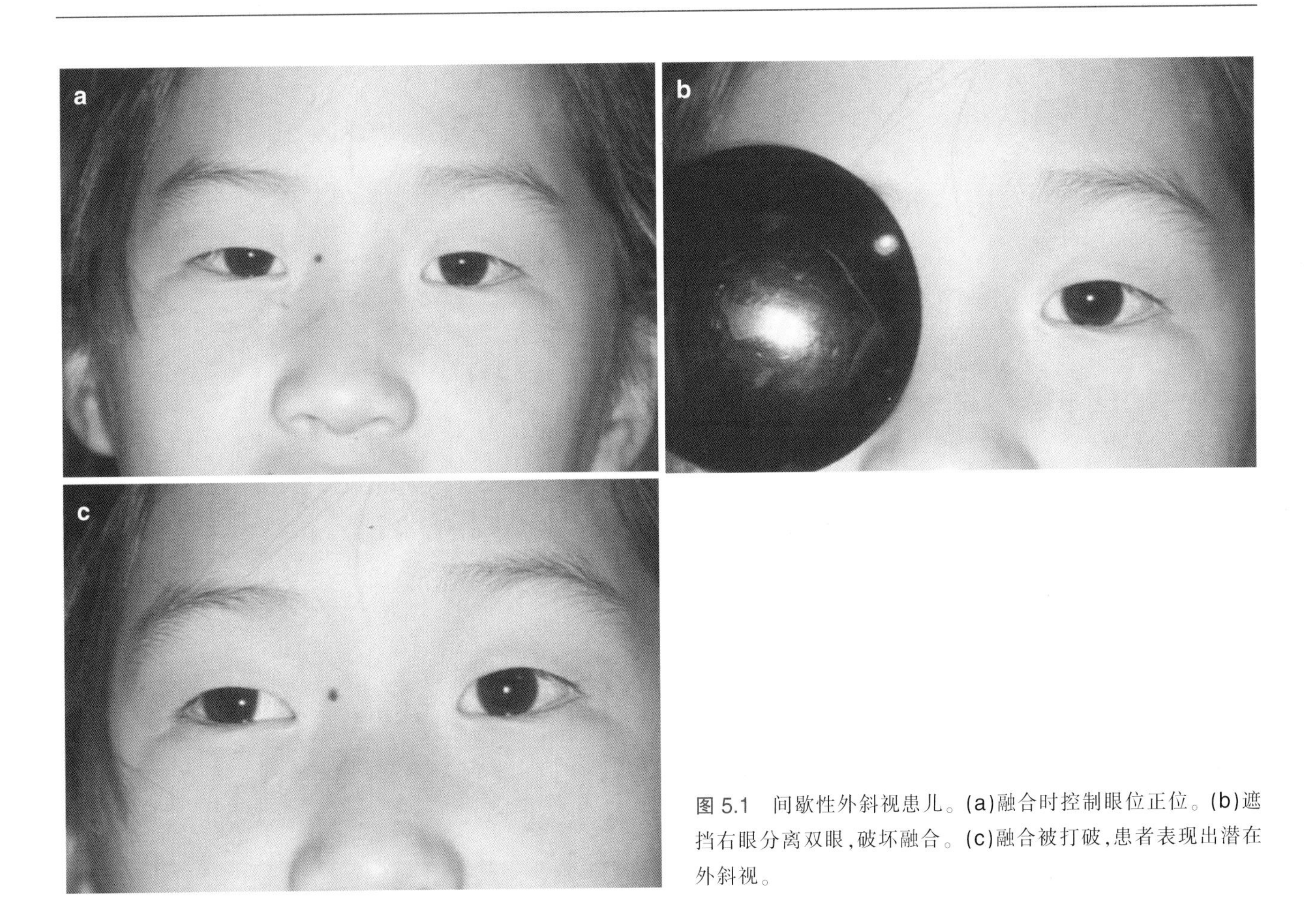

图5.1 间歇性外斜视患儿。(a)融合时控制眼位正位。(b)遮挡右眼分离双眼,破坏融合。(c)融合被打破,患者表现出潜在外斜视。

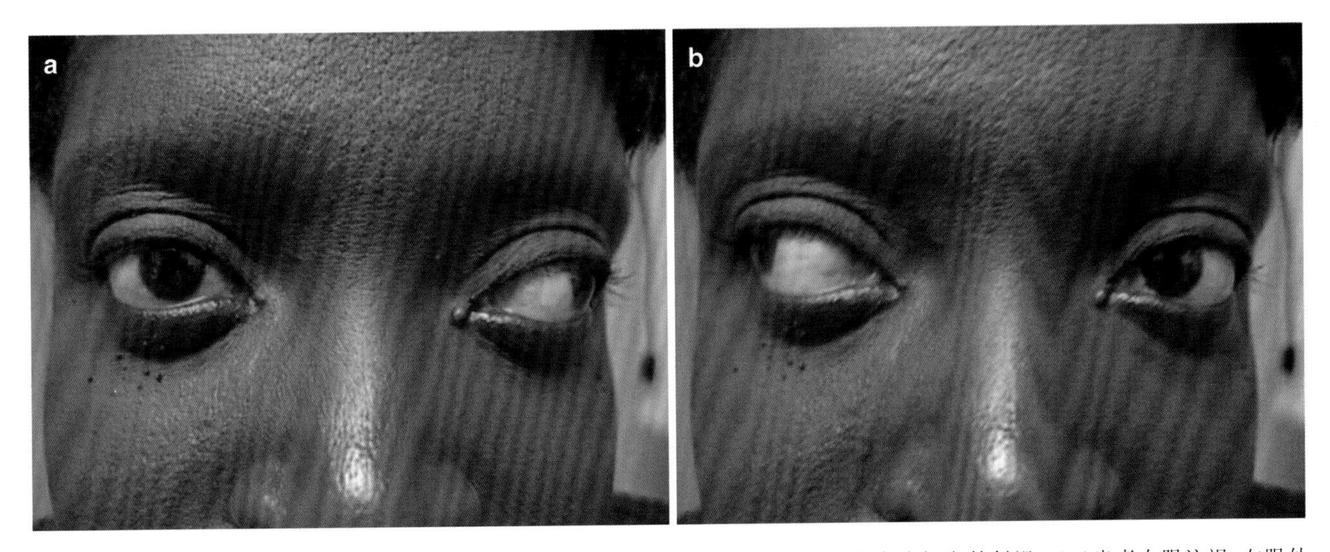

图5.2 儿童时期有间歇性外斜视的成年患者,斜度随着时间逐渐增加,最终发展为大角度恒定外斜视。(a)患者右眼注视,左眼外斜视。(b)患者左眼注视,右眼外斜视。

小度数外斜视、手术前暂时治疗,以及高度远视外斜视。少数非手术治疗可适用于以下患者:

• 部分时间主导眼单眼遮盖,每天3~4小时。这是对抗抑制的治疗方法之一,主要是通过刺激非主导眼来实现。如果患者没有明显的单眼定影偏好,可两眼交替遮盖。

• 近视过矫:按麻痹睫状肌验光后屈光结果,再加-1.50~-2.50 D负镜片配镜。这样会增加调节集合,从而有助于控制间歇性外斜视,通常这样做只是对近视患者的小度数外斜视有效。

• 视能矫正:集合训练(笔尖集合训练或底向外三棱镜)可以应用于集合不足型外斜视。视能训练一般对矫正看远的外斜视度没有帮助。

5.1.5 高度远视伴外斜视

高度远视患者(>+4 D OU)可以表现为小角度外斜视。这类患者有一定程度的双眼弱视,并且调节力低下。小度数外斜视是继发于低调节和集合的不足。治疗是全部矫正远视。戴远视镜后,视力和调节同时改善,于是集合力增加,对外斜视的控制力增加。如果矫正远视后残余外斜视,应手术矫正。在这类情况下,不要怕给予远视镜!

5.1.6 术前评估

手术适应证:

• 显斜视的机会越来越多,不能融合控制。

• 遮盖/去遮盖试验时,融合不能恢复。

• 外斜视的时间超过醒时的50%。

• 斜视度的大小相对不重要,但是,大多数情况下,外斜视度应>15 PD。

4岁以内儿童如果术后过矫继发内斜视,有进展成弱视的危险。因此,除非患者融合控制明显越来越差,最好将手术推迟到4岁。如果是年幼的手术后继发内斜视的患者,一定要密切复诊检查术后弱视的可能。

5.1.7 手术治疗

双眼外直肌后退可以用于所有类型的间歇性外斜视(见本章后文的分类)。因为斜视是共同性的,而双眼手术可以获得共同性的结果,所以作者偏好对称性手术,而非单眼一退一截手术。另一方面,一退一截手术可能导致水平非共同性,向手术眼一侧注视时可能出现内斜视和复视。这种非共同性随着时间推移,可部分消除,但成年患者经常会主诉侧方注视时,仍可感觉复视。

小度数的上斜视(<5 PD)合并间歇性外斜视常见。如果不合并斜肌的功能异常,这些小度数的上斜视可以不用处理,因为水平肌肉手术矫正水平外斜视后,上斜视常可自行消失。

5.1.8 间歇性外斜视的分类

根据看远和看近时斜视度的不同,间歇性外斜视可以分为3种类型:①基本型;②分开过强型(假性和真性);③集合不足型。这样分类有助于确定治疗方案,所以在临床上显得更为重要。

5.1.8.1 基本型X(T)

看远和看近的斜视度相近,相差在10 PD以内。手术目标斜视角为看远的斜视度(见病例5.1)。

病例5.1 基本型X(T)

看远	X(T)35 PD
看近	X(T)30 PD
目标斜视度	X(T)35 PD

手术:双眼外直肌后退7.5mm。

5.1.8.2 分开过强型

看远的外斜视度大于看近的斜度(>10 PD)。

超过一半间歇性外斜视患者为分开过强型,他们看远的斜视度比看近的斜视度大10 PD以上。这类情况包括两种类型的分开过强型间歇性外斜视:真性分开过强型和假性分开过强型。

真性分开过强型是,即使通过单眼包盖(也就是"包眼"试验)一段时间,打破双眼融合后,仍然维持看远的斜视度大。假性分开过强型是,"包眼"试验后,看近的斜视度增加,于是看远和看近的斜视度接近。绝大多数的分开过强型患者为假性分开过强型。

分开过强型间歇性外斜视的患者应做包眼试验,以鉴别真性和假性分开过强型。区别真性分开过强型和假性分开过强型有助于确定手术的目标斜视角。包眼试验是指包盖一只眼30~60分钟,然后在患者重新建立融合之前,测量看远和看近的斜视度。长时间遮挡一只眼,可以放松长期紧张的融像性集合和近感集合,从而暴露全部的外隐斜。病例5.2和5.3分别是一个真性和一个假性分开过强型间歇性外斜视的例子。

假性分开过强型:假性分开过强是指长时间单眼

遮挡后(包眼试验),看近的外斜视度会增加至和看远的外斜视度相似,相差小于10 PD以内。假性分开过强是由看近融像性集合的张力增加所致。手术应根据“包眼”试验后看远的斜视度设计,如病例5.2所示。

病例5.2 假性分开过强型

看远	X(T) 35 PD
看近	X(T) 10 PD

包眼试验后

看远	X(T) 35 PD RH 3 PD
看近	X(T) 30 PD
手术目标斜视度	X(T) 30~35 PD

手术: 双眼外直肌后退7.0~7.5 mm。

注释: 长时间分离眼位后,小度数上斜视可能暴露(RH3)。无论间歇性外斜视合并的这一点上是否有斜视,因为手术矫正外斜视后,上斜视会消失。

真性分开过强型:这是间歇性外斜视中不常见的一种类型,即使是经过包眼试验,看远的斜视度仍然比看近的斜度大10 PD以上。真性分开过强型患者往往AC/A比值高,看近下加+3.00 D屈光度后斜视度增加。因此,这类患者更合适的命名应该为高AC/A型间歇性外斜视。高AC/A比值经常在手术后持续存在,可导致术后看近时的继发内斜视,并且需要看近时下加光眼镜。真性分开过强型外斜视的手术目标斜视角应该为“包眼”试验后,看远和看近斜视度的平均(见病例5.3)。

病例5.3 真性分开过强型

看远	X(T) 35 PD
看近	X(T) 10 PD

包眼试验后

看远	X(T) 35 PD
看近	X(T) 15 PD
手术目标斜视度	X(T) 25 PD

目标角是在包眼试验后看远(XT 35 PD)和看近(XT 15 PD)的平均值:(35+15)÷2=25 PD。

手术: 双侧外直肌后徙。

真性分开过强型伴有高AC/A的患者,术前应告知患者术后有佩戴双光眼镜的可能,这一点是重要的。按照看远和看近斜视度之间的度数设计手术,可能是个折中的结果,看远会残余外斜视,看近继发内斜视。这些是非常困难的病例,往往需要再次手术,或者结局不令人满意。按照看远斜视度,给予底向内压贴三棱镜做三棱镜适应试验,有助于预测看近的内斜视是否会持续存在,还可能帮助确定目标斜视角度。

5.1.8.3 集合不足型

集合不足型是看近的斜视度至少比看远的斜视度大10 PD。如果看远没有明显的斜视度,看近外斜视明显,则为单纯集合不足型(图5.3)。这类患者需要视能训练治疗(集合训练如笔尖练习),而不是手术(见病例5.4)。注意,一些医生推荐内直肌截除手术,以增强集合力。然而,直肌的截除只是增加了肌肉的紧张力,类似于缰绳效果,而不会增加肌肉的功能。因此,内直肌的截除不会增加集合力,反而限制了看远处时眼位分开,导致看远的内斜视,术后看远出现复视。年

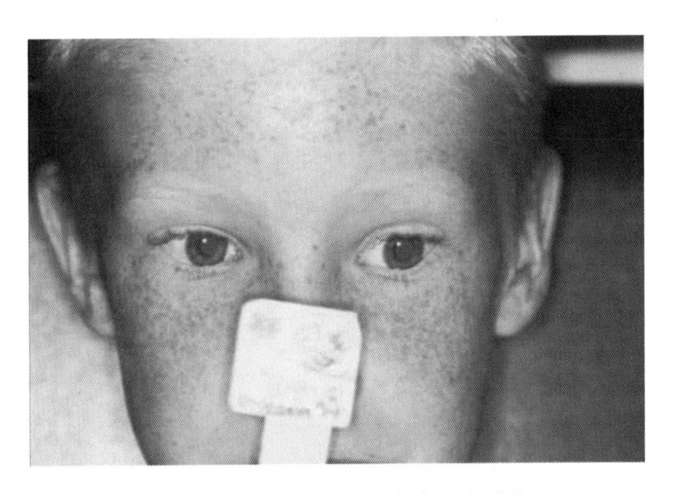

图5.3 集合不足型患者,集合近点后退。

病例5.4 单纯集合不足型

•	看远正位
看近	X(T)25PD

集合近点后退。

治疗: 视能集合训练——笔尖集合练习,每天3次,每次重复20遍。

老的患者，集合训练不能改善看近斜度，将底向外三棱镜叠加在阅读眼镜（花镜）上，有时可改善视疲劳症状。按照获得舒适双眼融合所需最小的三棱镜度数给予处方配镜。

看远明显外斜视（>15 PD）伴看近斜视度增大的患者，需要斜视矫正手术配合集合训练（见病例 5.5）。向患者解释手术后可能需要集合训练，或者术前给予集合训练也是很好的方案。

病例 5.5 间歇性外斜视伴随集合不足

看远	X(T) 20 PD
看近	X(T) 30 PD

目标斜视度介于 X(T)20~30 PD，也就是 X(T)25 PD，术后集合训练。

治疗：术前集合训练，然后双眼外直肌后徙 6.0 mm，术后集合训练。

5.1.9 间歇性外斜视：斜肌亢进、A 征和 V 征

5.1.9.1 V 征

如果下斜肌亢进为+2 或者以上，伴有 V 征，则可行下斜肌减弱手术（通常为双侧），联合外直肌后徙。不要因为做了下斜肌减弱手术而改变水平斜视的手术量（关于下斜肌减弱手术更多内容可详见第 17 章）。

如果没有显著的下斜肌亢进，应将外直肌止点向上移位半个肌腱宽度。

5.1.9.2 A 征

轻度到中度的 A 征，伴随或不伴随明显上斜肌亢进，行双侧外直肌后徙，并向下移位半个肌腱宽度。避免上斜肌减弱手术，尤其是上斜肌的自由断腱术。

对于大的 A 征伴双侧重度上斜肌亢进（+3~+4），行双侧外直肌下移半个肌腱宽度，同时行双侧上斜肌可控的减弱术，例如 Wright 硅胶延长术（延长 4~5 mm）或者肌腱劈开延长术。

对于间歇性外斜视伴上斜肌功能亢进及 A 征的治疗是困难的，因为上斜肌减弱手术可以导致上斜肌麻痹，有融合的患者还会出现复视。应避免上斜肌不可控的减弱手术，如自由断腱、可考虑水平直肌的垂直移位（见第 15 章外直肌向下移位）或者行可控的上斜肌延长手术，例如 Wright 硅胶延长术（见第 19 章）。

5.1.9.3 X 征

另一个经常合并间歇性外斜视的类型是 X 征，与第一眼位的外斜视度相比，向上注视和向下注视时外斜视均增加。X 征可合并斜肌功能异常，然而，在大多数患者中并不是真正的斜肌亢进。不做斜肌手术，单纯双侧外直肌后徙术后，X 征常常消失。

5.1.10 术后处理

手术目标是获得术后 8~15 PD 的小度数的内斜视。4 岁以内的儿童容易形成弱视，所以在内斜视消失之前，可做部分时间交替遮盖治疗，预防弱视形成。在年龄较大的患者中，术后轻度的内斜视常引起复视。术前告知患者术后常出现一过性的复视，这一点是重要的。Hardesty 等人建议配三棱镜以中和术后早期一过性的继发性内斜视。他们建议给予三棱镜时，稍微留一点内隐斜以刺激分开[1]。

5.1.10.1 继发性内斜视

如果继发性内斜视持续 1 周以上，看近或看远都没有融合，则考虑配底向外三棱镜（通常为压贴三棱镜）以刺激融合。给予能获得融合的最小的三棱镜度数，并预留小度数内隐斜以刺激分开。看近持续内斜视常出现在真性分开过强型和高 AC/A 的患者。这类患者可能需要长时间佩戴双光眼镜。如果手术后持续内斜视 6 周，且保守治疗无效，应考虑再次手术。大多数情况下，小角度的继发内斜视可行双侧内直肌后徙。如果是大角度的继发内斜视，尤其是当外转受限时（见第 21 章），考虑外直肌的肌肉滑脱或瘢痕延伸。

5.1.10.2 残余外斜视

残余外斜视是常见的结果，通常发生晚，常在手术后几个月至几年内发生。残余间歇性外斜视再次手术的指征与初次手术相似。如果以前外直肌后徙量小于 6.0 mm，考虑双眼外直肌再次后徙（3.0 mm 矫正 20 PD）。如果原来外直肌后徙量大于 6.0 mm，考虑双侧内直肌截除或者肌肉巩膜折叠术。紧缩内直肌的手术量要尽量保守，因为手术肌肉的拮抗肌是已经后徙过的外直肌，所以紧缩内直肌可能导致继发内斜视。从标准手

术量表减少 1.0~1.5 mm。

5.2 知觉性外斜视

2 岁后视力减退经常引起外斜视，这被称为知觉性外斜视。手术是为了改善外观。为保护“好眼”，建议在视力差的眼上行单眼手术；通过内直肌截除或肌肉巩膜折叠术，后徙外直肌和紧缩内直肌。

5.3 先天性外斜视

先天性外斜视少见，它发生在出生后的几周内。与先天性内斜视相似，先天性外斜视患者的融合潜力差。先天性外斜视常合并有神经系统或全身异常，例如关节挛缩、白化病或颅缝早闭（图 5.4）。

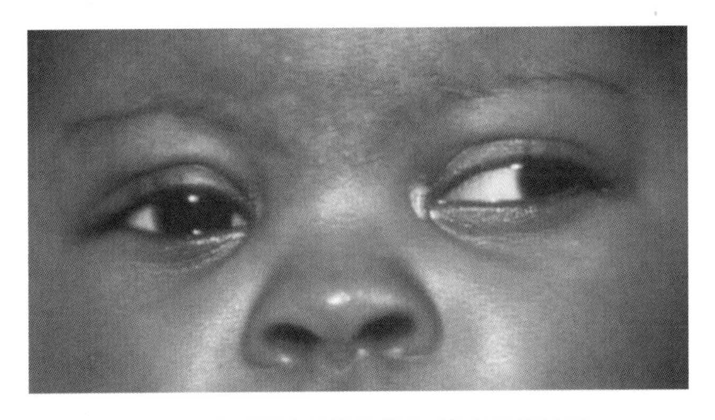

图 5.4 先天性外斜视的婴儿，伴有颅缝早闭。

5.3.1 临床特征

- 罕见。
- 6 月龄起病，通常出生后即存在外斜视。
- 恒定性外斜视。
- 大斜视角（>40 PD）。

5.3.2 病因学

病因不详。

5.3.3 治疗

- 如果有弱视，矫正弱视。
- 6 月龄后手术矫正外斜视，双侧外直肌后退。

参考文献

1. Hardesty HH, Boynton JR, Keenan JP. Treatment of intermittent exotropia. Arch Ophthalmol. 1978;96:268–74.

第 6 章

斜颈、眼球震颤和共同性斜视

6.1 斜颈：代偿头位

斜颈(Torticollis)源自拉丁语 torti 和 collis，torti 的意思是扭曲的，collis 的意思是脖子。简而言之，我们认为有两种类型的斜颈：肌肉骨骼和眼球。肌肉骨骼斜颈是由紧张的颈部肌肉(通常是胸锁乳突肌)或骨骼畸形引起的。对于肌肉骨骼斜颈，颈部会在眼睛张开或闭合时抵抗被动屈曲，这些患者即使在睡眠时也能保持头部姿势。相反，眼球斜颈是一种代偿性机制，可以在患有眼球震颤或不适症状的患者中获得最佳视力。采用面部转动或头部倾斜将眼睛置于减少眼球震颤或改善眼睛对准的位置。眼球斜颈可以是水平的(面部转动)、垂直的(下巴向上或向下)、扭转(头部向右或向左倾斜)或三者的组合。识别面部转变或下巴姿势的最佳方式是观察眼睛的位置。定影偏好提示面部转变。例如，图 6.1 中的患者是否有面部转变？

答案：是的，她有代偿头位！这例患者代偿性的面转向左侧，使得眼球视线向右。这个向右侧的定影偏好可以是眼球震颤中间带在右侧的结果，也可以是非共同性斜视右侧正位的结果。评估代偿面转的关键是观察眼球的位置。如果眼球维持在偏中心的注视位，那么肯定存在面转的代偿头位。

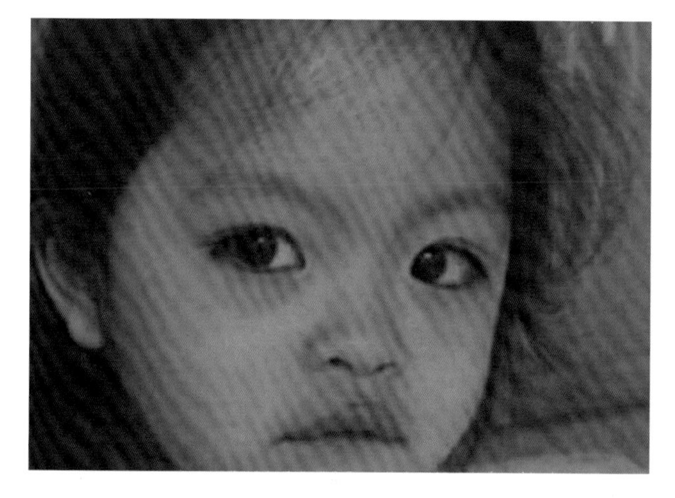

图 6.1　面左转的代偿头位患者。

6.1.1 斜视性斜颈

非共同性斜视的意思是双眼运动不同步，这种不同步的原因可以是限制因素、眼外肌麻痹、眼外肌功能亢进或 A-V 征。非共同性斜视的患者可能采取面转、下颌上抬内收或头倾的姿势，把双眼放在正位的一个位置上，以获得双眼融合。例如，右眼先天性滑车神经麻痹的患者，头会向左肩倾以减轻上斜视，维持双眼融合。右眼紧缩的内直肌会在右侧注视时产生内斜视，所以产生代偿头位为面向右转，使得双眼向左侧注视，保持双眼正位。

针对非共同性斜视产生的面转头位，矫正的策略是：①矫正正前方的斜视；②改善非共同性，扩大双眼单视范围。如果单眼运动相对到位，手术可以选择任意一只眼或者双眼手术，以矫正非共同性。如果只有轻微受限，常常是给“好眼”做手术，使得“好眼”和“坏眼”的受限程度同步。如果单眼运动明显受限(限制因素或肌肉麻痹)，则需要在运动受限的“坏眼”上做手术，将“坏眼”眼位矫正至正前方，从而矫正面转头位。如果单眼运动受限严重，眼球运动不能轻易过中线，那么在“好眼”上手术就不会有帮助。下面是非共同性斜视代偿头位手术治疗的一些例子(见病例 6.1 至6.3)。

病例 6.1 斜视、面转单眼运动到位

图 6.2 中的患者右眼展神经麻痹，右眼外直肌功能好，单眼运动正常。

术前斜视度：

右侧注视	第一眼位	左侧注视
ET 25 PD	ET 15 PD	E 2 PD 融合

以下两种方法均可以纠正症状和改善转位。

方法 1 麻痹眼手术

手术：右眼内直肌后徙联合右眼外直肌截除

	右侧注视	第一眼位	左侧注视
结果：	ET 10 PD	正位	XT 12 PD

方法 2 不对称双眼手术：好眼手术

手术：右眼内直肌后徙 3 mm，左眼内直肌后徙 6 mm

	右侧注视	第一眼位	左侧注视
结果：	E 2 PD	正位	X 2 PD

本病例患者右眼外直肌功能减弱，所以左眼内直肌亢进(Hering 法则)，向右侧注视时内斜视增加。方法 1 中，右眼内直肌后徙联合外直肌截除，并不改善外转，而是限制了内转(见第 2 章)。右眼内转受限导致左侧注视时外斜视，右侧注视时内斜视欠矫。方法 2 是一个更好的选择，提供了大范围的双眼单视区。左眼内直肌大量后徙轻度减弱了左眼内转，与右眼外转的轻度受限正好相匹配。这个匹配配偶肌(Hering 法则)功能的方法可以用在很多非共同性斜视的病例中，只要受累眼的单眼运动能到位或轻度受限都可应用。另外一个需要提到的是，左眼内直肌后徙最大作用在右侧视野，而右侧注视内斜视度最大，所以左眼内直肌后徙很好改善了右侧注视时增大的内斜视。(见第 2 章关于非共同性斜视手术矫正。)

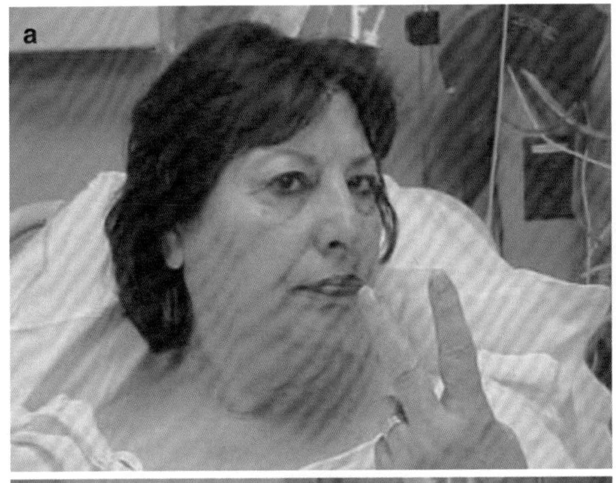

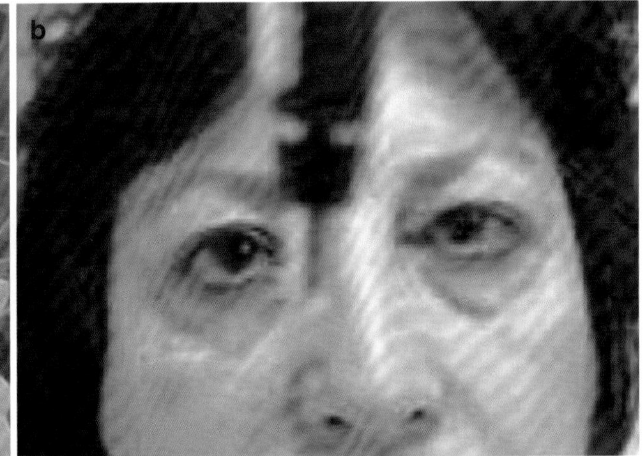

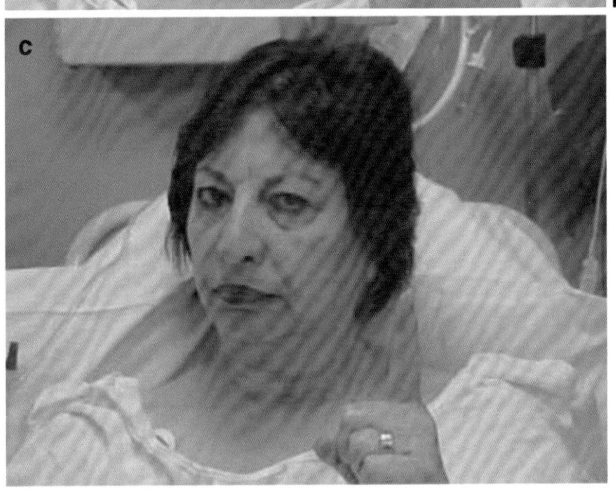

图 6.2 右眼展神经部分麻痹的患者，外直肌功能到位。(a)右眼注视时患者表现为内斜视和复视。(b)第一眼位内斜视。(c)因为内斜视在正确的凝视中增加，患者面转的代偿头位，面向右转，视线向左，获得双眼单视。

病例 6.2 斜视、面转伴单眼运动受限

如果面转是由于单眼运动受限,并且眼球注视是在偏离正前方的位置,则需要手术矫正运动受限眼至正前方。图 6.3 中的病例,左眼由于以往斜视手术(外院)内直肌滑脱,眼球处于外转位。治疗为加强左眼内直肌,并后徙挛缩的左眼外直肌,将左眼矫正到第一眼位。左眼内转改善以后,可以考虑右眼手术(外直肌后徙)以矫正右侧注视时残余的外斜。好眼配偶肌的减弱手术(Hering 法则),可以与一期手术一同进行,也可以作为二期手术单独进行。

病例 6.3 下颌上抬头位,单眼运动受限

此患者左侧眶底骨折。之前的修复已完成,但左下直肌仍然紧张。患者在双眼视野下有双眼单视,复视增加。

术前斜视度:

单眼运动:	右眼—全	左眼—转动受限-1
	上方注视	RHT 18 PD
	第一眼位	RHT 9 PD
	下方注视	正位
手术:	双眼下直肌后退(不对称)	
	RE 3.5 mm, LE 4.5 mm	
	右眼上直肌后退 4.0 mm	

术后斜视度:

单眼运动:	两眼全部	
	上方注视	RHT 4 PD
	第一眼位	正位
	下方注视	正位

手术的挑战是改善第一眼位和上方视野复视的同时,不能引起下方视野的复视。左眼下直肌后徙可以改善上方视野的垂直斜度,但是会导致下方视野的左眼上斜。(请记住,后徙手术作用最大的位置是在朝向后徙肌肉一方。)更好的选择是双眼下直肌不对称的后徙,联合对侧眼(右眼)上直肌后徙。双眼下直肌后徙不会导致下方视野垂直斜视,但可改善上转。对侧眼上直肌后徙在上方视野作用最大,所以它矫正了第一眼位的上斜,而且上方视野增大的斜度也得到矫正。

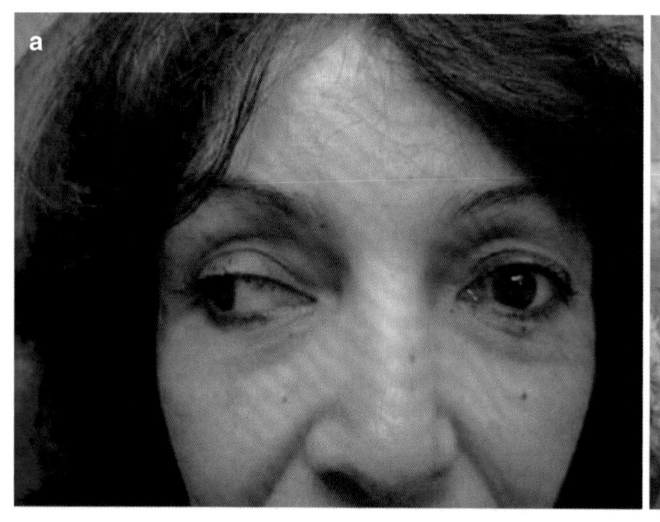

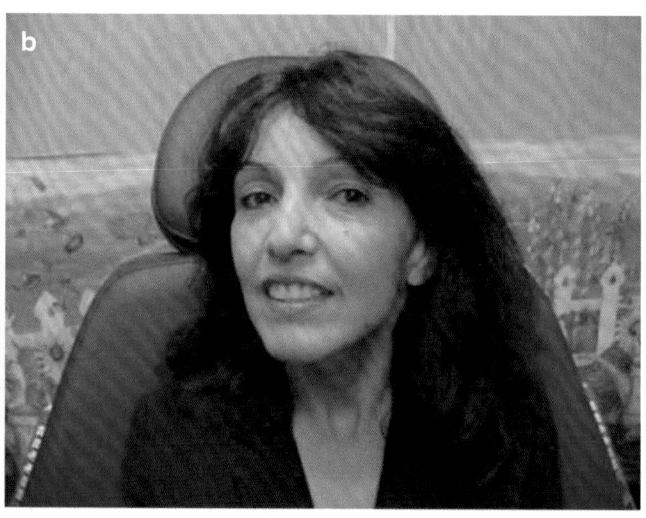

图 6.3 (a)该患者左眼内收受限,左眼由于内直肌松弛而难以进入中线。(b)同一例患者代偿性的面转向右侧,以保持眼睛对准左眼,左眼处于其休息位置。

6.2 斜颈和眼球震颤

眼球震颤的患者通常在某一个注视的位置上眼球震颤最轻。这个位置就是中间带或静止点。如果中间带偏离了第一眼位，患者会采用代偿头位的姿势，将眼球置于中间带位置，以抑制眼球震颤，改善视力。代偿头位的姿势可以是面转向右或者左，下颌上抬或内收，头倾或者混合头位。中间带在下方的患者会采用下颌上抬的头位，使得眼球转到下方视野。中间带在右侧，会导致面转向左侧，眼睛向右侧注视。治疗眼球震颤相关的代偿头位是采用眼外肌手术将眼球矫正至第一眼位。图6.4中的例子是通过移动双眼至左侧进入第一眼位治疗右侧中间带伴面部转向左侧（左眼：内直肌后徙和外直肌截除；右眼：内直肌截除，外直肌后徙）。这个术式称为Parks-Kestenbaum术式。表6.1列出了不同扭转角度，Kestenbaum术式的手术量。手术量相对较大，因为手术目的是通过限制眼球运动，从而移动中间带。术后初期适度过矫较好，因为面转的头位容易复发。

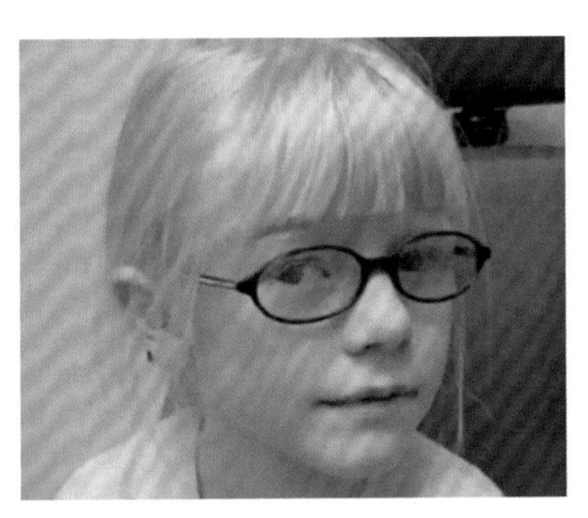

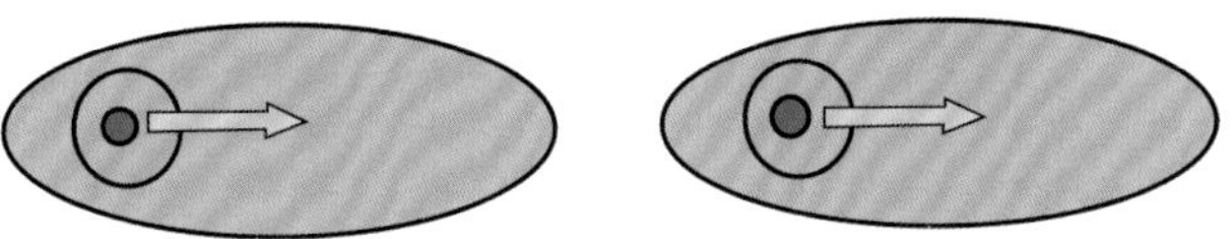

图6.4 眼球向右侧注视，右侧中间带：面部向左转。通过手术向左移动眼球至第一眼位，矫正面转。

6.2.1 眼球震颤合并斜视和扭转头位的手术矫正

一些斜视患者合并先天性眼球震颤及面转头位，这给手术增加了难度。首先，确定注视眼和注视眼的中间带，因为注视眼决定了面转的头位。手术策略是：①将注视眼移动到正前方；②在非注视眼上手术矫正残余的或者是增加了的斜视度（图6.5）。

6.2.1.1 手术策略

1. 面转30°，移动注视眼（左眼）的中间带至第一眼位。左眼：内直肌后徙6.5 mm，外直肌截除10 mm（也就是Kestenbaum手术的Parks手术量）。

2. 移动非注视眼（右眼）矫正注视眼手术后残余或者增加的斜视度。由于内斜视为40 PD，而左眼内直肌后徙6.5 mm联合外直肌截除10.0 mm矫正内斜视70 PD（见附录1单眼手术量），将会产生约30 PD的

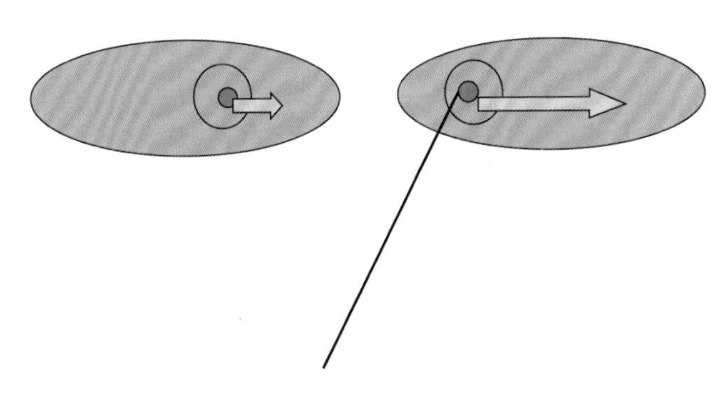

图6.5 内斜视和眼球震颤患者，左眼注视，中间带在内转位。面向左转30°，内斜视为40 PD。长箭头显示移动注视眼（左眼）角度大，为矫正面转头位，短箭头显示移动非注视眼（右眼）角度小，为矫正注视眼手术后继发的外斜视。

表6.1 Parks-Kestenbaum手术：中间带在右侧（眼球右转），面向左转

面部左转角度（°）	右眼		左转	
	外直肌后徙（mm）	内直肌截除（mm）	内直肌后徙（mm）	外直肌截除（mm）
<20	7	6	5	8
30	9	8	6.5	10
45	10	8.5	7	11
>50	11	9.5	8	12.5

外斜视。我们需要同时向内移动右眼矫正预计的30 PD外斜视。

右眼:外直肌后徙6.5 mm,内直肌截除5.0 mm。

总结

左眼:内直肌后徙6.5 mm,外直肌截除10 mm。

右眼:外直肌后徙6.5 mm,内直肌截除5.0 mm。

6.3 显隐性眼球震颤伴内斜视和面转

隐性眼球震颤是遮挡一只眼或者显斜出现时,双眼视力同时被破坏而激发的眼球震颤。这种眼球震颤的特征是快速相位朝向注视眼,中间带在鼻侧。如果隐性眼球震颤变为显性,则称为显隐性眼球震颤(MLN)。如果患者发展成显隐性眼球震颤,他们会采用面转头位,将注视眼置于内转位,以减轻震颤提高视力。隐性眼球震颤常发生于破坏双眼视发育的疾病,包括先天性内斜视和单眼先天性白内障。在临床上,我们看到手术矫正后的先天性内斜视患者,长大一些后,出现显隐性眼球震颤合并内斜视和面转头位。这些患者有周边融合和内隐斜。间或内隐斜失去控制成为显斜,于是隐性眼球震颤就变为显性。为了抑制显隐性眼球震颤,并提高视力,患者采用面转头位,将注视眼置于中间带位置,即内转位。这些患者的面转头位会转向注视眼,将注视眼移动到内转位。

6.3.1 治疗

显隐性眼球震颤伴内斜视和面转头位患者的治疗原则为矫正斜视改善双眼融合。如果患者有调节因素,且对内斜视起作用,则给予全部远视屈光矫正。如果戴镜后还有内斜视,即使只是小度数的残余内斜视,也需要手术矫正。没有融合潜力的患者,例如重度弱视的患者,后徙注视眼的内直肌以改善面转头位,同时移动非注视眼,以矫正残余的或新增的斜视度。

6.4 眼球震颤的垂直或旋转的代偿头位

将中间带移动到第一眼位这一治疗原则也可类似地应用在垂直代偿头位。据密歇根大学的Yang等人报道[1],垂直移动眼球到第一眼位需要的手术量大,将手术量分到上直肌和下直肌后,每只眼手术的总量达到20 mm。

6.4.1 下颌上抬(眼球下转)

治疗下颌上抬的方法是向上移动眼球,将眼球移动到第一眼位。

- 10°~15°:双眼下直肌后徙7~8 mm。
- >15°:双眼下直肌后徙7~8 mm,上直肌截除或肌肉巩膜折叠7 mm。

6.4.2 下颌内收(眼球上转)

通过将眼睛向下移动到第一眼位来治疗下颌内收。

- 10°~15°:双眼上直肌后徙7~8 mm。
- >15°:双眼上直肌后徙7~8 mm,下直肌截除或肌肉巩膜折叠5~6 mm。

6.4.3 眼球震颤伴头倾

头倾的代偿头位有时也被用来抑制震颤。矫正头倾的治疗策略是朝向头倾的方向旋转眼球。例如,头向右肩倾,外旋右眼,内旋左眼。斜肌的手术可以产生眼球旋转,例如Harada-Ito术可以产生内旋,下斜肌的紧缩可以产生外旋。不幸的是,这些术式也会导致垂直和水平斜度的改变。

另一种产生眼球旋转的方法是垂直直肌的水平移位[2]。

- 右眼外旋

上直肌:鼻侧移位

下直肌:颞侧移位

- 左眼内旋

上直肌:颞侧移位

下直肌:鼻侧移位

虽然这个手术适用于个别患者,但是作者从没有做过眼球旋转的手术治疗眼球震颤和头倾代偿头位。

6.5 无面转的眼球震颤

一些眼球震颤的患者没有面转等代偿头位,通过后徙4条直肌至赤道后,视力得到改善。作者发现,对称的赤道部后徙术术后3~5年,有出现外斜视的情况，所以我们现在建议内直肌后徙稍微小于外直肌后徙的量。

- 手术

双眼内直肌后徙 8.5 mm。

双眼外直肌后徙 10.0 mm。

这个手术对运动型眼球震颤的效果最好，对知觉型眼球震颤，如白化病病例，如果说有效果的话，也是微乎其微的。对手术的期望值不要过高是很重要的，因为视力的改善，平均而言，只有一行提高[3]。

参考文献

1. Yang MB, Pou-Vendrell CR, Archer SM, Martonyi EJ, Del Monte MA. Vertical rectus muscle surgery for nystagmus patients with vertical abnormal head posture. J AAPOS. 2004;8:299–309.
2. von Noorden GK, Jenkins RH, Rosenbaum AL. Horizontal transposition of the vertical rectus muscles for treatment of ocular torticollis. J Pediatr Ophthalmol Strabismus. 1993;30:8–14.
3. Helveston EM, Ellis FD, Plager DA. Large recession of the horizontal recti for treatment of nystagmus. Ophthalmology. 1991;98:1302–5.

第 7 章

复杂类型斜视

7.1 Duane 综合征

Duane 综合征的病理生理过程是第 6 对神经核的先天性发育不全，以及部分内直肌神经对外直肌的异常支配，结果导致外展受限，内直肌和外直肌共同收缩。共同收缩导致眼球收缩，造成睑裂向内收缩时变窄。如果内直肌和外直肌受到相同的内反作用，眼睛将停留在第一眼位。这样就形成了一种内侧向力和外侧向力相等的对峙状态，从而导致有限的外展和内收或 3 型 Duane 综合征。在外直肌接受更多神经支配的情况下，会发生外斜视 3 型 Duane 综合征。如果外直肌受到更多神经支配，就会出现外斜视 3 型 Duane 综合征。大多数情况下，内直肌获得大部分内直肌神经支配，因此静止的眼睛处于内收位。这就是内斜视 1 型 Duane 综合征（外展受限，内收完整）。2 型 Duane 综合征的特征表现为外展良好，内收不良，这种情况非常罕见（如果它确实存在），大多数病例实际上是外斜视 3 型 Duane 综合征。协同发散是一种罕见类型的 Duane 综合征，在尝试内收时外展。在这种情况下，外直肌会受到几乎所有内直肌的神经支配，并且存在第 6 神经核发育不全[1]。Duane 综合征通常是散发性的，不合并全身表现，但它可能是家族性的或与全身性疾病有关（Goldenhar 综合征、Klippel-Feil 综合征和宫内接触沙利度胺）。

7.1.1 1 型 Duane 综合征（内斜视）

7.1.1.1 临床特征

- 同侧面转。
- 第一眼位的内斜视。
- 外展受限。
- 内收时裂隙变窄，外展时变宽。

7.1.1.2 治疗

Duane 综合征的治疗不同于第 6 脑神经麻痹，因为在 Duane 综合征中外直肌是有神经支配的，尽管是内直肌神经。在 Duane 综合征中外直肌有一定的肌张力，但是在第 6 脑神经麻痹中没有。在内斜视 1 型Duane 综合征患者中，外直肌张力的存在是单纯的内直肌后退能很好地将眼睛保持在第一眼位的原因。几乎所有内斜视 1 型 Duane 综合征患者都会有内直肌紧张。因此，内直肌的后退至关重要。面部转向是内斜视 1 型 Duane 综合征的一个重要手术指征。图 7.1 显示了一例典型的内斜视 1 型 Duane 综合征的术前和术后照片。

7.1.1.3 内斜视 1 型 Duane 综合征的手术（作者的选择）

手术方式为同侧内直肌后退：

- 中度面转（15°~20°）：5.5~6.5 mm。
- 大角度面转（25°~40°）：6.5~7.5 mm。

对于前一次内直肌后退后残留的内斜视和面部转位，应考虑同侧内直肌后退 3~4 mm。如果先前的内直肌后退小于 6 mm，那么残留的内斜视通常会持续存在，因此激增的内斜视会使同侧内直肌再后退 3 mm。

7.1.1.4 其他治疗方法

一些医生建议将转位手术作为主要手术方式[2]。Duane 综合征转位手术的缺点包括诱发性上斜视（10%~15%），需要第二次手术的高矫正率，前睫状血管循环破坏，以及比单纯内直肌后退更多的瘢痕。上述优势在于改善外展，但这并没有得到证实。

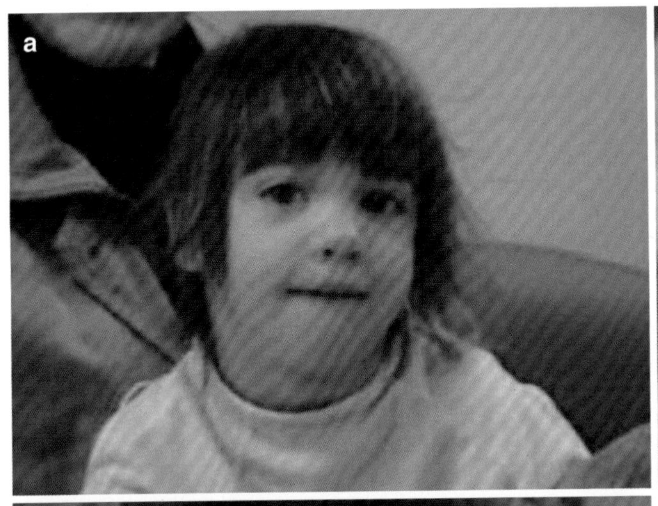

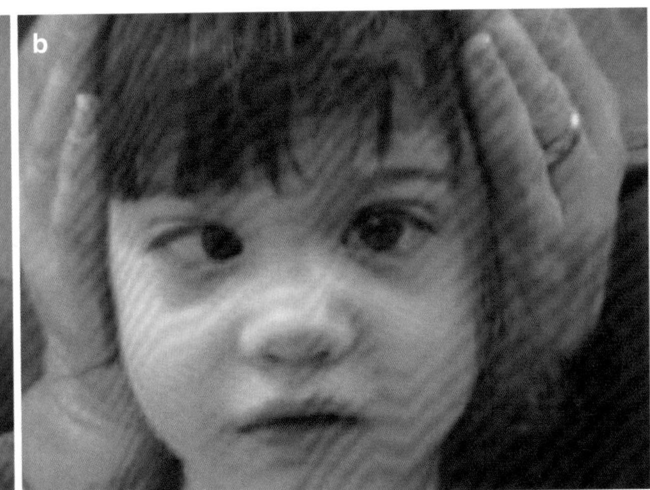

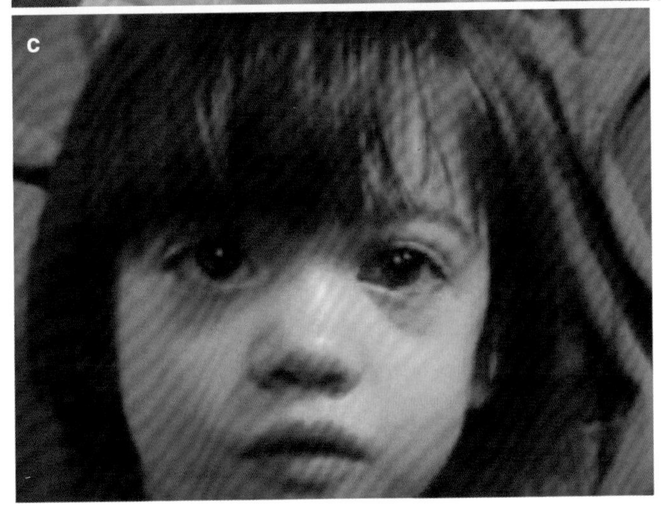

图 7.1 左眼内斜视 1 型 Duane 综合征，面部转向左侧，视线向右，以获得双眼视力。(a)在内收时左眼睑裂是狭窄的。(b)试图外展时(左眼内收受限)眼裂扩大。(c)术后照片(左眼内直肌后退 6.0 mm 术后)没有面部转向，第一眼位正视。

依据 Hering 配偶肌法则，建议双侧内直肌后退来刺激后退眼的外展。(内直肌和外直肌是配偶肌肉。)然而，对侧内直肌的后退并不能改善外展[3]。在 Duane 综合征中，外直肌没有被第 6 神经支配，所以 Hering 配偶肌法则不适用。

7.1.2 2 型 Duane 综合征

2 型 Duane 综合征被认为是完好的外展，内收受限。这些病例非常罕见(如果它们确实存在)，大多数病例实际上是 3 型 Duane 综合征(见 3 型 Duane 综合征治疗)。

7.1.3 3 型 Duane 综合征(外斜视)

7.1.3.1 临床特征

- 对侧转脸。
- 第一眼位的外斜视。
- 外展和内收均受限(眼球移动不多)。
- 内收时睑裂缩窄，外展时加宽。
- 频繁合并上射和下射。

7.1.3.2 治疗

- 对于外斜视 3 型 Duane 综合征伴对侧面转，进行同侧外直肌后退。
- 对于 3 型 Duane 综合征不伴面转(第一眼位正位)，但有严重的同时收缩和睑裂变窄，行同侧内直肌后退和同侧外直肌后退，收缩的肌肉量大致相同。
- 如果存在上射和下射，增加外直肌的 Y 字分割手术(请参阅第 15 章)。

7.1.4 Duane 综合征伴上射和下射

7.1.4.1 临床特征

- 试图内收时上射和下射。

- 常见于3型Duane综合征外展和内收均受限。
- 内收时眼睑裂缩窄，外展时增宽。

这些患者有严重的内外直肌共同收缩和眼球内陷，通常内收时伴有明显的眼睑裂缩窄。Duane综合征上射或下射可能是由外直肌的共同收缩造成的，同时还可能是由内直肌神经纤维对垂直肌肉的神经支配异常造成的。

7.1.4.2 治疗

- 3型Duane综合征有上下射，没有面部转位(第一眼位正位)，行患侧内直肌后退和同侧外直肌后退，并将外直肌Y字分割。(Y字分割术请参阅第15章。)注意：内外直肌同时后退减少了内外直肌同时收缩，并且外直肌的Y字分割减少了上射和下射[4]。
- 对于外斜视3型Duane综合征，对侧面转，伴上射和下射，行同侧外直肌后退(4~7 mm)，以及Y字分割(见第15章)(图7.2)。

7.1.5 协同发散

协同发散的特点是在试图内收时突然发生外展——当向后退眼对侧注视时，表现为两只眼同时外展。治疗方法包括通过消除同侧外直肌功能，联合内直肌大量切除来减少异常外展。外直肌自由断腱或将外直肌缝合到眶外侧壁可以大大减少外展。有人提出同时去除上下斜肌可以进一步减少外展[5]。

7.2 先天性纤维化综合征

先天性纤维化综合征(CFS)与肌肉紧缩和纤维化密切相关，内直肌和下直肌最常受累。CFS多为常染色体显性遗传。有证据表明，先天性纤维化与动眼神经(Ⅲ)、滑车神经(Ⅳ)和外展神经(Ⅵ)核的发育不良有关[6]。在罕见的病例中，可能出现下直肌发育不全，并伴有肌肉纤维化，而没有颅面肌营养不良综合征或神经纤维瘤病[7]。

7.2.1 治疗

治疗包括放松紧张的肌肉以改善眼球运动。如果两个下直肌均紧缩，伴下颌上抬代偿头位，则应行双侧下直肌后退。如果存在下斜视，则进行不对称的下直肌衰退，在下斜视一侧有更大的后退[8]。内斜视通常可以通过双侧内直肌后退来治疗。

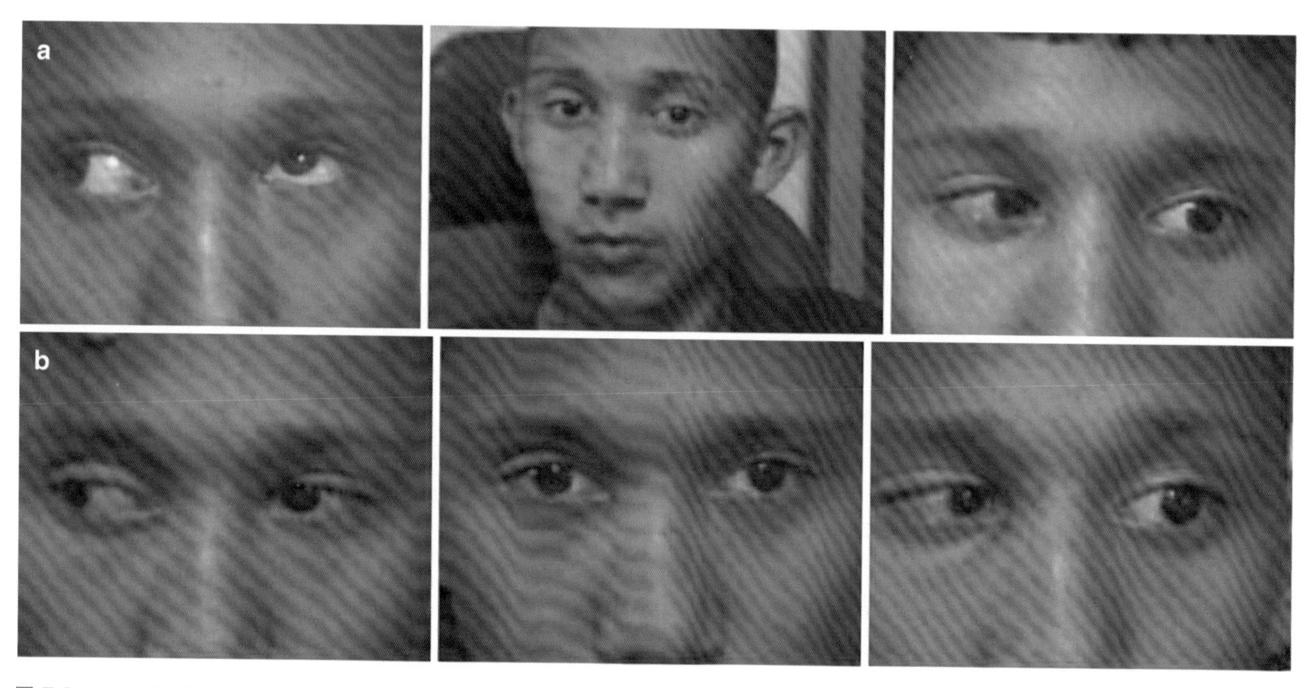

图7.2 (a)左眼外斜视3型Duane综合征伴有较差的内收和外展。中间照片显示面向右转代偿头位，视线向左。左眼没有水平移动，因为它在外展位中固定。试图内收时，左眼有上射。(b)术后照片(左眼外直肌后退4 mm，行Y字分割术后)。可见内收和头部位置均改善，上射消失。

7.3 A-V 征和斜肌亢进

这些疾病将在其他章节讨论。

- A-V 征:见第 15 章。
- 原发性下斜肌亢进:见第 17 章。
- 原发性上斜肌亢进:见第 19 章。

7.4 分离性斜视

约 40%的婴儿型内斜视患者会出现垂直分离性斜视(DVD)和水平分离性斜视(DHD),分离性斜视通常在 2 岁以后出现。分离性斜视可原发或继发地发生于任何破坏正常双眼视觉发育的疾病。分离性斜视主要包括两类:垂直分离性斜视(DVD)和水平分离性斜视(DHD),其中 DVD 是最常见的形式。分离性斜视有 3 个组成部分:上漂、外展和外旋。垂直分量以 DVD 为主,水平分量以 DHD 为主。分离性斜视通常是潜在的,当闭上一只眼睛几秒钟后就会出现。它也可以自发地表现出来,通常在患者疲劳或做白日梦时发生。

DVD 的特征表现为一只眼睛缓慢向上、向外漂移伴轻微外旋。DVD 几乎总是发生在双眼,但通常是不对称的。DVD 与真正的上斜视的区别在于,当同侧上斜视眼恢复原状时,对侧眼缺乏相应的下斜视(图 7.3)。

DHD 的表现类似于继发性外斜视,一只眼会间歇性向外漂移,特别是当孩子疲倦或做白日梦时。在单侧病例中,遮盖 DHD 眼会向外漂动,但当另一只眼被遮盖时则没有漂动。DHD 可以是单侧的、双侧的或不对称的。如果是一个小角度残余内斜视合并单侧 DHD,交替遮盖试验会表现为 DHD 眼睛的外移(向内移动),而另一只眼将显示为内动(向外移动)。如果 DHD 在 10~15 PD 以上,则可能出现症状,而且需要手术治疗。

7.4.1 治疗

如果斜视度明显,且对患者或家属均造成麻烦,或者斜视的频度逐渐增加,则需考虑手术治疗。手术的指征是主观的。

- DHD:同侧外直肌后退(通常 4~6 mm)。
- DVD:同侧上直肌大后退(5~8 mm)采用固定缝合技术。大多数病例需要行双眼手术;如果 DVD 是不对称的,那么行不对称的上直肌后退。弱视患者如果两眼视力相差≥两行,患者不会选择弱视眼注视,那么对这些患者进行单眼手术(弱视眼的上直肌后退)。
- DVD 伴下斜视亢进:DVD 和下斜肌亢进经常同时存在。在这些病例,需要进行下斜视前转位手术,因为它可以纠正下斜肌亢进和 DVD。避免将下斜肌前转位术和上直肌后退术合并,因为这会明显限制注视。严重的 DVD 和轻度的下斜肌亢进可以用小量的下斜肌后退联合上直肌后退来治疗,但下斜肌前移对大多数患者来说就足够了。

7.5 甲状腺斜视

当发炎的肌肉发生纤维化改变和僵硬时,甲状腺相关眼病的斜视就会发生。所有眼外肌都会受累,但

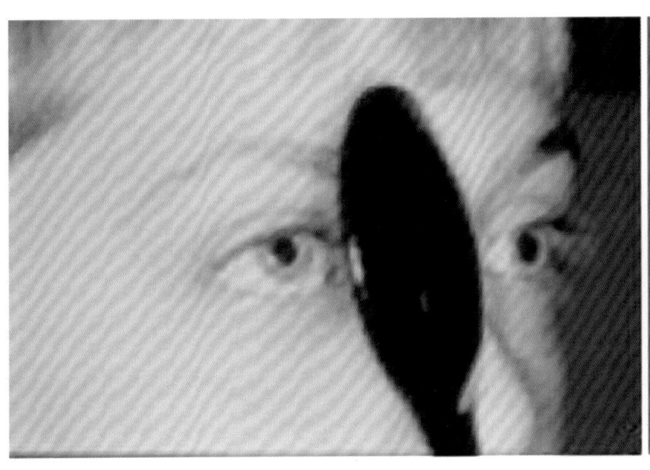
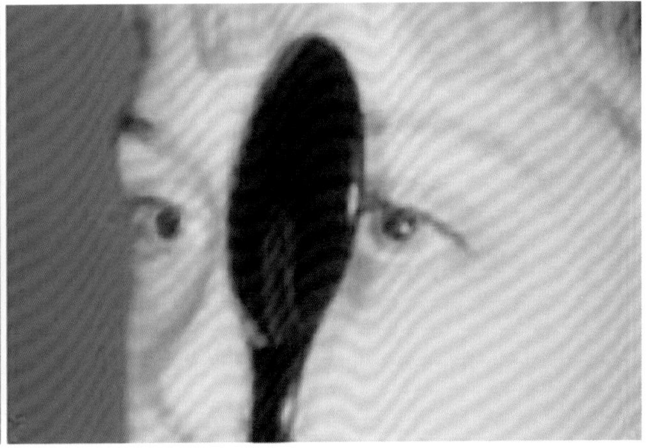

图 7.3 双侧 DVD:遮挡右眼时,右眼上斜视;遮挡左眼时,左眼上斜视。

最严重的是下直肌和内直肌。不对称的下直肌纤维化会引起双眼的下斜视和眼球上转受限，而低位眼上转受限更严重。内直肌纤维化导致内斜视，下斜视合并内斜视常见。然而，累及外直肌并不常见；如果患者有外斜视，必须排除眼眶减压手术史或同时存在重症肌无力的病史。只有在急性炎症消退，斜视角度稳定后，才能进行斜视矫正手术。

手术的基本策略是后退限制眼球运动的紧绷肌肉，避免切除术。甲状腺相关眼病斜视手术后，后期矫正率较高。Hudson 等人[9]报道，50%的下直肌后退术后在4~8周后发生眼位过度修正。最可能的解释是在吸收缝线溶解时，新附着端巩膜与肌肉之间的瘢痕延伸或者肌肉滑脱[10]。

可调式缝线和悬吊技术可能导致巩膜固定不良并增加瘢痕延伸的风险(图7.4)。如果双眼下直肌后退完成，后期的过度校正在临床上并不明显，因为双侧都在滑脱。这些患者术后经常出现上斜视亢进、A征和大的外斜视。最近的文献强调的是使用固定缝合技术而不是可调节缝合[11]的良好效果。许多医生(是的，我们也是其中之一)执行斜视手术甲状腺相关眼病斜视手术时，用不可吸收缝线(5-0聚酯纤维缝线)，并避免调节缝线。

7.5.1 治疗：下斜视(紧缩的下直肌)

对于原发眼位的单眼下斜视和对侧眼球良好运动，应行同侧下直肌后退。计划每后退下直肌1.0 mm，矫正3 PD的垂直斜视。如果双侧下直肌都紧缩，行双侧下直肌后退，对下斜视的下直肌多后退一些。双侧下直肌后退减少了后期过矫的问题，但增加了术后晚期A征和上斜肌亢进(双侧下直肌弱)的风险。如果下直肌后退超过4 mm，进行下眼睑牵开术以避免并发下眼睑牵开。(详细信息请参阅第11章。)

- 下斜视≤15 PD：后退同侧下直肌。
- 下斜视>15 PD：后退同侧下直肌和对侧眼上直肌。

7.6 Brown 综合征

7.6.1 临床特征

- 内收时上转不足。
- 外展时上转不受限或者轻微受限。
- 向上、内被动牵拉试验阳性。
- 无或者有轻微上斜肌功能亢进。
- Y征或无其他。

Brown 综合征可分为先天性和获得性两种。

7.6.2 先天性 Brown 综合征

先天性 Brown 综合征是一种持续恒定的病症，很少自然消退，可能需要手术治疗。发病病因可能与上斜肌肌腱复合体无弹性或僵硬化有关[12]。90%的病例

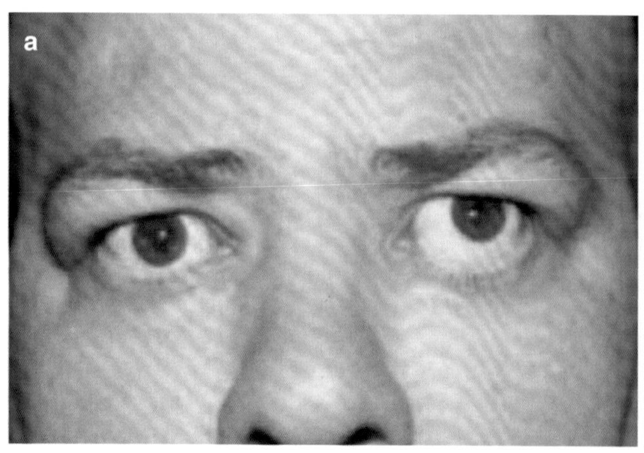

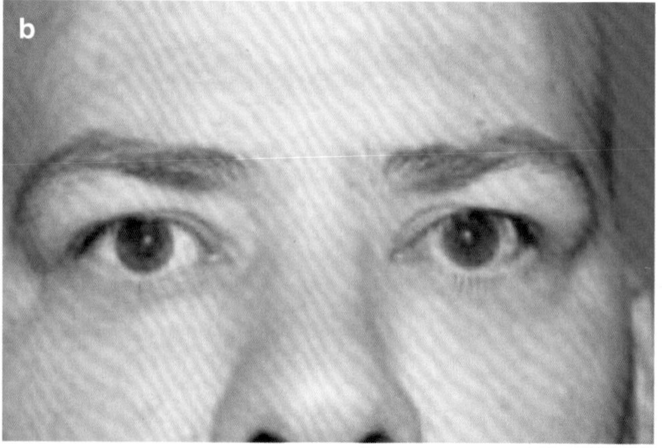

图7.4 (a)甲状腺相关斜视患者因瘢痕拉长导致下直肌(IR)和内直肌(MR)肌肉滑脱，既往行下直肌和内直肌后退。注意继发性外斜视、左眼上斜视和左眼下睑退缩。由于瘢痕延伸，IR和MR肌肉向后滑动。值得注意的是，下睑退缩是由IR肌肉滑脱造成的。治疗方法是使用一种不可吸收缝线加强IR和MR肌肉。(b)不可吸收缝线加强左眼滑脱的下直肌和内直肌术后照片。注意，眼位正位，运动改善，左眼下睑位置良好。

是单眼的(图 7.5)。

手术适应证:下颌上抬、面转或内收时上转严重限制。

手术方法:最好的方法是可控的上斜肌肌腱延长,使用上斜肌硅胶延长(Wright 术式)或肌腱分裂伸长术(见第 19 章)。

手术并发症:内收时上转(即欠矫)残留轻度受限是一个理想的结果,不需要做其他处理。即使是严重的欠矫,通常也会在几周到几个月内出现改善。如果是极明显的欠矫,可能是上斜肌后部肌腱纤维残余导致的。另一种可能性是上转受限不是由紧缩的肌腱引起的,因为 Brown 综合征的原因与紧缩的上斜肌肌腱

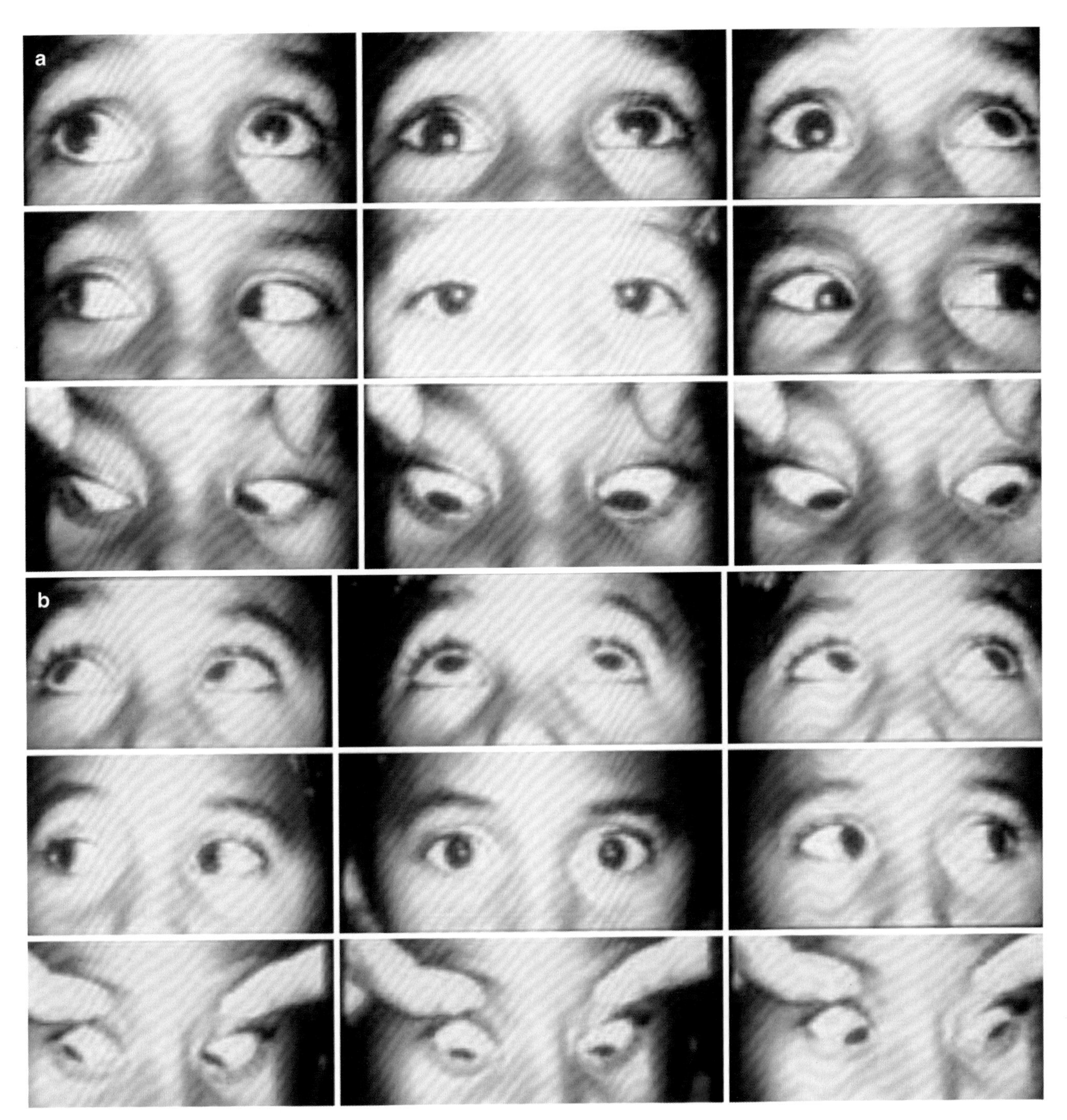

图 7.5　(a)右眼先天性 Brown 综合征患者的术前复合照片。注意,右眼上转受限,内收更严重,外展时轻度受限,存在 A-V 征,没有上斜肌亢进。(b)完成 Wright 硅胶延长 6.0 mm 术后照片。双眼运动协调。

无关。Bhola 等[13]使用高分辨率磁共振成像确定了Brown 综合征的另外一个原因是外直肌 Pulley 在内转时向下方异位。其他一些引起 Brown 综合征的原因有助于解释偶尔进行欠矫的基础。

上斜肌自由断腱或肌腱部分切除治疗 Brown 综合征容易导致继发的上斜肌麻痹，其发生率超过50%。采用可控的肌腱延长手术,如 Wright 硅胶延长术和肌腱分裂延长术,可使发生率降至10%以下[12]。上斜肌手术难度大,需要一个细致而谨慎的方法。关于上斜肌手术的并发症见第 19 章。

7.6.3 获得性 Brown 综合征

7.6.3.1 病因

鼻窦炎
上斜塞
视网膜手术
甲状腺疾病
滑车滑囊炎
红斑狼疮
狭窄性腱鞘炎
鼻窦手术
眼眶外伤
青光眼的植入物
眼睑整容术
青少年或成人类风湿性关节炎(RA)
硬皮病

获得性 Brown 综合征的患者应行 MRI 扫描以排除眼眶病变。这种形式最好在不进行手术的情况下进行保守治疗,因为大部分病例会自行消退。炎症性 Brown 综合征是一种获得性 Brown 综合征,口服抗炎药物治疗，如布洛芬或局部注射类固醇皮质激素治疗。对于多年保持不变的非炎症性获得性 Brown 综合征,可以通过手术治疗。一些获得性 Brown 综合征的病例在经过多年观察后会有所改善。

鼻窦炎可能是获得性 Brown 综合征的一个重要原因,如果存在鼻窦炎,应该及时予以治疗。滑车部位的创伤可能导致 Brown 综合征,但通常存在并发同侧眼上斜肌麻痹。这些病例难以控制,因为滑车的瘢痕松解术可能导致更多的瘢痕并增加限制,而上斜肌弱化手术将使原有的上斜肌麻痹更加严重。

7.6.4 犬齿综合征

滑车部位的创伤(通常涉及犬咬伤)会导致瘢痕形成,从而限制上斜肌的运动,既产生 Brown 综合征(限制),又产生上斜肌麻痹。这些病例很难控制,因为试图去除瘢痕的手术会导致更多的瘢痕并增加限制。上斜肌弱化手术只会加重上斜肌麻痹。

7.7 双上转肌麻痹(单眼上转缺陷综合征)

7.7.1 临床特征

- 上转缺陷在外展与内收相似。
- 无上斜肌亢进。
- 70%的病例被动牵拉试验显示下直肌挛缩。

双上转肌麻痹(图 7.6)是一只眼从内收位到外展位上转广泛受限。“双上转肌”意味着上直肌和下斜肌的麻痹。然而,这是一个误称,因为上转的缺陷实际是由下直肌挛缩限制所导致的，下直肌挛缩占所有病例的 70%。双上转肌麻痹可被误认为是 Brown 综合征,但请记住,在 Brown 综合征中,上转受限在内转位比外转位更严重。这种疾病在临床上表现为下斜视,经常出现下颌上抬的代偿头位和上睑下垂。50%~60%的病例出现由提上睑肌无力引起的真正上睑下垂,几乎所有伴有大角度下斜视在高眼位注视时,患者都可能出现假性上睑下垂,所以双上转肌麻痹如果是高位眼注视,也会伴有假性上睑下垂。伴随双上转肌麻痹相关的其他不正常的神经支配系统疾病包括颌动瞬目综合征、Duane 综合征和其他错位神经支配的斜视综合征。

7.7.2 治疗

如果第一眼位注视有明显垂直斜视,从而出现下颌上抬头位,可行手术治疗。如果临床上观察到一个良好的上转扫视运动,并且被动牵拉试验显示下直肌挛缩,则行下直肌后退手术。如果没有上转扫视运动,上转缺陷的原因是上直肌功能不足,需要进行垂直移位手术。我们更倾向于做垂直 Hummelsheim 手术联合 Foster 缝线,因为该手术方式保留了睫状血管,而且转位的力量强,效果很好。垂直的 Hummelsheim 包括一

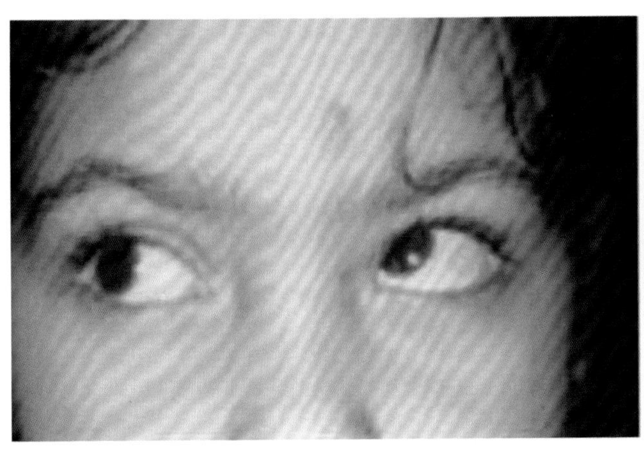
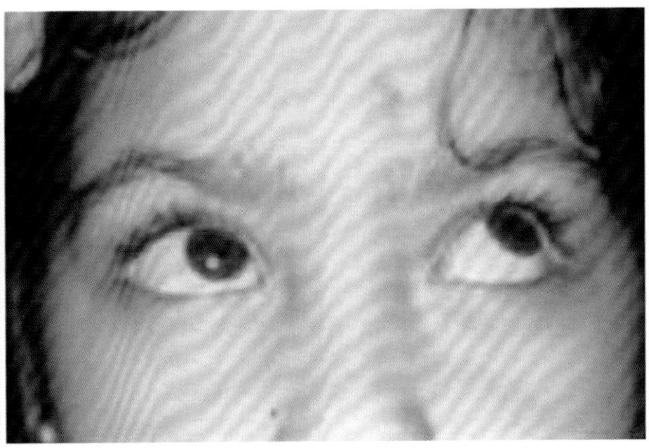

图 7.6 上直肌麻痹引起的右眼双上转肌麻痹。注意:与内转位时的上转相比(右图),上转受限在外展位更严重(左图)。

半的内直肌和一半外直肌向上移位至上直肌止端处(见第 16 章)。

对于挛缩的下直肌伴正常功能上直肌,后退同侧下直肌(通常约 6 mm)。

对于上直肌麻痹,后退同侧下直肌,将 1/2 内直肌和 1/2 外直肌肌腱移至上直肌(垂直 Hummelsheim),并联合 Foster 改良缝线(见第 15 和 16 章)。

7.8 眶壁骨折

眼眶底部骨折的限制性斜视是由眶内脂肪或下直肌疝入骨折缝隙所致。结果导致下直肌与骨折缝隙处的瘢痕,上转受限,被动牵拉试验阳性,经常合并下转受限,即使在眶壁骨折修复后也会持续存在。下转不足的原因可能是下直肌与眶壁骨折处的瘢痕粘连,使下直肌不能把所有力量用来牵拉眼球。下壁骨折后真正由下直肌麻痹导致的下转受限非常少见。眶壁爆裂性骨折的体征包括垂直复视、眼球内陷、面颊和上牙龈感觉迟钝。如果在眶壁骨折修复术后复视持续 6~8 周,则需要进行斜视矫正术。

7.8.1 下直肌紧,限制上转

下直肌受限的眶壁骨折可导致上睑抬高,伴有上睑增大。一线治疗方案是修复眶壁骨折,但术后残余限制可能会持续存在。如果所有垂直注视位置都为上斜视,可行骨折侧下直肌后退。然而,通常情况下,患者下方注视为正位,上方注视时上斜视。病例 7.1 和 7.2 为左侧眶壁骨折修复术后相关的斜视的典型类型。

病例 7.1 左眼眶壁骨折修复后上斜视

单眼运动:右眼自如;左眼上转受限-1

上转	RHT 18 PD
第一眼位	RHT 10 PD
下转	RHT 4 PD

手术策略:左眼下直肌紧缩,所有视野为右眼上斜视,在上方视野加重。左眼下直肌后退会松解限制,改善眼位。上方视野可能会残余少量右眼上斜视,下方视野会有小量继发左眼上斜视,但整体斜视会得到很大幅度改善。

病例 7.2 左眼眶壁骨折修复后上方视野上斜视

单眼运动:右眼自如;左眼上转受限

上转	RHT 18 PD
第一眼位	RHT 5 PD
下转	RHT 正位

手术策略:左眼下直肌紧缩,但是第一眼位上斜度数小,下方视野正位。左眼下直肌后退可矫正上方视野斜视度,但是因为后退术在后退肌肉方向作用最大,在第一眼位和下方视野会产生左眼上斜视。一个有用的策略是双眼下直肌后退和对侧眼(右眼)上直肌后退,依据第一眼位的上斜视度数设计手术量。这样做可在减轻第一眼位和上方视野上斜视的同时,保持第一眼位和下方视野的正位(见第 6 章)。

7.8.2 假性下直肌麻痹，下转受限

眼眶骨折后可继发一类虽然不常见，但是在临床上很严重的斜视。即使在眶壁骨折修复后，下转受限也会持续存在。下转受限的原因可能是瘢痕形成束缚下直肌，下直肌不能将其全部力量用来牵拉眼球。随着眼球向下转动，瘢痕前部肌肉松弛积聚，会使肌肉的功能减弱。通常从上方到正前方具有良好的扫视运动，但从正前方到下方注视，眼球运动缓慢。从上方到正前方完整的扫视运动表明良好的下直肌功能。

真正的下直肌麻痹几乎很少见到。病例7.3为一个典型的左眼眶壁骨折后假性下直肌麻痹的病例。

病例7.3 左眼眶壁骨折修复后下转受限

单眼运动：右眼自如；左眼下转受限-1

上转	正位
第一眼位	LHT 9 PD
下转	LHT 18 PD

手术策略：同侧下直肌肌肉巩膜折叠术(2.5~3.5 mm小量折叠)和对侧下直肌后退。折叠非常重要，因为可以消除瘢痕粘连前部松弛积聚的下直肌，改善下转。

7.9 局部麻醉药物注射相关斜视

局部麻醉药(如利多卡因或甲哌卡因)注入眼外肌可以损害眼外肌的功能，引起斜视。球后或球旁注射麻醉药应用于多种眼科手术，例如白内障手术或视网膜脱离术，均可能发生肌肉误注射。随着表面麻醉下行白内障手术的流行，术后斜视的发生率显著下降。如果发生误注射，下直肌是最容易累及的眼外肌(通常为左眼-右利手的术者)，但其他肌肉也可能受累，包括上直肌。

最初注射麻醉药的肌肉表现为麻痹数日，如果是下直肌，就会表现为上斜视。然后经过1周或2周肌肉发生纤维化。这种肌肉内纤维化使肌肉收紧，但也可能导致肌肉功能过度矫正，即增强了肌肉的力量。一些理论认为，Z带重叠的增加是肌肉力量增强的原因。在下直肌受累的病例中，最初的上斜视往往在几周后转变为下斜视。下直肌过度伸展，下斜视在下方视野斜视度最大。据推测，这种肌肉过度活动是由于肌肉内部纤维化改变了长度-张力曲线，增加了肌肉力量。少数情况下，下直肌将仅仅从纤维化中紧缩并不亢进，并且在这些病例中，下斜视在上方视野斜视角较大。

最初，应随访患者以观察斜视是否自行改善。如果6周后仍有明显斜视，则考虑行斜视手术。手术治疗(后退过强的肌肉)相对简单且高效。因为后退术是在后退肌肉方向减弱的作用最大，所以一个单纯的后退可以很好地纠正过强的肌肉并纠正非共同性(见病例7.4)。

病例7.4 局部麻醉药物注射相关斜视

一例60岁患者左眼白内障手术中在球后注射利多卡因和甲哌卡因。术后即刻出现复视，伴左眼上斜视，下视野加重。左眼下直肌功能明显不足。2周后，斜视发生逆转，变为右眼上斜视，并且下视野加重，斜视度稳定。如下文所示。

白内障手术后8周斜视度：

单眼运动：左眼上转受限-1

上转	RHT 7 PD
第一眼位	RHT 12 PD
下转	RHT 18 PD

手术策略：左眼下直肌过强，因为上斜视在下方视野最大。后退过强的左眼下直肌4~5 mm，因为每1 mm垂直肌肉的后退可矫正约3 PD。由于下直肌后退减弱作用最大的位置是下方视野。该手术将很好地矫正垂直不适。

7.10 高度近视和内斜视

7.10.1 双眼近视和内斜视

渐进性高度近视(>10.00 PD)可以导致获得性内斜视伴或不伴下斜视。如图7.7所示，双眼高度近视可导致大角度内斜视，伴外展受限。原因是眼轴向颞上方轴伸长，外直肌向下移位，减少其外展功能，从而导致内斜视。眼眶MRI可以看到肌肉的异位走行。我们

发现的一种有效的治疗方法是进行大量内直肌后退，并通过将外直肌缝合到赤道巩膜上来使外直肌向上移位。通常，赤道上的巩膜足够厚，可以安全穿针。

7.10.2 重眼综合征

高度近视(>-20.00)伴有严重的眼轴重度增长，会引起内斜视和下斜视，外转和上转受限，被称为重眼综合征(图 7.8)。眼球向颞上方扩大使得外直肌向下移位，而上直肌则在鼻中移位。这种肌肉位移改变了肌肉力量的方向。外直肌失去其外展功能，改变为帮助下转，即使上直肌从上转肌变为内转肌。重眼综合征(内斜视和下斜视)的治疗是将移位的肌肉移回正常的位置[14]。如同 Jensen 联结术(见第 16 章)，外直肌向上移位，上直肌向颞侧移位，并用不吸收缝线联结于赤道部。如 Yokoyama 等人所述[14,15]，将联结肌肉的缝线缝在肌止端后 14~15 mm 处，分别穿过一般厚度的上直肌和外直肌，然后连接在一起。此外，由于内直肌是挛缩的，因此可以进行内直肌后退。

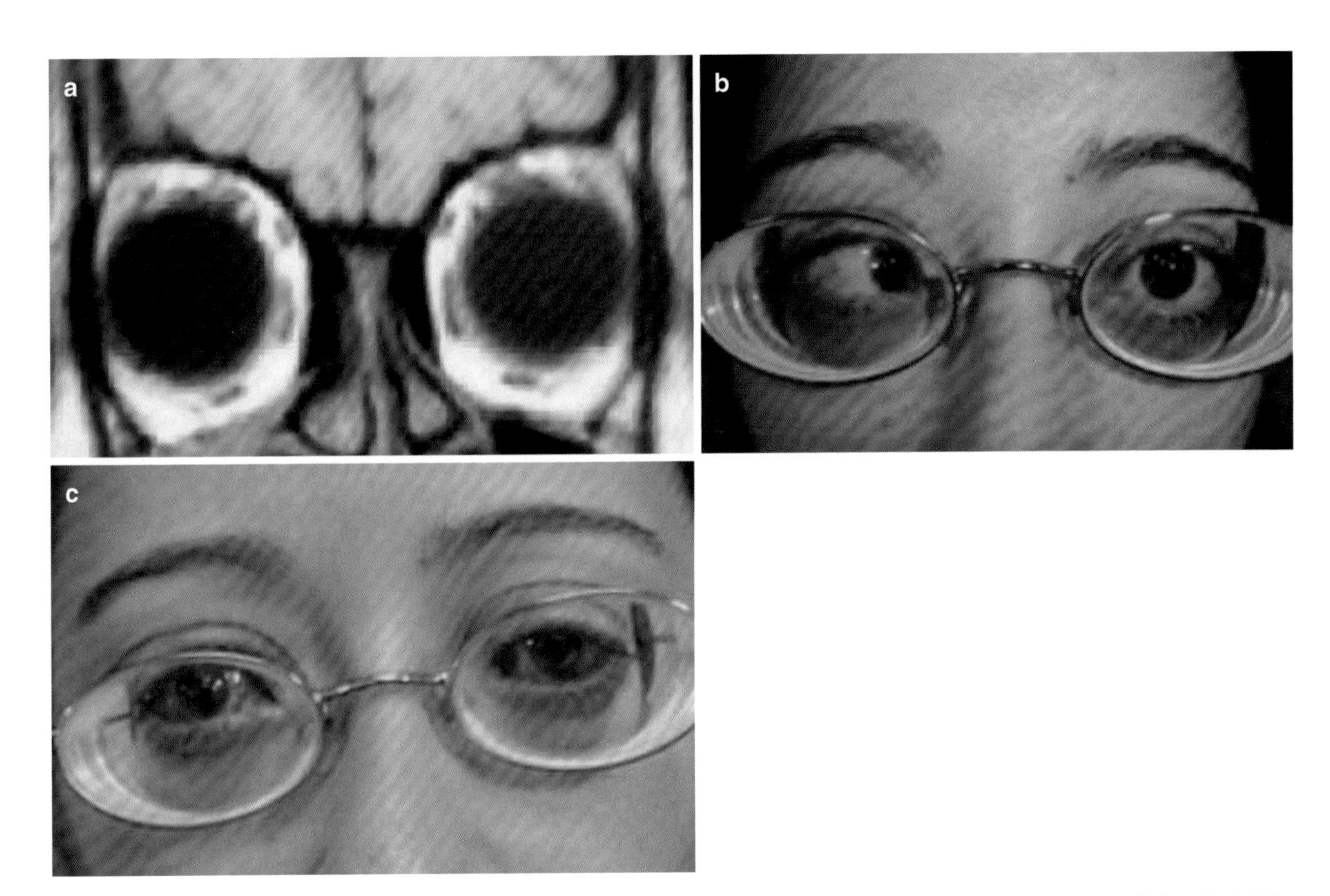

图 7.7　内斜视合并高度近视的患者。(a)眼眶 MRI 显示眼球向颞侧扩大，即使图片很难看到，但仍可以看到双侧外直肌向下移位，上直肌轻微向鼻侧移位。(b)术前复视，继发于获得性内斜视，双眼外转受限。(c)术后眼位正位。手术为双眼内直肌后退，双眼外直肌上移位，双眼外直肌肌肉巩膜折叠术，赤道部外直肌上移。

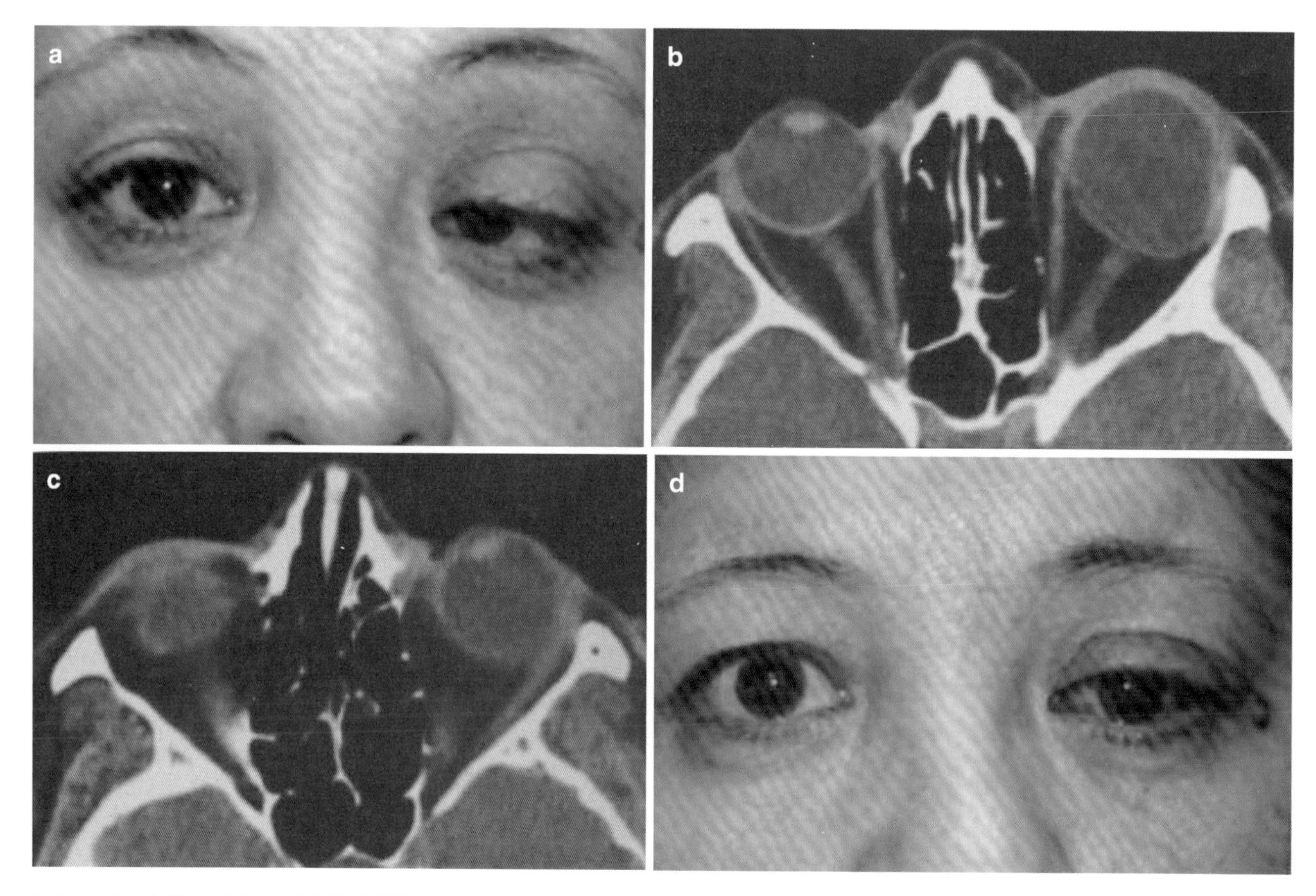

图7.8 (a)左眼固定在内下方的重眼综合征(左眼外展受限-4和上转差)。(b)CT扫描显示后巩膜葡萄肿向下挤压外直肌,外直肌脱离了该扫描视野。(c)下切口的CT扫描显示下直肌的外直肌。(d)左上直肌与赤道外直肌联合后的术后照片。左下斜视有少量残留。

参考文献

1. Kim JH, Hwang JM. Hypoplastic oculomotor nerve and absent abducens nerve in congenital fibrosis syndrome and synergistic divergence with magnetic resonance imaging. Ophthalmology. 2005;112:728–32.
2. Velez FG, Foster RS, Rosenbaum A. Vertical rectus muscle augmented transposition in Duane syndrome. J AAPOS. 2001;5:105–13.
3. Greenberg MF, Pollard Z. Poor results after recession of both medial rectus muscles in unilateral small-angle Duane's Syndrome Type I. J AAPOS. 2003;7:142–5.
4. Raina J, Wright KW, Lin MM, McVey JH. Effectiveness of lateral rectus Y-split surgery for correcting the upshoot and downshoot in Duane's retraction syndrome. Type III. Binocular Vision Strabismus. 1997;12:233–8.
5. Mohan K, Gupta R, Sharma A, Gupta A. Treatment of congenital adduction palsy with synergistic divergence. J Pediatr Ophthalmol Strabismus. 1998;35:149–52. Erratum in: J Pediatr Ophthalmol Strabismus. 1998;35:226.
6. Demer JL, Clark RA, Engle EC. Magnetic resonance imaging evidence for widespread orbital dysinnervation in congenital fibrosis of extraocular muscles due to mutations in KIF21A. Invest Ophthalmol Vis Sci. 2005;46:530–9.
7. Pimenides D, Young S, Minty I, Spratt J, Tiffin PA. Familial aplasia of the inferior rectus muscles. J Pediatr Ophthalmol Strabismus. 2005;42:222–7.
8. Yazdani A, Traboulsi EI. Classification and surgical management of patients with familial and sporadic forms of congenital fibrosis of the extraocular muscles. Ophthalmology. 2004;111:1035–42.
9. Hudson HL, Feldon SE, Gilbert J. Late overcorrection of hypotropia in Graves ophthalmopathy. Predictive factors. Ophthalmology. 1992;99:356–60.
10. Ludwig I. Scar remodeling after strabismus surgery. Trans Am Ophthalmol Soc. 1999;97:583–651.
11. Gilbert J, Dailey RA, Christensen LE. Characteristics and outcomes of strabismus surgery after orbital decompression for thyroid eye disease. J AAPOS. 2005;9:26–30.
12. Wright KW. Brown's syndrome: diagnosis and management. Trans Am Ophthalmol Soc. 1999;97:1023–109.
13. Bhola R, Rosenbaum AL, Ortube MC, Demer JL. High-resolution magnetic resonance imaging demonstrates varied anatomic abnormalities in Brown syndrome. J AAPOS. 2005;9:438–48.
14. Yokoyama T, Ataka S, Tabuchi H, Shiraki K, Miki T. Treatment of progressive esotropia caused by high myopia—A new surgical procedure based on its pathogenesis. In: de Faber JT, editor. Transactions: 27th meeting, European Strabismological Association, Italy, June 2001. Lisse: Swets & Zeitlinger; 2002. p. 145–58.
15. Yamaguchi M, Yokoyama T, Shiraki K. Surgical procedure for correcting globe dislocation in highly myopic strabismus. Am J Ophthalmol. 2010;149:341–6.

第 8 章

脑神经麻痹

8.1 上斜肌麻痹

8.1.1 临床特征

上斜肌麻痹的临床特征因类型而异,常见的特征包括同侧上斜视，向对侧眼方向注视时上斜视增大，歪头试验阳性,头倾向高位眼一侧时,上斜视增加。先天性上斜肌麻痹常伴有同侧下斜肌亢进,上斜肌功能不足。与此不同,对于获得性上斜肌麻痹,其双眼运动相对协调,下斜肌轻微亢进,但有明显的外旋复视。歪头试验有助于鉴别原发性下斜肌亢进和继发于上斜肌麻痹的下斜肌亢进。歪头试验阳性显示上斜肌麻痹,歪头试验阴性提示原发性下斜肌亢进。

8.1.2 Parks 三步法试验

Parks 三步法用于上斜视患者，帮助诊断是否为垂直肌麻痹,并确定麻痹肌。歪头试验是三步法中的关键部分。如果从一侧向另一侧歪头时垂直斜视度的改变大于 5 PD,则认为歪头试验阳性,提示垂直肌麻痹的可能性非常大。完成 Parks 三步法试验可确定麻痹肌(表 8.1)。例如,如图 8.1 所示,左眼上斜的患者,右侧注视时增大,向左侧歪头时增大。表 8.1 中加粗的肌肉名称显示了排除肌肉的过程(从左到右),直至最后确定出麻痹肌:左上斜肌。阳性的试验结果并不是垂直肌麻痹的病理性诊断。垂直分离斜视与间歇性外斜视合并的小角度上斜视都可能有阳性的歪头试验结果。歪头试验仅适用于单一垂直肌麻痹,如果有多条眼外肌麻痹或有限制因素,则该试验结果不可靠。

8.1.3 歪头试验的简化诊断

由于三步法试验过程复杂,如果没有纸和笔做记录或斜视相关的专业书籍,则该试验很难进行。简化三步法的窍门是先考虑歪头试验。如果头歪向高眼位一侧时,上斜视增加,则为斜肌麻痹。而当头歪向低眼位时,上斜视增加,则是垂直肌麻痹引起的。这样快速地缩小了可能范围。例如,头倾向左侧左眼上斜视增加时(与高眼位同侧),提示斜肌麻痹,为左眼上斜肌或者右眼下斜肌。如果右侧注视时左眼上斜视增加,则为左上斜肌麻痹。如果左侧注视时左眼上斜视增

表 8.1 Parks 三步法

第一步:第一眼位上斜视		第二步:侧方注视上斜增加		第三步:歪头上斜增加
	右上斜肌			
	右下直肌		右眼下直肌	
右眼上斜		右侧		右倾=左眼下斜肌
	左上直肌		左眼下斜肌	左倾=右眼下直肌
	左下斜肌			
			右眼上斜肌	
		左侧		右倾=左眼上斜肌
				左倾=右眼上直肌
	右上直肌			
	右下斜肌		**右眼上直肌**	
左眼上斜		右侧		右倾=右眼上直肌
	左上斜肌		**左眼上斜肌**	**左倾=左眼上斜肌**
	左下直肌			
			右眼下斜肌	
		左侧		右倾=左眼下直肌
			左眼下直肌	左倾=右眼下斜肌

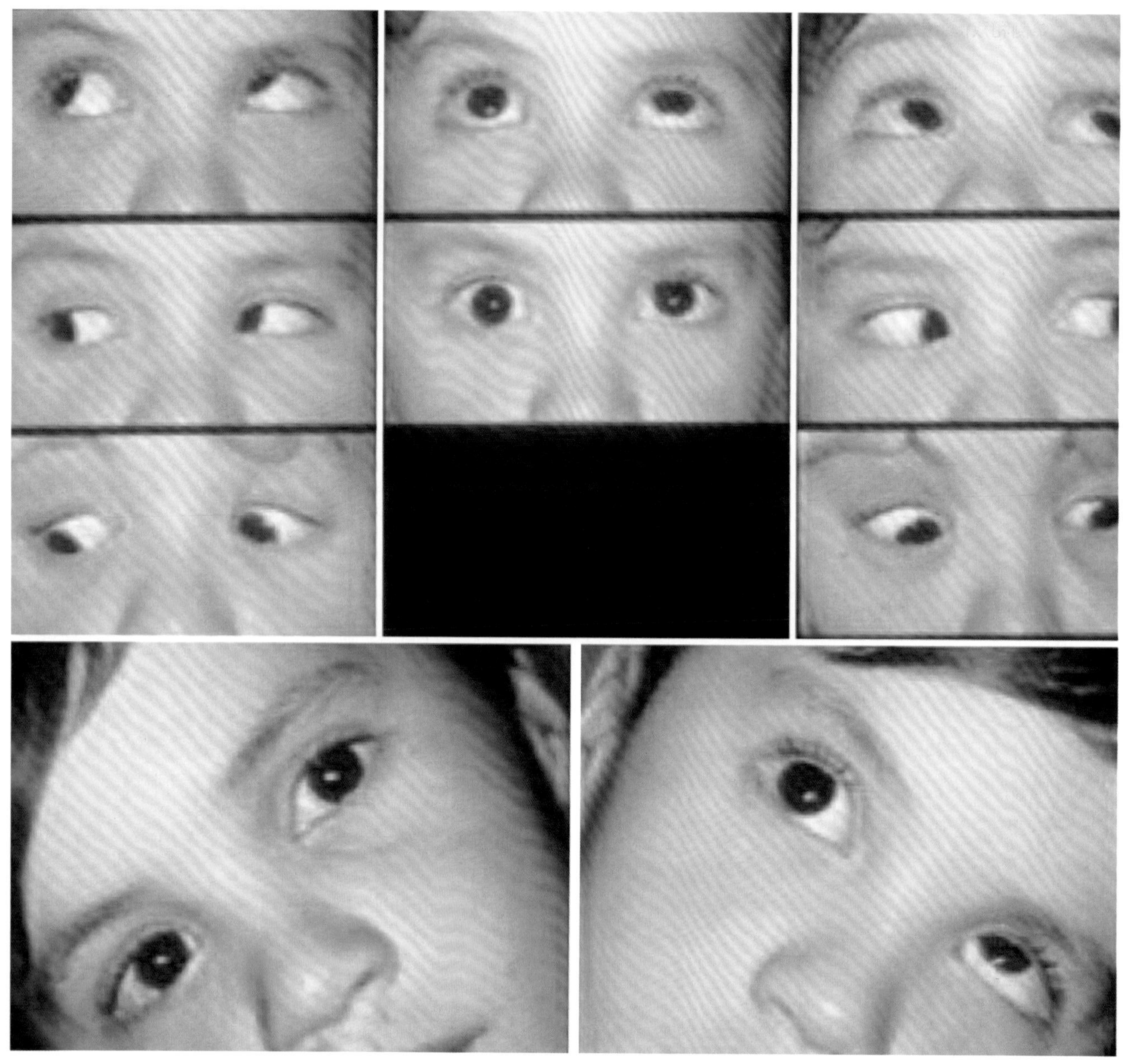

右侧注视
LHT 30 PD
头向右肩倾——LHT 3 PD

第一眼位
LHT 20 PD
头向左肩倾——LHT 25 PD

左侧注视
LHT 2 PD

图 8.1　隐匿性双侧上斜肌麻痹。

加，则为右下斜肌麻痹。

8.1.4 单眼与双眼上斜肌麻痹

单眼和双眼上斜肌麻痹的指征列于表 8.2。单眼上斜肌麻痹通常在第一眼位垂直斜视明显，向对侧注视时或者头向高眼位歪时，上斜视增加。双侧上斜肌麻痹的体征包括第一眼位小度数上斜视或无上斜视，侧方注视时或头倾时交替上斜视。头向右倾，右眼上斜视；头向左倾，左眼上斜视；左侧注视，右眼上斜视；右侧注视，左眼上斜视。若有 V 征，眼底检查显示双眼外旋，进一步提示双侧受累。

不对称性双侧上斜肌麻痹可表现为单侧上斜肌麻痹，称为“隐匿性”双侧上斜肌麻痹。如果对侧眼有下斜肌亢进，即使是轻微的，也应该怀疑隐匿性双侧上斜肌麻痹。此外，如果第一眼位大角度的上斜视，向高位眼一侧注视时，上斜视急剧减小，也要考虑隐匿

表 8.2 单侧和双侧上斜肌麻痹

临床体征	单侧	双侧
上斜肌落后	同侧落后	双侧落后
下斜肌亢进	同侧亢进	双侧亢进
V 征	<10 PD	>10 PD
上斜视	>5 PD	<5 PD(除外不对称麻痹)
歪头试验	同侧歪头上斜视增加	两侧歪头试验阳性(右倾右眼上斜,左倾左眼上斜)
眼底客观旋	单眼	双眼
双马氏杆检查外旋	<10°(先天性;通常无主观外旋)	>10°(先天性;通常无主观外旋)

性双侧上斜肌麻痹。例如,图 8.1 中的左上斜肌麻痹患者,第一眼位 LHT 20 PD,左侧注视时减少到 LHT 2 PD,同时有轻微右眼下斜肌亢进。这表明右上斜肌也有麻痹,右下斜肌亢进减弱了左侧注视时的左眼上斜视。手术治疗单侧上斜肌麻痹可暴露隐匿性的双侧上斜肌麻痹,表现为术后对侧下斜肌亢进。

8.1.5 先天性上斜肌麻痹

先天性上斜肌麻痹的病因不明。在一些病例中,上斜肌麻痹伴随松弛的肌腱,罕见的情况下,会有上斜肌肌腱缺失。印第安纳州的几位医生[1]建议在手术开始前,行上斜肌牵拉试验,以判断肌腱是否松弛或缺失。

8.1.5.1 临床特征

先天性上斜肌麻痹患者采用头倾向麻痹眼对侧的代偿头位,以减小斜度,建立双眼视。面部不对称常见,可能是长期歪头的结果。第一眼位常有大角度的上斜视,下斜肌亢进明显,通常上斜肌落后相对轻微。虽然麻痹在出生后就有,但先天性上斜肌麻痹的最初临床体征经常在儿童后期或成年后才出现。先天性上斜肌麻痹患者可进展为巨大的融合幅度,甚至可以融合 35 PD 的大角度上斜视。大的垂直融合幅度的存在是一个重要的临床体征,说明上斜视是长期存在的,而不是后天获得的,支持先天性上斜肌麻痹。融合控制随着时间减弱,患者年龄增大后,不能继续控制斜视,斜视转变为显斜。回顾家庭照片会发现,长期头歪向低眼位一侧,提示先天性,而不是后天性上斜肌麻痹。

先天性上斜肌麻痹患者通常具有良好的立体视觉,只是在疲劳时,会间歇性出现显性上斜视。虽然显斜视间歇出现,先天性上斜肌麻痹的患者通常保有高级的立体视,出现显斜视的时候,大多数患者能通过大脑皮层抑制,避免复视。一些患者会主诉复视,但通常不是旋转复视,不过间接检眼镜检查时,患者有客观外旋。

8.1.5.2 手术适应证

手术指征包括明显歪头、上斜视引起的视疲劳和复视。关于手术时机的问题尚有争议。有些人建议早期手术,甚至在婴儿期手术,以预防继发的面部发育不对称,而其他人则主张等到 2~3 岁时手术。晚期手术的倡导者认为斜视测量更可靠,双眼功能更为成熟和稳定。目前尚无明确的定论是,说明哪一种方法更好。作者的建议是,如果轻度歪头,能维持双眼融合,可等到 2 岁手术。如果歪头严重或双眼融合受损,则需早期手术。

8.1.5.3 上直肌挛缩:“Jampolsky 综合征”

长期先天性上斜肌麻痹的患者,大角度上斜肌可继发同侧上直肌挛缩。这将导致左右两侧的上斜视,对侧上斜肌假性亢进。同侧上直肌挛缩,下转受限,在外转位时下转受限更明显并且(如 Hering 法则所示)表现为对侧眼上斜肌亢进。上斜视在下方视野最大。外科医生应在治疗方案中增加同侧上直肌后徙手术。避免减弱对侧上斜肌。

8.1.5.4 三棱镜治疗

因为斜视是非共同性的,所以三棱镜治疗一般作用有限。在一些老年患者,三棱镜可以用来帮助控制斜视。如果配三棱镜,要低矫斜视度,以刺激垂直融合幅度。

8.1.5.5 外科治疗

治疗原则是根据斜视的类型制订手术计划。一般来说,大多数类型的先天性上斜肌麻痹可以根据下面的公式治疗。

单侧:

• 上斜视<18 PD:同侧下斜肌分级的前转位。

• 上斜视>18 PD:同侧下斜肌分级的前转位和对侧下直肌后徙(若下方视野上斜明显)。

双侧:

• 上斜视<8 PD:双侧下斜肌分级前转位,高位眼一侧转位更靠前一些。

隐匿性双侧(图 8.1):

• 同侧下斜肌前转位和对侧下直肌后徙+对侧下斜肌后徙。

上斜肌肌腱松弛:

• 先天性上斜肌麻痹若为继发于上斜肌肌腱发育松弛,则建议行上斜肌折叠手术[1]。然而,折叠术常见医源性 Brown 综合征的并发症,所以为避免并发症的发生,折叠术只用于重度上斜肌松弛的病例。

下斜肌减弱手术后残余歪头:

• 歪头方向的对侧眼行 Harada-Ito 手术。

8.1.6 外伤性上斜肌麻痹

外伤性上斜肌麻痹通常伴有严重闭合性颅脑外伤、意识丧失和脑震荡。由于两根滑车神经在中脑走行时间距只有几毫米,神经损伤几乎都是双侧的,但麻痹程度可明显不对称。典型的病例是,第一眼位小度数或没有上斜视,头右倾和向左注视,右眼上斜;头左倾和向右注视,左眼上斜。有 V 征,向下注视时为内斜视,外旋在下方视野加重。由于斜视是获得性的,患者会主诉旋转、垂直和水平复视,并且下方注视时加重。如果无证据表明另有其他原因,伴随颅脑外伤的旋转复视一般都是上斜肌麻痹的结果。

8.1.6.1 手术适应证

保守观察至少 6 个月,进行连续斜视度测量。如果 6 个月后,上斜肌麻痹仍然存在,并有复视症状,则应考虑手术,本章后面将介绍手术策略。由于旋转斜视与非共同性斜视同时存在,三棱镜一般用处不大。

8.1.6.2 外科治疗

对于大多数外伤性双眼上斜肌麻痹伴外旋的患者,如下方注视内斜视在 8~10 PD 以上,第一眼位无明显的上斜视,可采用以下手术方案。

• 双侧 Harada-Ito 手术:如果有小度数的上斜视,做不对称的 Harada-Ito,高眼位一侧上斜肌缝扎宽度略增加,紧缩程度增加,联合以下手术。

• 双侧内直肌后徙(小量)与下移位半个肌腹宽度。

8.1.7 上斜肌麻痹的其他原因

上斜肌麻痹多为先天性或外伤性,但其他原因包括血管疾病、多发性硬化、颅内肿瘤、带状疱疹性脉络膜炎、糖尿病伴发的单一神经病变及上斜肌断腱后医源性结果。如果没有找到获得性上斜肌麻痹的具体原因,则应进行神经系统检查,包括神经影像学检查。

8.1.8 上斜肌麻痹的治疗总则

上斜肌麻痹应根据斜视的类型进行治疗,治疗策略总结于表 8.3。术前评估下斜肌亢进和上斜肌落后是至关重要的。9 个诊断眼位下的测量对于确定斜视类型以及哪个位置斜视度最大也很重要。大多数的治疗策略都是根据斜视度最大的位置,设计手术计划,矫正第一眼位斜视度的同时减轻非共同性。例如,右侧单侧上斜肌麻痹,上斜视在 18~20 PD 以下、下斜肌亢进和上斜肌轻度落后,治疗为同侧下斜肌减弱手术(如下斜肌后徙伴部分前转位)。如果第一眼位上斜视大于 20 PD,那么单纯下斜肌后徙不足以矫正上斜视。在这个病例,除同侧下斜肌后徙之外,需要增加对侧眼下直肌后徙。下直肌后徙有远期过矫发生,所以后徙对侧眼下直肌时要保守一些,并考虑使用不可吸收缝线。

8.1.8.1 Harada-Ito 手术

这一术式是选择性地紧缩上斜肌腱纤维的前 1/4~1/3。Harada-Ito 手术的作用是内旋眼球,轻度紧缩整个肌腱,引起眼球轻度下转和外转。Harada-Ito 手术最重要的指征是矫正外旋,但单眼 Harada-Ito 手术也同时矫正小度数上斜视(5 PD),双侧的 Harada-Ito 手术可

表 8.3　上斜肌麻痹处理

临床表现	手术方式
单侧下斜肌亢进	
第一眼位上斜视<18 PD	同侧下斜肌减弱(分级的前转位)
第一眼位上斜视>18 PD	同侧下斜肌分级前转位和对侧下直肌后徙(若下方视野上斜明显)
双侧上斜肌麻痹,下斜肌亢进	
第一眼位上斜视 <8 PD	双侧下斜肌分级前转位
隐匿性双侧上斜肌麻痹	
第一眼位上斜视伴不对称下斜肌亢进(见图 8.1 病例)	不对称双侧下斜肌分级前转位,高位眼一侧转位位置偏前,联合对侧下直肌后徙
恢复的双眼上斜肌麻痹(单纯外旋>8°)	
上斜视小,<5 PD,小 V 征,轻微下斜肌亢进和上斜肌落后	双侧 Harada-Ito 手术。如果有小度数上斜视,做不对称的 Harada-Ito 手术,高位眼一侧上斜肌多做一些
双侧重度上斜肌麻痹("箭头"征)	
"箭头"征(>15 PD 内斜视),第一眼位>15° 外旋,向下注视时增大	双侧 Harada-Ito 手术或者双侧上斜肌折叠联合
侧方注视,交替上斜,上斜肌落后	双侧内直肌下移 1/2 肌腹宽度或双侧下直肌后徙

矫正 5~8 PD 的 V 征(见第 18 章)。双侧创伤性上斜肌麻痹的患者常有部分恢复,可残留外旋和下方内斜视,而无显著斜肌功能异常或第一眼位上斜视。这些病例通过双侧 Harada-Ito 手术(矫正外旋和部分内斜视),联合双眼内直肌后徙并下移位半个肌腱宽度(矫正下方视野的内斜视)可得到改善。

8.1.8.2 上斜肌折叠

对折全部宽度的部分上斜肌腱被称为上斜肌折叠,理论上可用来改善上斜肌功能。然而,这种方法即使可行,上斜肌折叠也仅能轻度地改善上斜肌功能,折叠其实是产生了紧缩的肌腱和医源性 Brown 综合征。

表 8.3 列出了斜肌麻痹常见类型的治疗模式。

8.2 第 6 脑神经麻痹

第 6 脑神经麻痹的特征是外转受限。外展的扫视运动缺如,主动收缩试验提示外直肌功能缺陷(图 8.2)。正确评估外直肌功能非常关键,因为这决定了如何选择适当的手术方式。

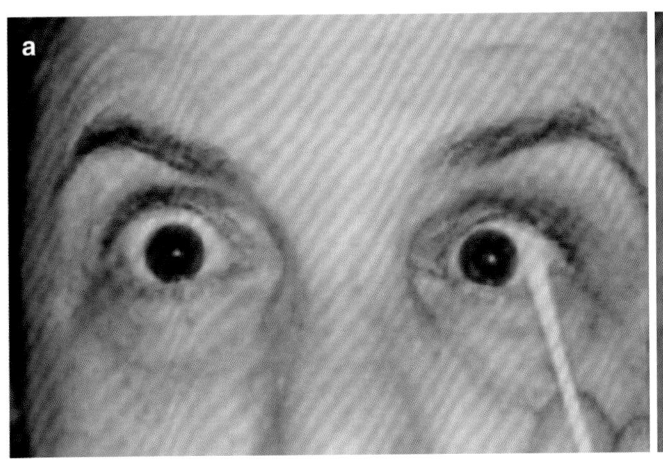

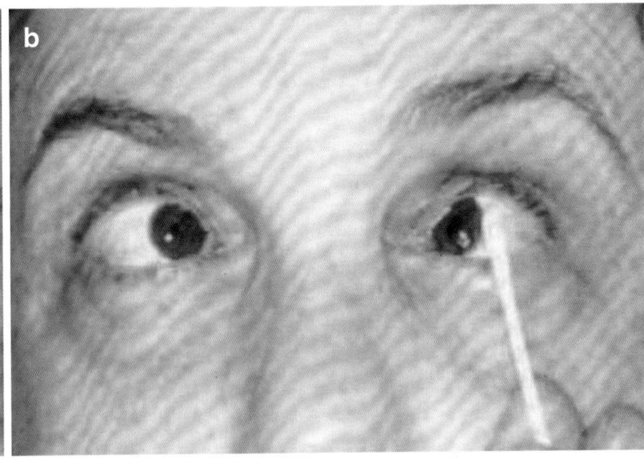

图 8.2　通过力产生试验证明外伤性左侧第 6 脑神经麻痹伴侧方直肌功能较弱。(a)局部麻醉剂注入左眼,棉花尖端涂抹器放置在颞缘。(b)嘱患者向左看以激活左侧外直肌。棉花尖端涂抹器轻轻推动眼睛,感觉外直肌的外展。在这种情况下,侧方直肌功能较差,所以当患者试图外转时,眼睛保持内收。

8.2.1 初始治疗

获得性第6脑神经麻痹的初始治疗是观察至少6个月，等待功能恢复。以往曾推荐使用肉毒毒素同侧内直肌注射，以减少同侧内直肌的继发挛缩，并减少斜视手术的必要。然而，Holmes 等人[2]却发现初期应用肉毒毒素治疗后，没有显著改善。

8.2.2 外科治疗

等待6个月后，根据外直肌的功能状态，内斜视的类型和斜视度，确定第6脑神经麻痹的手术处理方式。表8.4总结了手术策略。第6脑神经麻痹合并Möbius综合征的治疗是例外情况。双眼内直肌大量后徙可治疗Möbius综合征大角度内斜视和明显的双侧第6脑神经麻痹。(见第3章。)

8.2.3 外直肌功能良好

如果患者外直肌保留部分功能(80%~100%功能恢复)，第一眼位内斜视10~20 PD，而且单眼运动几乎到位，可以考虑双眼内直肌后徙术。如果内斜视有非共同性(通常是非共同性的)，则可考虑双眼不等量的后徙，增加对侧眼内直肌后徙量，减少同侧眼内直肌后徙量。例如，第一眼位内斜视20 PD，可后徙对侧眼内直肌6 mm，后徙同侧眼内直肌3 mm。配偶肌的大量后徙(即对侧内直肌)有助于矫正非共同性。一些医生愿意联合对侧眼内直肌的后固定术，这种方法也可以考虑。

8.2.4 外直肌功能部分保留

如果患者外直肌保留部分功能(50%~80%)，第一眼位内斜视>20 PD，外转受限-2，可以后徙同侧眼内直肌，截除同侧眼外直肌，同时可以后徙对侧眼内直肌(麻痹外直肌的配偶肌)，后徙是可联合后固定术。减弱对侧眼内直肌有助于匹配功能不足的外直肌，从而改善侧方非共同性。

表8.4 第6脑神经麻痹的手术处理

功能	手术策略
外转功能好	双眼内直肌后徙。如果内斜视是非共同性的(通常是非共同性的)，对侧眼内直肌后徙大于同侧眼内直肌后徙量
部分外转功能	同侧内直肌后徙，同侧外直肌截除，同时，对侧内直肌少量后徙伴或不伴后固定术
外转功能差	同侧内直肌后徙，Hummelsheim 部分肌腱移位联合 Foster 改良缝线

8.2.5 外侧直肌功能不良

如果外侧直肌功能较差(≤正常功能的50%)，外转为-4~-3，则后徙同侧眼内直肌(可调整缝线)，联合垂直肌移位术。移位手术主要有两种：全肌腱移位(Knapp 手术)和部分肌腱移位(Hummelsheim 和 Jensen 术式)。Knapp 手术最初用来治疗双上转肌麻痹患者，这一手术还可通过将上下直肌向颞侧移位治疗第6脑神经麻痹。全部肌腱移位破坏了眼前节循环的供血，所以有前节缺血的危险。部分肌腱移位保留了一半垂直肌的睫状前血管，降低了术后前段缺血的风险。部分肌腱转移术的不足是其减弱了移位的效果。如果移位的部分肌腱都能被充分调动，通过劈开肌肉至少至肌止端后14 mm，并采用 Foster 改良方式，部分肌腱移位手术可以产生强大的外转力量(见第16章)。同侧内直肌后徙，联合上下直肌半侧肌腱颞侧移位(Hummelsheim 手术)，以及 Foster 改良术，是作者治疗重度外直肌麻痹的患者所推荐的术式。

8.3 第3脑神经麻痹

第3脑神经麻痹包括上直肌、下直肌和内直肌麻痹。第3脑神经麻痹伴有内直肌保留部分功能或功能完好，那么标准手术是同侧外直肌后徙联合同侧内直肌截除(即肌肉巩膜截除术)。如果存在下斜视，则增加同侧上斜肌延长术。如果肌肉功能差，则“一退一截”手术远期效果不稳固。垂直肌水平移位手术同样不能充分矫正外斜视，因为移位的垂直肌是麻痹肌。如果内直肌功能差，有学者建议将上斜肌肌腱转位至内直肌止端帮助内转，治疗外斜视，然而该手术后下转受限和残余外斜视常见。其他的术式包括：外直肌劈开，上、下两半肌腱分别移位至上、下直肌的鼻侧；外直肌根除术；或将外直肌缝合于外侧眶骨壁。这些手术最多只是将眼球固定在第一眼位。上睑下垂(图8.3)通常存在，可行硅胶额肌悬吊术矫正。如果上直肌功能较差(没有贝尔现象)，上睑下垂术后，患者有角

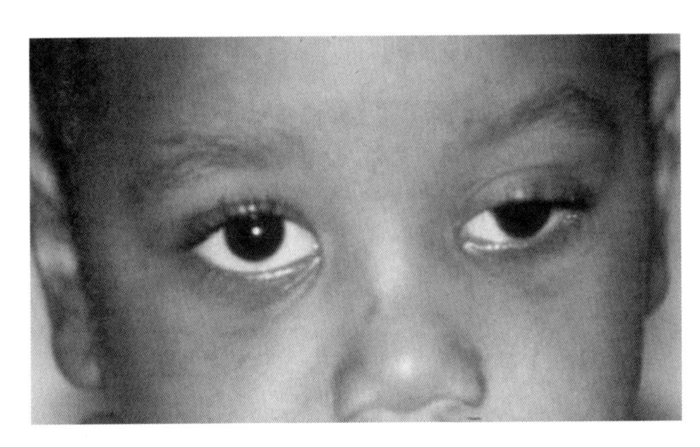

图 8.3 左侧先天性第 3 脑神经麻痹伴上睑下垂、外斜视和下斜视(上下视)。

膜暴露的风险。这些病例的上睑下垂要欠矫,以避免暴露性角膜炎。首选硅胶材料,因为如果发生角膜暴露,可以轻易取出。

8.3.1 完全性第 3 脑神经麻痹(外斜视和下斜视)的手术治疗

- 外斜肌后徙(12 mm),内斜肌截除(最大量),以及上斜肌断腱或硅胶延长。

或者

- 外直肌切断,缝合于外侧眶骨壁,内直肌截除[3]。

或者

- 劈开外直肌至肌止端后 14 mm。将外直肌上半部分向上移位,从下直肌下方穿过,附着于上直肌鼻侧附着点后 2 mm 处。外直肌下半部向下移位,从下直肌上方穿过(巩膜与下直肌之间),重新附着于下直肌鼻翼附着点后 2 mm 处。内直肌截除。

8.4 下斜肌麻痹

8.4.1 临床特征

- 内转时上转受限。
- 上斜肌亢进显著。
- 被动牵拉试验阴性。
- A 征。
- 歪头试验阳性。

下斜肌麻痹较罕见,易与 Brown 综合征或原发性上斜肌亢进相混淆。与 Brown 综合征不同,上斜肌麻痹存在上斜肌亢进和 A 征,并且被动牵拉试验为阴性。与原发性上斜肌亢进相反,下斜肌麻痹伴有阳性的歪头试验,当患者向内上方注视时垂直斜视角度最大。下斜肌麻痹可能是先天性或继发性的(图 8.4)。先天性下斜肌麻痹多为单侧的,伴有第一眼位大角度下隐斜,斜视可被控制。获得性下斜肌麻痹的患者有周

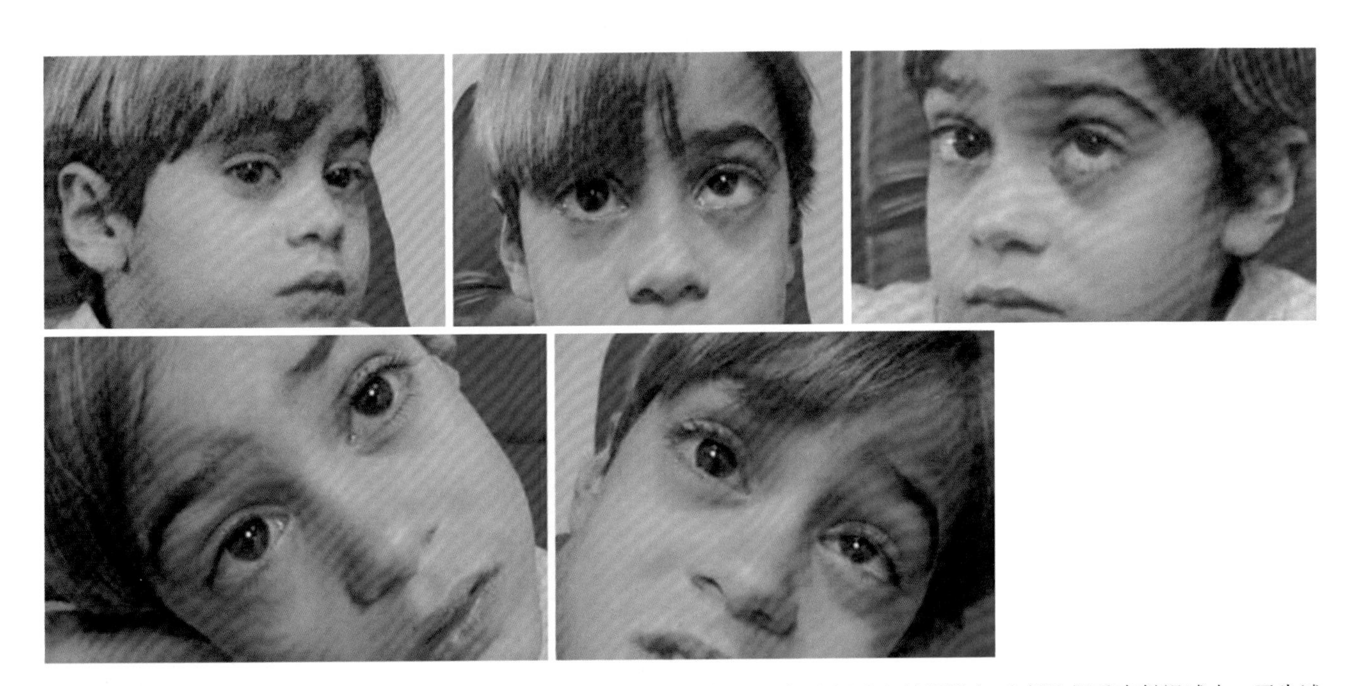

图 8.4 右眼先天性下斜肌麻痹患儿的眼位照相。第一眼位左眼上斜视,左侧注视垂直斜视增大,右侧注视垂直斜视减小。歪头试验显示向左歪头时,左眼上斜视增加,该患者右眼上斜肌亢进 +2。

期性垂直复视，需要进行神经评估。

单侧下斜肌麻痹的手术治疗是同侧眼上斜肌减弱术，例如 Wright 硅胶肌腱延长或肌腱劈开延长术。如果第一眼位下斜视达 10 PD 或更多（表 8.5），则可联合对侧眼上直肌后徙。

8.4.2 右眼先天性下斜肌麻痹

右侧注视	第一眼位	左侧注视
LHT 5 PD	LHT 15 PD	LHT 25 PD
头向右偏 t——LHT 5 PD		头向左偏——LHT 18 PD

表 8.5 下斜肌麻痹的手术

第一眼位下斜视<10 PD	同侧 Wright 上斜肌肌腱硅胶延长术（5.0~6.0 mm）或上斜肌肌腱劈开延长术
第一眼位下斜视 ≥10 PD	同侧 Wright 上斜肌肌腱硅胶延长术（6.0~7.0 mm）或上斜肌肌腱劈开延长术，联合对侧上直肌后徙

参考文献

1. Helveston EM, Mora JS, Lipsky SN, Plager DA, Ellis FD, Sprunger DT, et al. Surgical treatment of superior oblique palsy. Trans Am Ophthalmol Soc. 1996;94:315–28; discussion 328–34.
2. Holmes JM, Leske DA, Christiansen SP. Initial treatment outcomes in chronic sixth nerve palsy. J AAPOS. 2001;5:370–6.
3. Morad Y, Kowal L, Scott AB. Lateral rectus muscle disinsertion and reattachment to the lateral orbital wall. Br J Ophthalmol. 2005;89:983–5.

第 2 部分

手术技巧

第 9 章

手术解剖

对于成为一名成功的斜视外科医生而言,对解剖学的深入了解,包括眼外肌肉、眼周筋膜和眼眶是必不可少的。本章回顾了与斜视手术相关的解剖学关系。

9.1 眼外肌

表 9.1 总结了眼外肌的基本解剖特征。4 条直肌基本上是相同的长度(40 mm),不过肌腱的长度各不相同,内直肌肌腱最短(4 mm),外直肌肌腱最长(8 mm)。在所有的眼外肌中,上斜肌的肌肉长度最短(32 mm),但肌腱长度最长(26 mm),而下斜肌只有 1 mm 肌腱。表 9.1 和图 9.1 中列出了成年人眼外肌的长度,单位是毫米(mm)。

9.2 结膜

据说做结膜切口对眼科医生而言并不困难,但要警惕,因为切口位置不佳可能会导致功能和外观的问题。半月皱襞、外眦和肌锥外脂肪垫是需要避开的重要结构。如果切口延伸到半月皱襞,会引起疼痛,形成难看的瘢痕,并且可能导致限制性斜视。如果切口从球结膜延伸到外眦,会引起睑球粘连和限制。下穹隆肌锥外脂肪垫起始于角膜缘后方 10 mm,脂肪垫外观呈软性隆起。穹隆切口应位于此脂肪垫的前方,以避免脂肪粘连和出血(图 9.2)。

表 9.1 眼外肌

肌肉	肌肉长度近似值(mm)	起点	肌止端(mm)	肌腱长度(mm)	接触弧长(mm)	第一眼位作用
内直肌	40	总腱环	5.5	4	6	内转
外直肌	40	总腱环	7.0	8	10	外转
上直肌	40	总腱环	8.0	6	6.5	上转、内旋、内转
下直肌	40	总腱环	6.5	7	7	下转、内旋、内转
上斜肌	32	眶尖总腱环之上	从上直肌颞侧止点到视神经旁 6.5 mm 处	26	12	内旋、下转、外转
下斜肌	37	泪囊窝	黄斑区	1	15	外旋、上转、外转

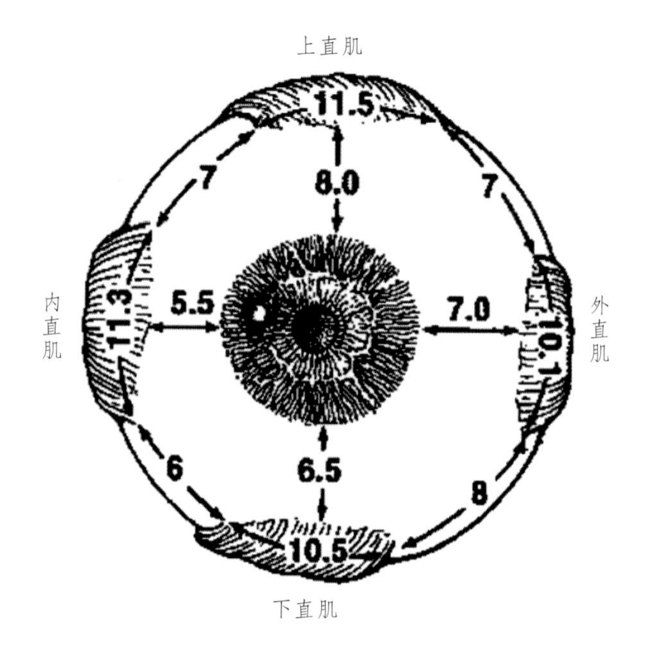

图 9.1 眼直肌的止端实际呈马蹄形，马蹄的方向朝向角膜缘。4 条肌肉止端距角膜缘的距离逐渐增加，内直肌距角膜缘最近，上直肌最远，这称为 Tillaux 螺旋结构。外科医生在钩肌肉的时候应该注意，直肌马蹄形向后部延伸这一特点。肌止端肌肉宽度每条直肌近似为 10 mm，直肌附着点之间的平均距离为 6~8 mm。因此，即使做半侧肌腱宽度的移位手术，它也会移位肌肉置于相邻直肌附着点几个毫米范围内。由于直肌之间距离较近，斜视手术时有可能会无意中钩错肌肉。

9.3 结膜下筋膜

9.3.1 肌肉 Pulley 系统：肌袖

眼外肌通过错综复杂的筋膜网络固定在眼眶内。这种筋膜网络悬吊包绕着肌肉，而肌肉止端附着于眼球，所以这些筋膜被 Parks 博士称为“肌袖”。由 Demer 博士等人推广的新的术语是“肌肉滑轮”系统[1]。在前眶，滑轮系统将直肌靠近眶壁，直到肌肉离开 Pulley 后，才附着在眼球上。Pulley 的异位已经被认为是某些类型的非共同性斜视的原因[2]。在颅面发育异常及颅缝早闭的患者中，有很多异位肌肉引起非共同性斜视的报道。在这些患者中，眼眶的外旋是导致肌肉异位的原因[3]。内直肌向上异位，外直肌向下异位，造成明显的下斜肌亢进。上直肌向颞侧异位，下直肌向鼻侧异位，产生 V 征。异位 Pulley 虽然不是非共同性斜视的常见原因，但是可以解释一些特殊类型斜视现象（图 9.3 至图 9.5）。

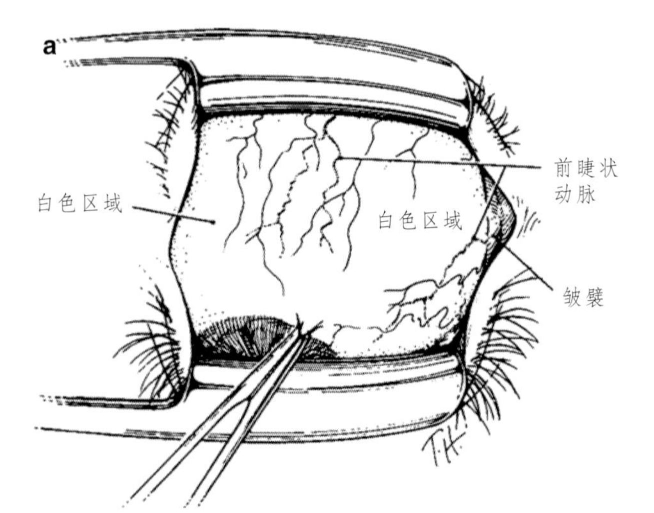

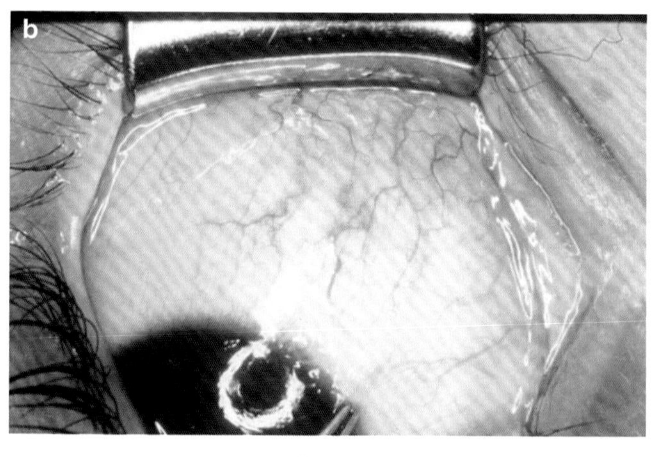

图 9.2 示意图(a)和照片(b)显示了通过完整结膜（术者视角）看到的左眼下直肌止端和它的前睫状动脉。前睫状动脉为深颜色血管，伴随一束粉红色组织，通过确认直肌睫状动脉的位置，直肌肌止端通常可在术前定位。前睫状动脉位于结膜血管下方深处，并且在结膜移动时，不会移动。术前确认直肌肌止端和肌肉之间的白色区域是非常重要的，因为这些标志决定了结膜切口的位置，并减少了无意中钩错肌肉的可能性。白色区域是直肌之间的清晰区域。有时很难确定前睫状动脉和直肌的位置。另一方面，白色区域是一致的界标，几乎所有患者都能识别。

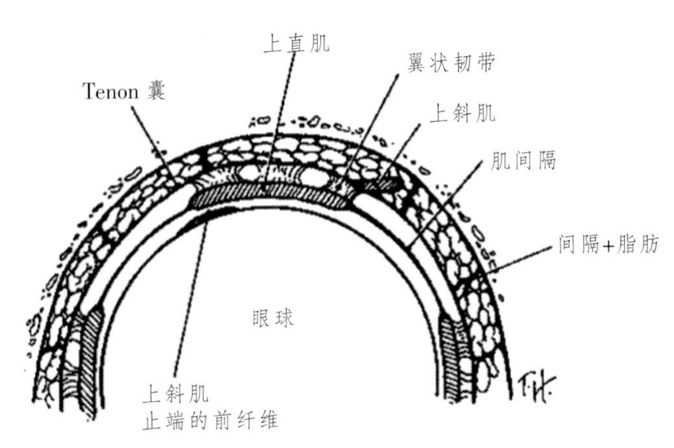

图 9.3 描述了眼外肌、肌间隔、Tenon 囊(眼球筋膜)和眼眶脂肪的解剖关系。请注意,这个层面是角膜缘后方 12 mm 处的赤道部断层。Tenon 囊是从角膜缘延伸至视神经的筋膜层,将眼眶脂肪与肌肉和眼球分隔开。肌间隔是 Tenon 囊的延伸,连接肌肉。在赤道处,肌间隔夹在外侧的 Tenon 囊和内侧的巩膜之间。(参见图 9.12 矢状解剖图。)

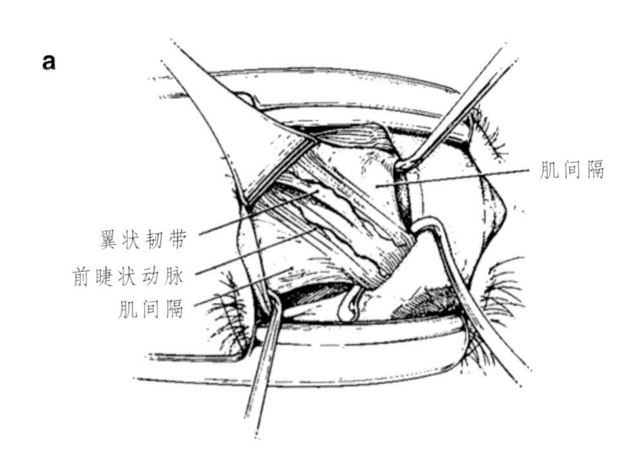

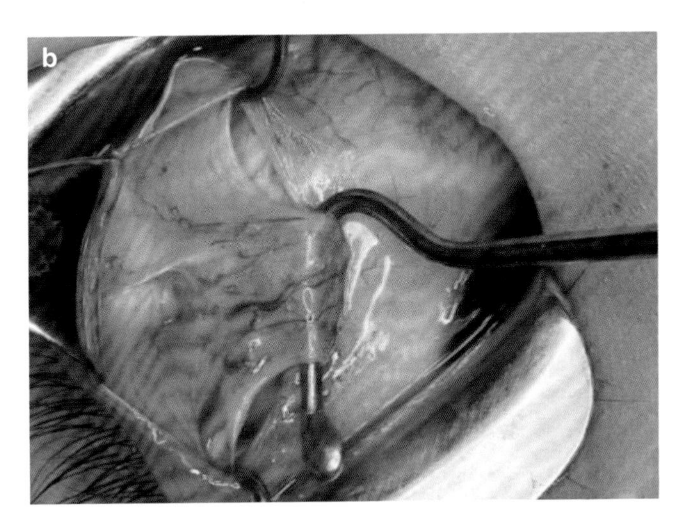

图 9.4 (a)显示外直肌离开肌肉袖套(滑轮系统)。翼状韧带覆盖直肌,并将肌肉连接到其上的结膜。肌间隔在肌肉的两侧可见,类似蝙蝠的翅膀。前部 Tenon 囊从直肌向前延伸至角膜缘。前 Tenon 囊与距角膜缘 1 mm 的结膜融合。(b)Jameson 钩位于外直肌下,Desmarres 牵开器向后牵引结膜。

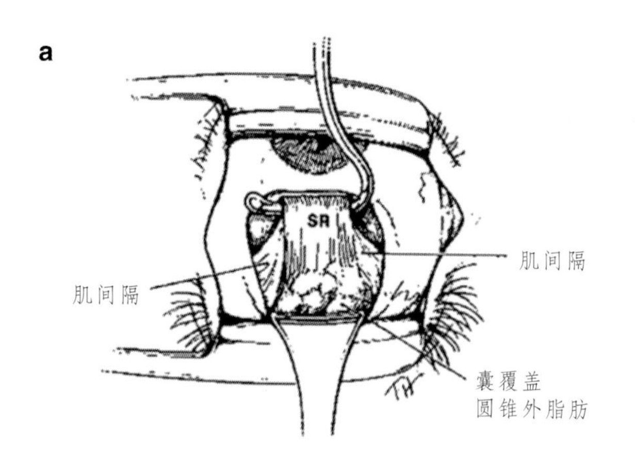

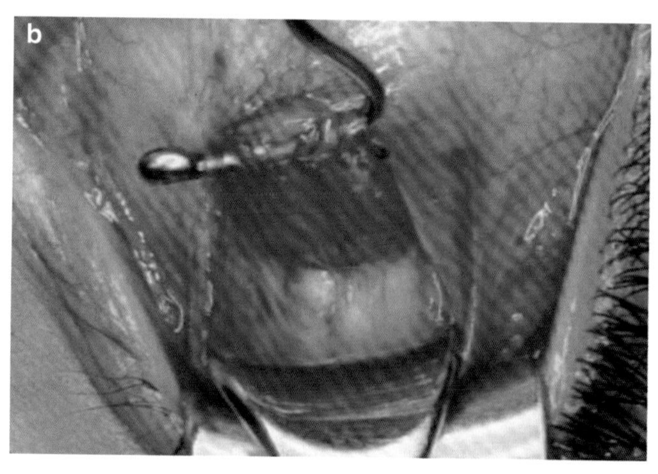

图 9.5 (a)分离上直肌的翼状韧带，以暴露肌肉，因为它穿过肌止端后约 12 mm 处的 Tenon 囊。在这个区域，Tenon 囊与肌间膜融合并形成肌肉袖套。通过弹性节制韧带将肌肉附着在肌肉袖套（滑轮系统）上。滑轮的组织学研究系统显示存在弹性组织和平滑肌[1]。如果在斜视手术过程中无意切断并松脱了直肌，可以通过肌肉袖套缩回，使寻找变得困难。(b)上直肌与周围肌肉袖套。肌肉袖套是 Desmarres 牵开器和上直肌之间的白色有光泽的组织。在肌肉袖套后面可以看到肌锥外脂肪。肌肉袖套和 Tenon 囊可以将肌锥内和肌锥外眶脂肪与前部肌肉和巩膜分隔开。

9.4 脂肪粘连(图 9.6)

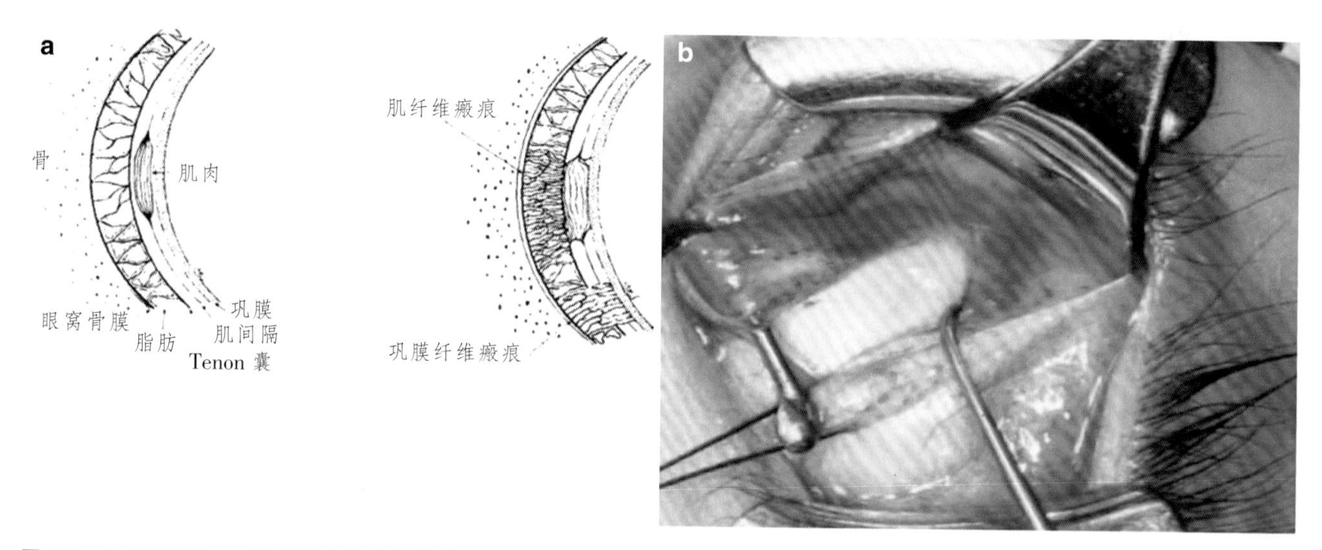

图 9.6 (a)破坏 Tenon 囊或肌肉袖套会导致眼眶脂肪脱垂。脱出的眼眶脂肪可能会对肌肉或巩膜造成瘢痕，在眶周（眶骨膜）与肌肉或巩膜两者之间产生限制带。这个过程被 Parks 医生称为“脂肪粘连”，它是引起限制性斜视的一个重要原因。脂肪粘连是视网膜脱离手术后限制性斜视的常见原因，但也可能是几乎任何眶周手术后的并发症，当然也包括斜视手术[4]。一旦发生脂肪粘连，对眼球运动的限制极难治疗。(b)手术切除粘连可以改善眼球旋转，但残余限制是很常见的。通过分离眼外肌时靠近肌腹面来防止脂肪粘连，以避免破坏 Tenon 囊和肌肉袖套。

9.5 肌肉

9.5.1 内直肌

内直肌是最容易滑脱的肌肉，滑脱以后的探查也是最难的，因为它是唯一一条没有肌筋膜和斜肌相附着的眼外肌。内直肌在其肌止端后 12mm 处穿过 Tenon 囊，如果松脱，将会退缩通过肌肉袖套，使探查极其困难(图 9.7)。

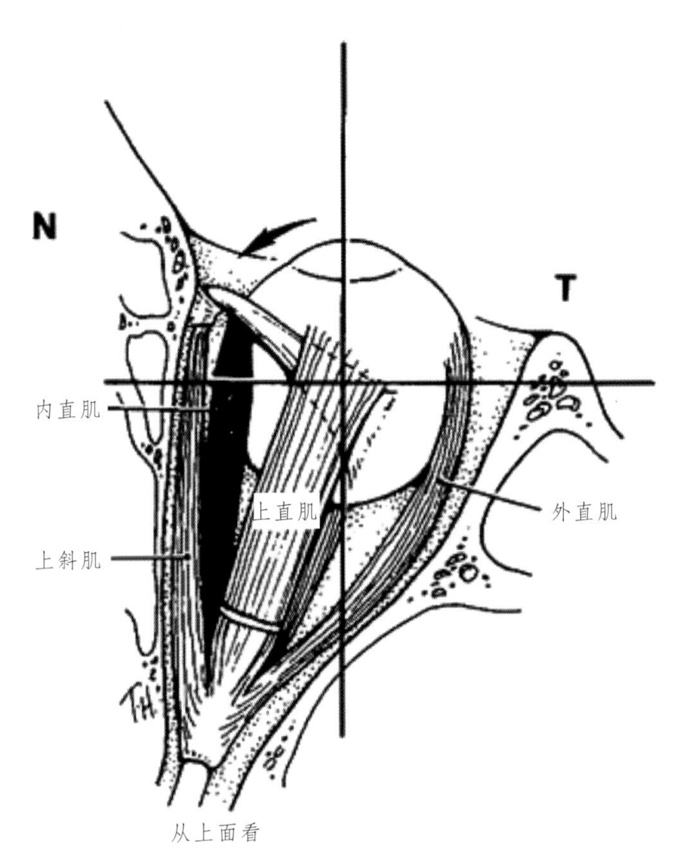

图 9.7 内直肌(MR)的作用为单纯内转。内直肌是“最短”的，因为它的接触弧最短，并且距角膜缘最近。由于接触弧短，所以内直肌的后固定手术最有效。内直肌的肌止端最接近角膜缘，因此在切除翼状胬肉等眼前段手术过程中很容易被误切。笔者(KWW)曾接诊一名角膜病专科医生转诊的病例，该病例翼状胬肉切除术后眼球运动受限，后经手术探查证实为内直肌丢失。

9.5.2 外直肌(图 9.8 和图 9.9)

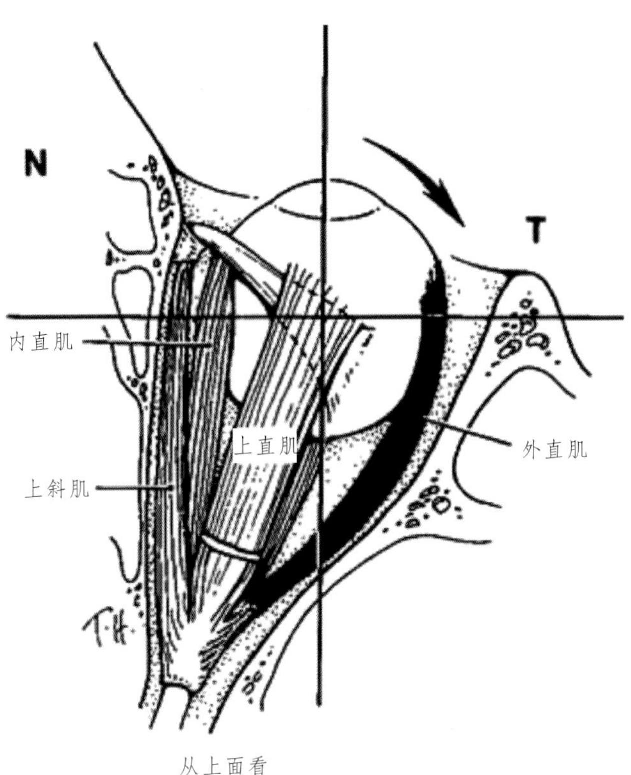

图 9.8 外直肌(LR)的作用为单纯外转。在 4 条直肌中，外直肌具有最长的接触弧，所以外直肌的后固定手术没有太大效果。外直肌和下斜肌通过下斜肌肌止端的韧带连接。由于有这种连接韧带，所以外直肌大量的悬吊和调整缝线后徙术的效果不佳，因为肌肉不会向后缩回。滑脱或丢失的外直肌将缩回，然后在下斜肌肌止端停止。丢失的外直肌通常可以通过沿下斜肌走行方向向下斜肌止端探查。

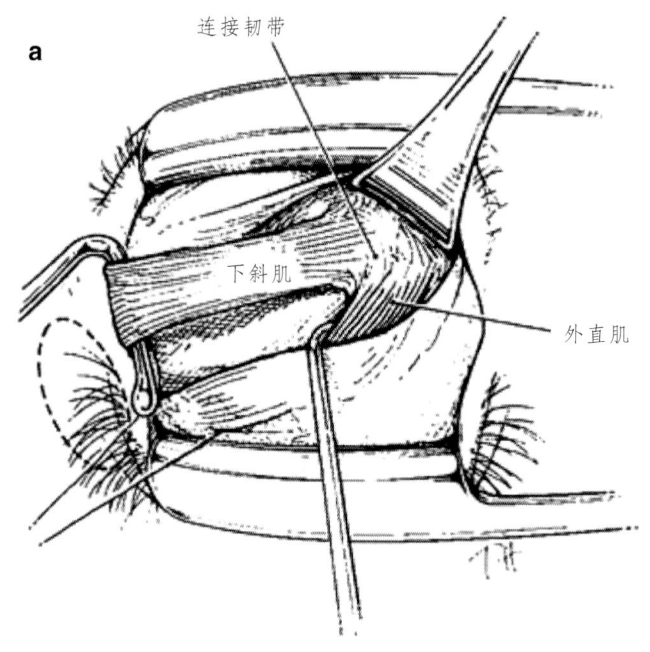

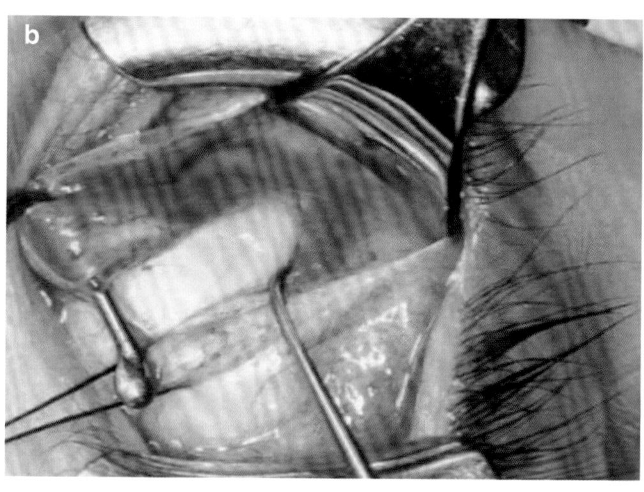

图 9.9 (a)右眼颞下象限,显示外直肌和下斜肌(IO)肌止端。注意连接下斜肌和外直肌的韧带。(b)右眼外直肌和下斜肌由韧带联结。下斜肌的下方是 Jameson 斜视钩,正在向鼻侧牵拉下斜肌,而外直肌由一个小的 Stevens 斜视钩向上牵拉,牵拉外直肌止端的黑色牵引缝合线向上方牵拉外直肌。

9.5.3 下直肌(图 9.10)

下直肌、下斜肌和下眼睑缩肌之间存在筋膜联结,被称为 Lockwood 韧带(见图 9.12)。在行下直肌手术时,这种解剖关系非常重要。下直肌和下斜肌之间的筋膜联结是下直肌后徙术后下睑退缩的原因。通过去除下睑缩肌可以减轻下睑退缩。在寻找滑脱的下直肌时,下直肌和下斜肌之间的筋膜联结可能会对外科医生有所帮助。下直肌通常可以通过追踪下斜肌的走行找回。

从下面看

图 9.10 下直肌(IR)主要作用是下转，但是，由于眼睛的相对位置，它也有内转和外旋的作用。这是因为当眼球在第一眼位时，肌肉轴位于视轴的颞侧 23°，只有当眼球从第一眼位外转 23°时，下直肌才是单纯的下转作用。相反，当眼球内转时，下直肌外旋和内转的作用增加。

9.5.4 上直肌(图 9.11 和图 9.12)

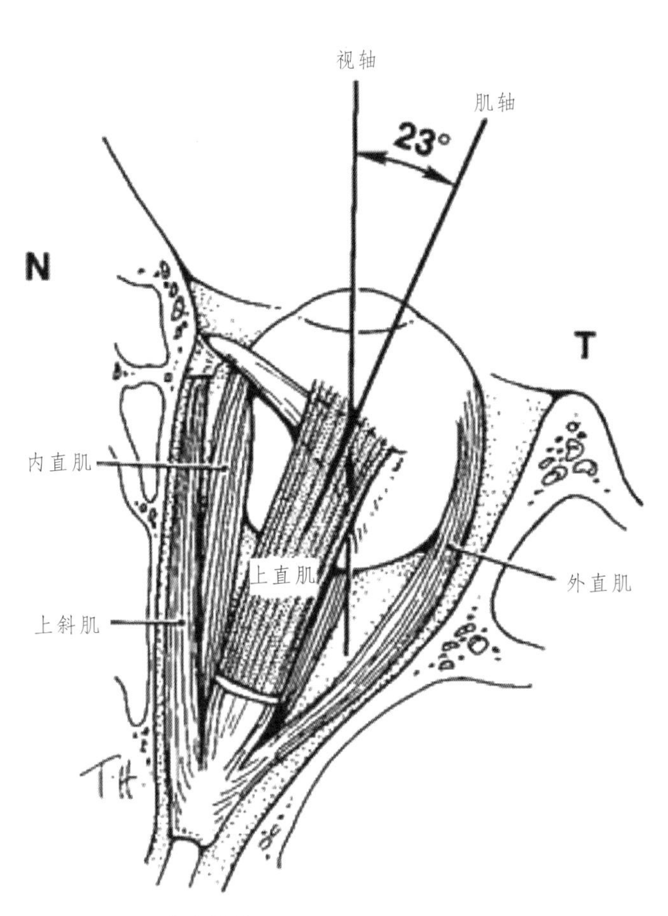

从上面看

图 9.11 上直肌(SR)主要作用是上转，但在第一眼位也起着内转和内旋的作用。只有当眼球外转 23°时，上直肌才是单纯的上转作用。与下直肌相似，上直肌和提上睑肌之间通过筋膜附着联结(见图 9.12)。眼睑退缩可发生在大的上直肌后徙术后，通常超过 5 mm。仔细去除筋膜联结可以减少这种并发症。应分离至肌肉止端后约 10 mm。在上直肌手术中必须特别小心，当分离去除肌间膜时，避免剪断上斜肌止端的前角。

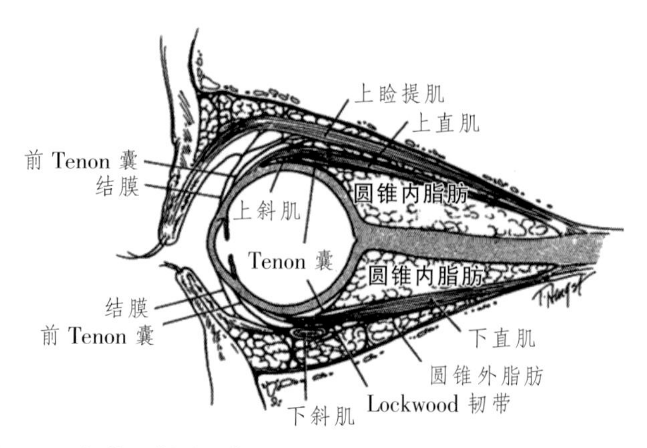

图 9.12 矢状面断层示意图，显示眼外肌、眶脂肪和筋膜附着。垂直直肌均位于斜肌上方，下直肌夹在上巩膜与下斜肌之间，上斜肌夹在上直肌和下巩膜之间。

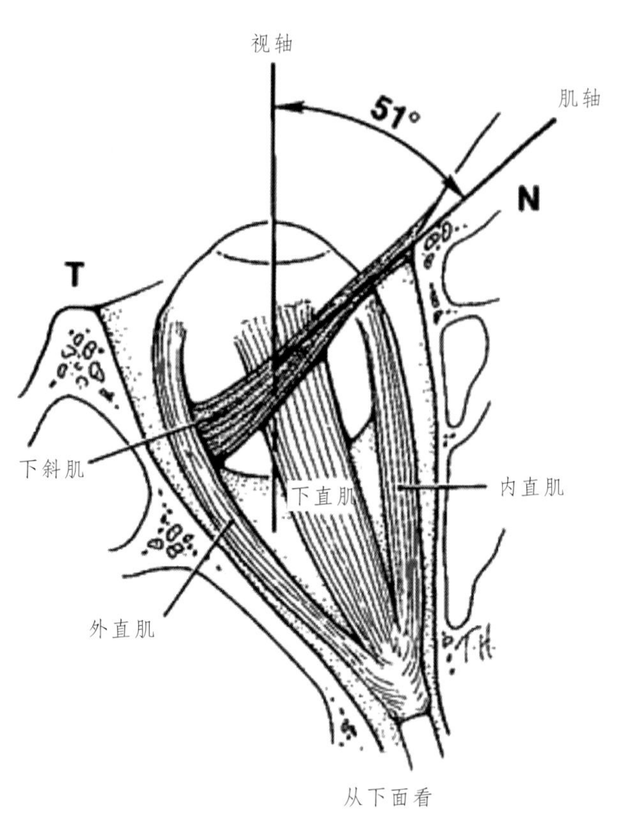

图 9.13 下斜肌(IO)的主要功能是外旋，但也起到外转和上转的作用。在内转时，下斜肌上转的作用更多；在外转时，下斜肌外转和外旋的作用更多。

9.5.5 下斜肌(图 9.13)

下斜肌的主要功能是外旋，它也有外转和上转的作用。下斜肌的功能位是鼻上方(内转时上转)，这是下斜肌亢进最容易观察的方位。下斜肌直接附着在黄斑区，所以下斜肌手术必须非常谨慎，以避免巩膜穿孔和黄斑损伤(图 9.14)。使用 Wright 槽形钩缝合肌肉止端有助于防止巩膜穿孔。颞下涡静脉与下斜肌很接近。应在直视下钩全下斜肌，以避免破坏涡静脉。如果涡静脉无意中被破坏，则不应使用烧灼术来止血。支配下斜肌的神经在下斜肌肌止端约 15mm 处进入肌肉。

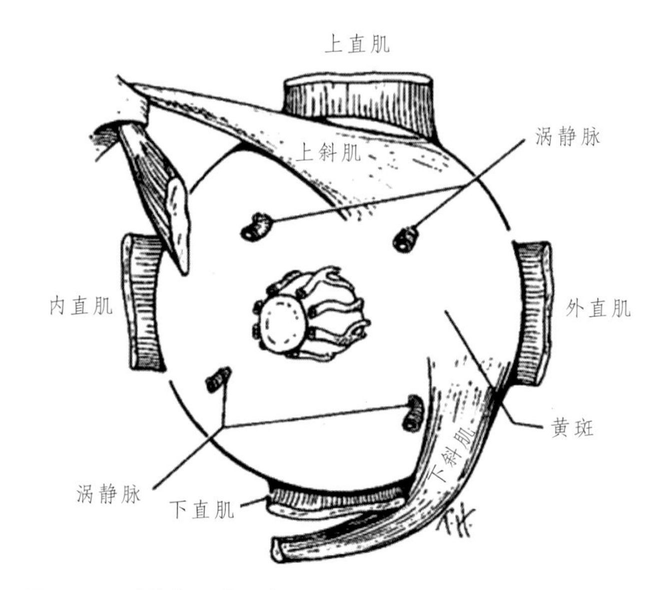

图 9.14 后前位眼球示意图，注意颞下涡静脉和黄斑与下斜肌(IO)止端的解剖关系。

9.5.6 上斜肌(图 9.15)

上斜肌主要是内旋肌,但在第一眼位也有外转和下转作用。上斜肌肌腱有两个不同的部分:索状部分和扇形部分。上斜肌肌腱呈绳索状的部分穿过滑车,于上直肌的鼻侧呈扇形展开(图 9.16)。当眼睛向上注视时,索状部分伸长并通过滑车。上斜肌肌腱运动的限制是布朗综合征最可能的原因。肌腱的扇形部分可分为前 1/3 和后 2/3。前部肌腱纤维具有内旋作用,而后部腱纤维则是下转和外转,内旋的作用小。

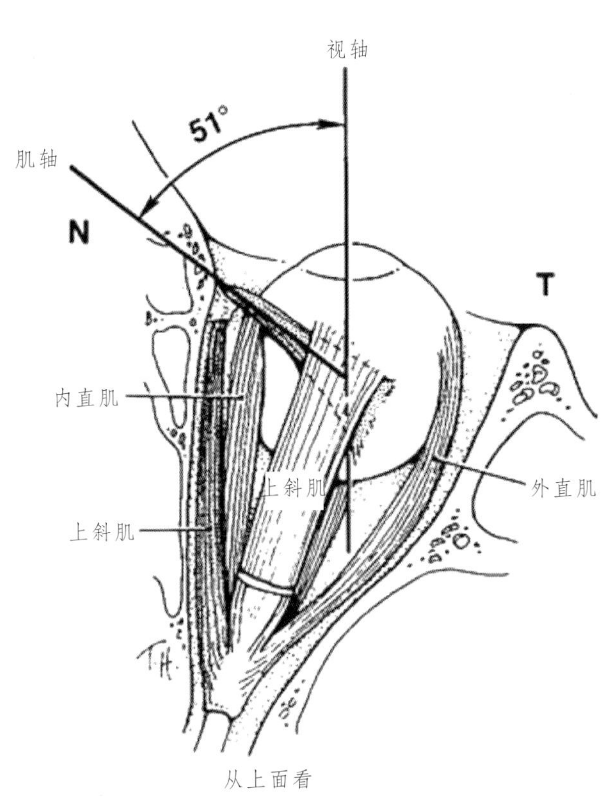

图 9.15 上下位示意图显示上斜肌(SO)肌腱复合体。注意肌腱在穿出滑车后的反折部。

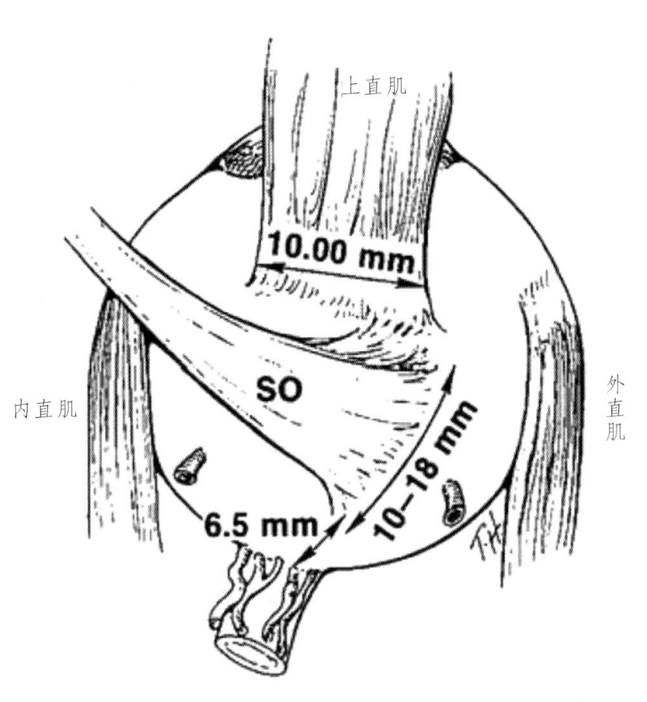

图 9.16 上斜肌(SO)的止端非常宽。这种扇形止端的前部与上直肌(SR)的颞侧附着点连接。当从颞侧钩全上直肌时,上斜肌的前部纤维容易被破坏。宽阔的后部止端延伸至视神经旁 6.5 mm 内。在上斜肌手术和探查时,必须注意避免意外损伤视神经。

9.6 血管供应和前节缺血

在斜视手术中肌肉断腱会干扰前部血管的供应。尽管很少见，但前段缺血是斜视手术的一种广为人知的并发症。对于可以安全分离的直肌的数量没有公式，但是一旦肌肉与其前睫状动脉分离，血管就不会重建到眼前段的灌注(图 9.17)。一般来说，除特殊情况外，不要一次手术离断超过两条以上直肌，因为两条垂直肌和内直肌为前段提供了睫状前血液的主要供应，所以尽量保留这些肌肉中的至少一条。值得注意的是，前段缺血可能发生在初次斜视术后的几年甚至几十年以后。前段缺血易患因素包括小血管病变、高黏滞综合征和既往视网膜脱离术伴巩膜扣带术。

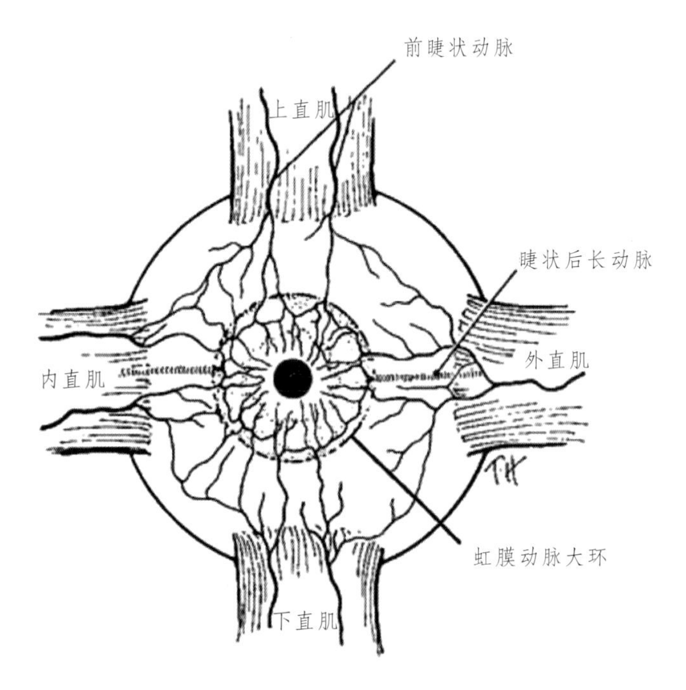

图 9.17 眼前段由 7 条前睫状动脉和 2 条睫状后长动脉供血，睫状后动脉灌注约 50%，睫状前血管灌注约 50%。除了外直肌只有一根前睫状动脉，其他每条直肌有两条睫状动脉，在直肌止端的前部，前睫状动脉分支形成巩膜角膜缘丛，然后进入眼球与虹膜动脉大环相连，后者也由两根睫状后长动脉供应。睫状后长动脉在 3 点和 9 点方向，靠近赤道部穿入眼球，并向前走行与前节循环吻合。

参考文献

1. Demer JL, Miller JM, Poukens V, Vinters HV, Glasgow BJ. Evidence for fibromuscular pulleys of the recti extraocular muscles. Invest Ophthalmol Vis Sci. 1995;36:1125–36.
2. Oh SY, Clark RA, Velez F, Rosenbaum AL, Demer JL. Incomitant strabismus associated with instability of rectus pulleys. Invest Ophthalmol Vis Sci. 2002;43:2169–78.
3. Cheng H, Burdon MA, Shun-Shin GA, Czypionka S. Dissociated eye movements in craniosynostosis: a hypothesis revived. Br J Ophthalmol. 1993;77:563–8.
4. Wright KW. The fat adherence syndrome and strabismus after retina surgery. Ophthalmology. 1986;93:411–15.

第 10 章 基本手术技巧(该做什么和不该做什么)

10.1 术前准备和术野暴露

充分的手术视野暴露是任何手术的关键。良好的暴露始于患者的正确体位。患者头顶部应该位于手术台的最顶端,颈部伸直,使下颌处于高于前额的位置(图 10.1)。伸直颈部降低上眶缘和眼眉,可以改善眼球的暴露。

术中保持眼球外突的状态也有助于手术野的暴露。术中为暴露视野,牵拉眼球时,不知不觉加了向下的力量,眼球内陷减少了术野的暴露,使得术者像在一个"洞"里工作。

握持手术器械时,应远离器械尖端,使术者和助手的手离开手术区域。如果靠近尖端抓住器械,术者的视野就可能会被遮挡。

10.2 预防感染

虽然术后感染在斜视手术中罕见,但这种感染,尤其是眼内炎,可能是一种毁灭性的结果。因此,应采取预防措施,限制手术中和手术后潜在病原体的暴露。术前应常规使用聚维酮碘消毒患者的眼睑和手术区域,包括清洁睫毛并向眼内滴入 1 滴聚维酮碘;一些外科医生,包括作者,也将 1 滴广谱的第 4 代氟喹

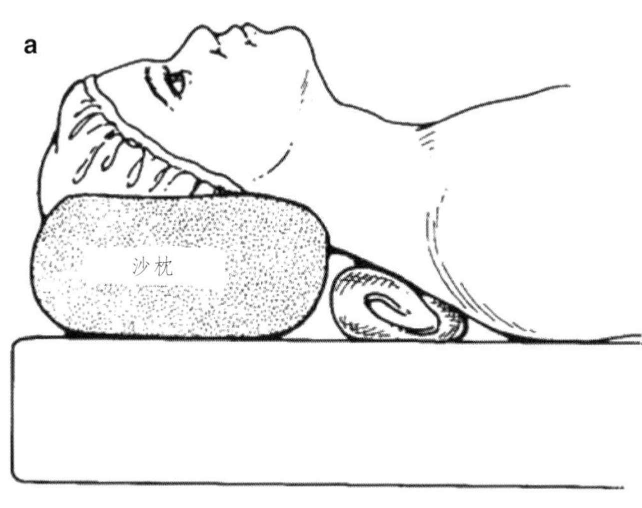

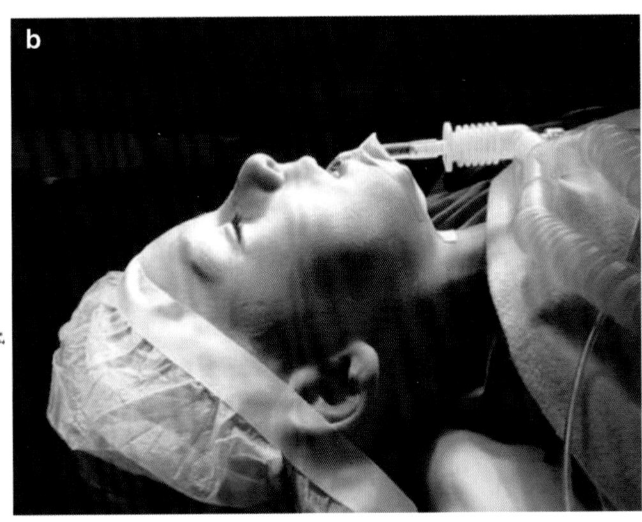

图 10.1 (a)肩部下方垫一个毛巾卷,伸展颈部,使下颌高于前额,因此患者可仰面向后对着术者。头部两侧的两个沙枕,用于稳定头部。不要在头部下方使用厚的支撑物,因为它会抬高头部,不利于颈部的伸展。(b)当头部处于恰当位置时,用胶带轻轻固定头部。注意呼吸管是平坦的,以便手术单可以平放,并且不影响操作。

诺酮(如莫西沙星,Vigamox®)滴入手术前和手术结束时的术眼。使用透明薄膜敷料(如 Tegaderm Film™ 黏合剂敷料)仔细覆盖眼睑和睫毛,可使睫毛远离手术区域,并减少与手术器械和缝合线的接触。在成人患者中,可以将棉卷置于鼻孔中,以防止鼻分泌物进入手术区域,这可以通过延长颈部定位而发生,尤其是当在手术结束时移除手术单时。作者在使用前浸泡所有用于保护聚维酮碘的肌肉的缝合线,这一过程已被证明可显著降低手术期间缝线材料上的细菌负荷[1]。对斜视手术的术后不同的区域,常规治疗也不同,但通常涉及抗生素/类固醇滴剂和软膏联合治疗,如妥布霉素/地塞米松(TobraDex®),应在手术后持续数天至数周。最后,患者及其家属必须了解手术后密切随访的重要性;应告知他们可能感染的体征和症状,并指导他们在必要时联系医生。

10.3 切口选择

斜视手术有 4 种基本切口:角膜缘、穹隆、跨肌肉和穹隆联合跨肌肉。表 10.1 列出了斜视手术的切口选择。

表 10.1 切口选择

切口	肌肉手术
角膜缘	任何年龄直肌
穹隆	<40 岁直肌
	任何年龄斜肌
跨肌肉	任何年龄垂直肌
穹隆联合跨肌肉	任何年龄垂直肌
	任何年龄直肌再次手术

10.3.1 角膜缘切口

角膜缘切口提供了大范围的暴露,并且可能是全世界最受欢迎的切口方式。该切口包括沿肌肉一侧或两侧向穹隆方向切开的翼状切口和肌肉前方的角膜缘切口(图 10.2)。40 岁以上的患者,结膜薄而易受损,角膜缘切口可以在不拉扯或撕裂结膜的情况下,很好地暴露。对结膜后徙在增强直肌后徙时的作用已经有很多研究。只有当结膜紧缩,引起限制时,结膜后徙才会增加直肌后徙的作用。在大多数小儿斜视病例中,没有结膜限制,因此很少需要结膜后徙。在具有长期、

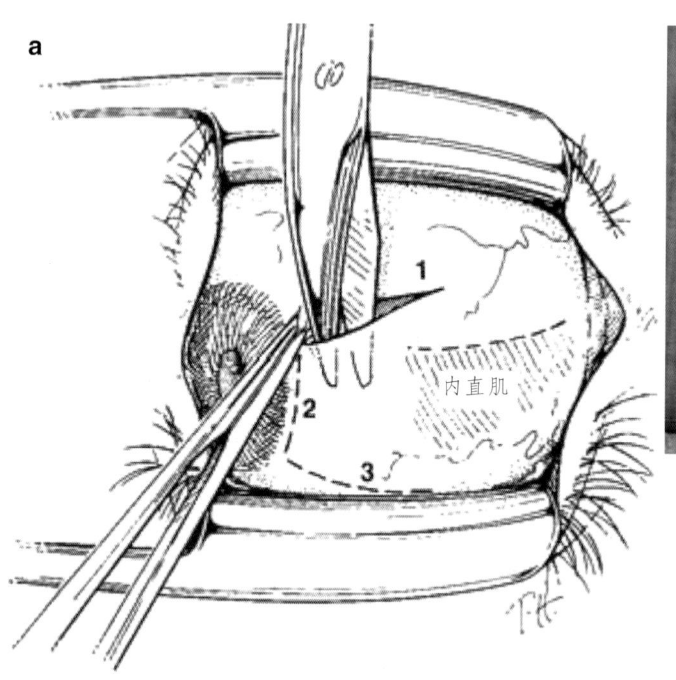

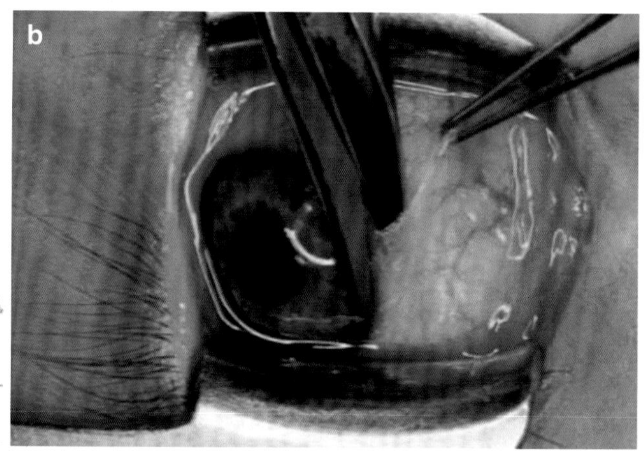

图 10.2 (a)角膜缘切口的 3 个步骤。第一,在穹隆部做一个放射方向翼状切口并将其延伸到角膜缘。第二,在肌肉前方的角膜缘,做角膜缘的结膜切开。第三,在肌肉上方做第 2 个放射方向的翼状切口。根据后方暴露的需要,第 2 个翼状切口是可做可不做的。(b)第 2 步的术中照片,术者在用 Westcott 剪刀做角膜缘切口。

大角度斜视的老年患者中,结膜可能是紧缩的,这些患者是适合结膜后徙的(如在大角度的外斜视中,在外直肌表面的结膜紧缩)。如果结膜紧缩,已经引起对眼球运动的机械限制,需要后徙,那么角膜缘切口是必不可少的。

角膜缘切口是在局部麻醉下进行水平直肌手术的首选,因为它提供了良好的暴露,而不用牵拉肌肉。角膜缘切口的缺点包括:遗留肉眼可见瘢痕,角膜小凹的形成,更多的结膜瘢痕,以及比穹隆手术更多的术后不适。有关手术技巧的细节详见第11章。

10.3.2 穹隆切口或“死胡同”切口

穹隆切口是由Marshall Parks医生设计的。他总结说:“穹隆切口对手术者来说比较困难,但对患者来说更好。”切口是在穹隆的直肌之间进行的(图10.3)。有人称它为“躲猫猫”手术,因为切口小,需要牵拉结膜以获得暴露。穹隆切口的优点包括患者舒适度,小切口瘢痕(隐藏在眼睑下),做切口速度快,在A型和V型的情况下,通过单一切口进入便可同时操作直肌和邻近的斜肌。在二次手术中,穹隆切口是极好的,因为它可以直接暴露后部巩膜,容易钩到和钩全肌肉,而不需要从巩膜面分离前部结膜。斜肌手术首选穹隆切口,因为它提供了极好的暴露。在40岁以下的患者行水平直肌手术时,穹隆切口是作者的选择,以及在任何年龄的患者进行斜肌手术,也选择穹隆切口。缺点包括结膜撕裂的可能,直肌的相对暴露不足。有关手术技巧的细节详见第11章。

10.3.3 跨肌肉切口

俄勒冈波特兰的Kenneth Swan医生设计了这种切口,直接在直肌上切开(图10.4)。跨肌肉切口提供了极好的暴露,并且对于再次手术非常有用,因为它避免了对瘢痕性前部结膜的操作。跨肌肉切口的问题是,如果它对合不良,它会在巩膜止端处留下瘢痕,从而造成外观瑕疵。这个问题在水平直肌手术可能需要考虑,但垂直直肌不需要,因为垂直直肌的手术瘢痕可以被眼睑覆盖。采用跨肌肉切口时,仔细对合结膜是很重要的。图10.4中的这张照片显示了内直肌上方的跨肌肉切口,切口要位于半月皱襞之前,该患者之前有过斜视手术矫正史。

10.3.4 穹隆联合跨肌肉切口

垂直直肌手术和再次手术伴严重的前部结膜瘢痕的情况下,作者首选的是穹隆联合跨肌肉切口。切口从穹隆开始,一直切到巩膜;将肌肉钩住。一旦将肌肉钩住,向肌肉止端方向延伸结膜切口(图10.5)。这种切口特别适用于先前进行过巩膜扣带的视网膜脱离手术的患者,以及大量后徙需要后部巩膜暴露的患者。采用这种切口时,仔细缝合结膜是很重要的。

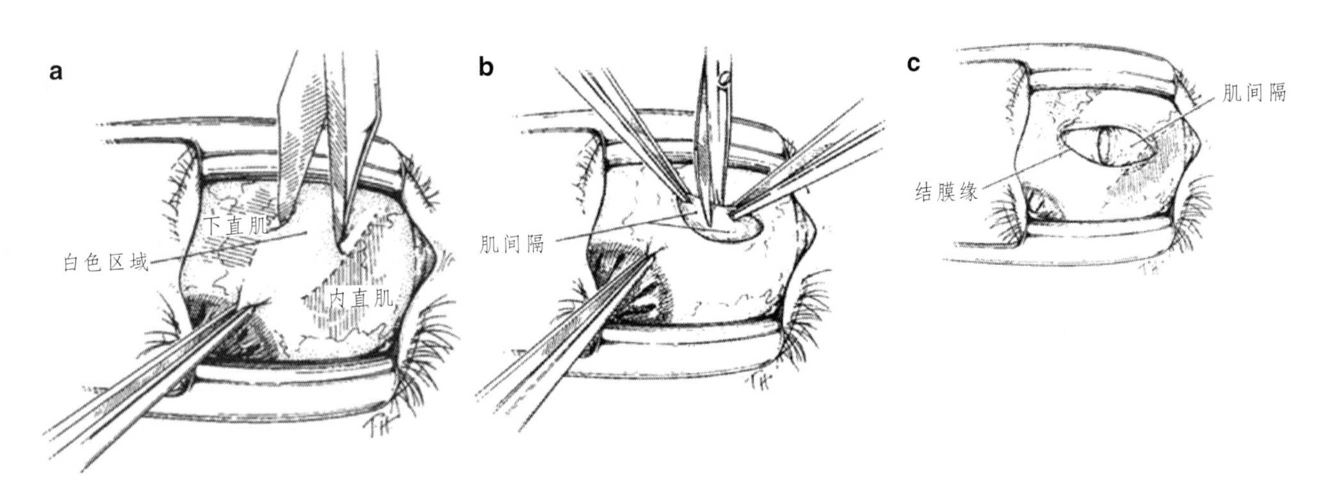

图10.3　穹隆切口有两个步骤:①结膜切口和②肌间隔(前Tenon囊)切口。(a)鼻下方穹隆结膜切口,使用钝的Westcott剪刀在下直肌和内直肌之间做切口。请注意,切口与开睑器平行。(b)肌间隔的切口(前Tenon囊)。注意,该切口垂直于结膜切口。(c)穹隆切口,肌间隔切口垂直于结膜切口。

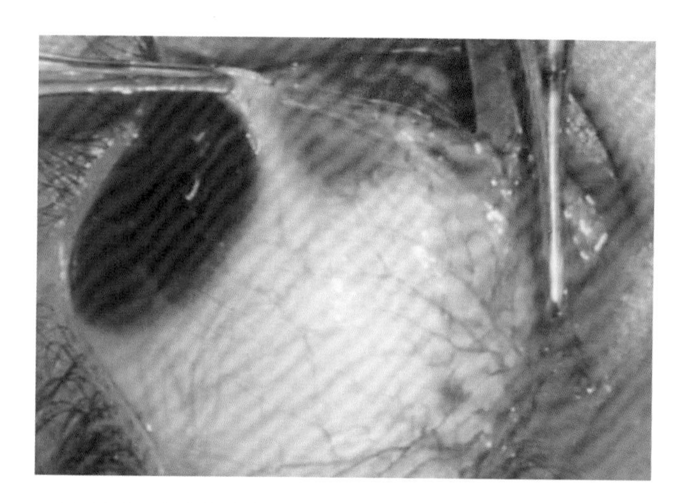

图 10.4 内直肌跨肌肉切口，位于半月皱襞前方 2 mm 处。

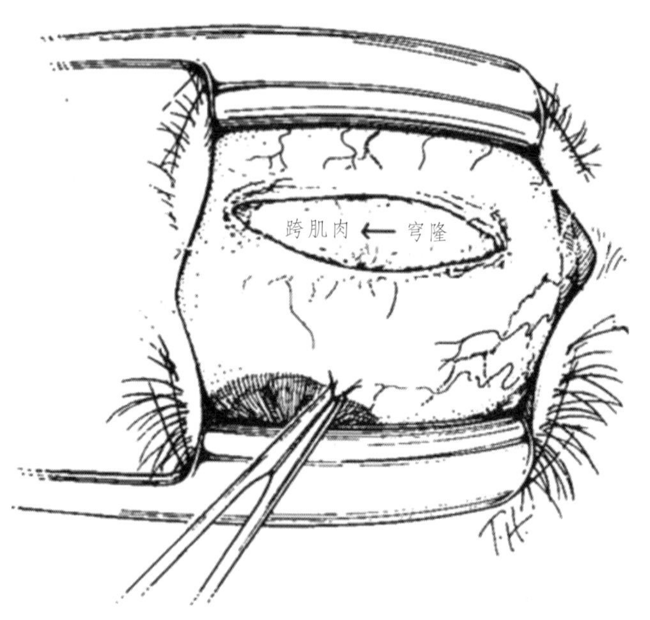

图 10.5 下直肌的穹隆联合跨肌肉切口。

10.4 钩全肌肉

术者使用 2×3 Lester 镊子抓住角膜缘上的结膜牵拉眼球，暴露肌肉之间巩膜象限。轻松钩住直肌的关键是斜视钩到达裸露的巩膜表面，即肌间隔下的区域。如果斜视钩在肌间隔的上方，那么斜视钩无法到达肌肉下方。必须用 2×3 Lester 镊子固定眼球。如果眼球可以自由转动，那么钩肌肉就更像是比赛咬苹果时的场景。一旦确定到达巩膜表面，将 Stevens 斜视钩放置在两条直肌之间，并将斜视钩尖端向下，垂直于巩膜方向（图 10.6）。斜视钩沿巩膜向后推进，然后稍旋转，从直肌边界下方钩住肌肉。斜视钩从垂直于巩膜开始，确保斜视钩的尖端始终与巩膜接触并在肌肉下方滑动。一旦小斜视钩钩住肌肉，松开 2×3 Lester 镊子，将 Jameson 斜视钩穿过肌肉下方，代替 Stevens 斜视钩（图 10.7）。确保 Jameson 斜视钩贴着巩膜，并平行于肌肉止端，以避免撕裂肌肉。

在钩取肌肉的过程中，直肌可能会没有钩全。如没有发现，则手术只操作了部分肌肉，会影响手术结果。通过止点测试（图 10.8）可以确定有无残余的肌肉

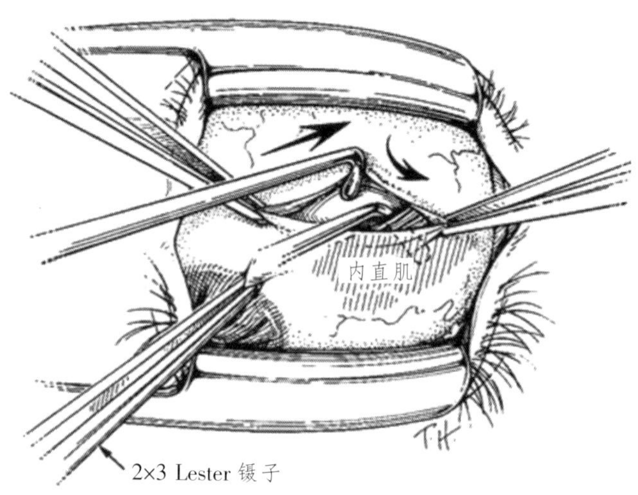

图 10.6 小 Stevens 钩钩住内直肌。注意，斜视钩方向垂直于巩膜。将斜视钩直接向后推向肌止点后（约 7 mm），然后将斜视钩旋转到肌腹下方。

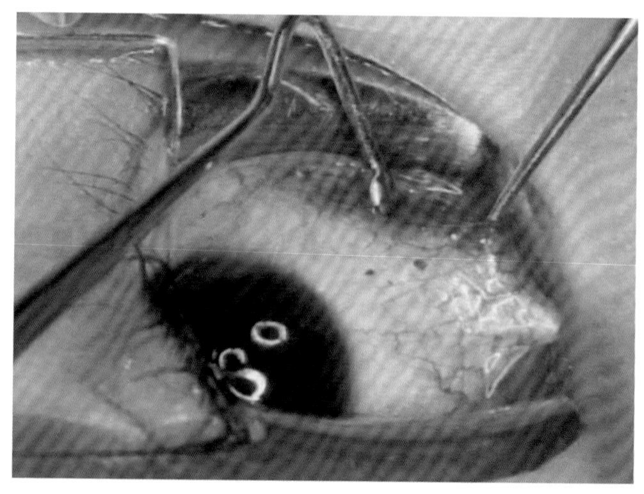

图 10.7 内直肌下的小的 Stevens 斜视钩垂直向上提拉内直肌（向屋顶方向）。大的 Jameson 斜视钩穿过 Stevens 斜视钩的下方，与肌肉止端平行。在 Jameson 斜视钩钩好后，Stevens 斜视钩被移除。

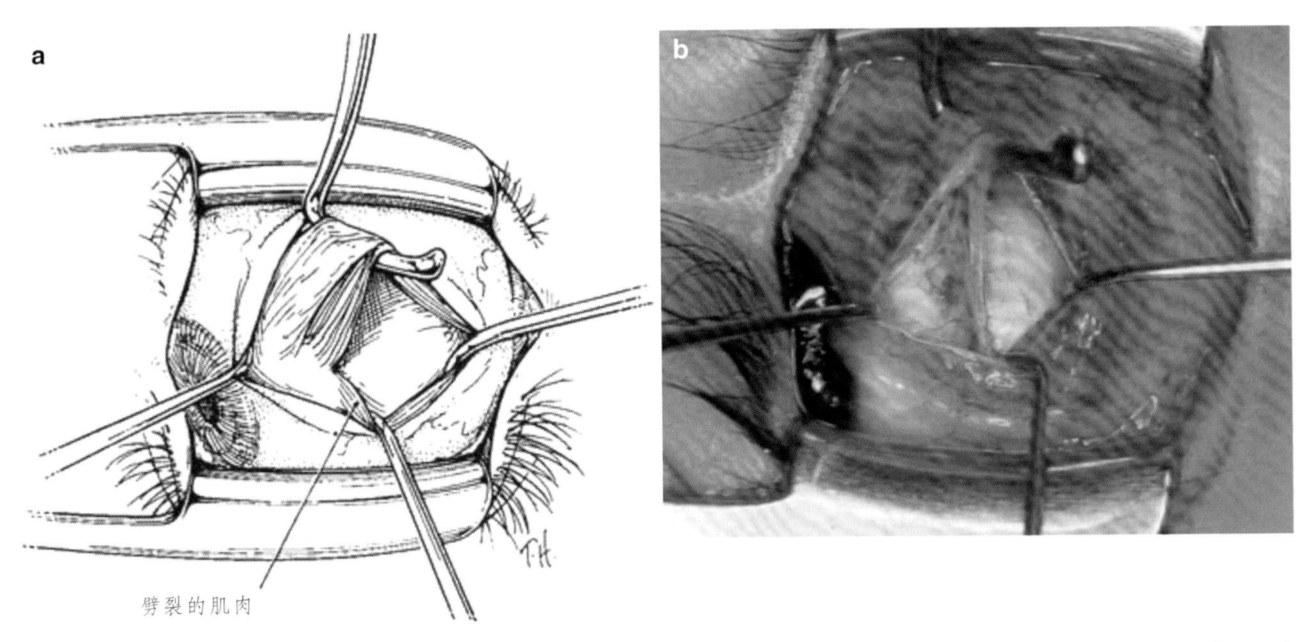

图 10.8 (a)劈裂的肌纤维被 Stevens 斜视钩钩住。(b)相应的照片显示内直肌劈裂。注意:大 Jameson 斜视钩钩上的是内直肌的主体,Stevens 斜视钩钩上的是劈裂的肌纤维。如果术者不小心,劈裂的肌肉可能被误认为残留的前部 Tenon 囊或肌间膜。

纤维。止点试验通过放置两个小 Stevens 斜视钩来暴露整个肌肉止端上缘(即止端的上方)。最靠近角膜的斜视钩(即前面的斜视钩)保持与巩膜垂直,并绕肌肉止端向前方旋转。如果肌肉发生劈裂,Stevens 斜视钩将被残留的肌肉纤维困住,限制了斜视钩的前行。为了矫正这种情况,小斜视钩钩住残留的肌肉纤维,上提,并置于大斜视钩上,与肌肉主体合并。缝合固定劈裂的肌肉纤维和肌肉主体,将肌肉的劈裂部分与肌肉的其余部分合并。只要识别和固定劈裂肌肉,就不会造成任何损害。

10.5 分离肌肉

关于肌肉分离的原则是尽可能少分离。当需要进行后部肌肉分离时(如上下直肌后徙、直肌截除和一些再次手术),肌间隔和翼状韧带的切除应靠近肌腹面,以避免穿透后部 Tenon 囊,眶脂肪脱出。解剖应使用钝的弯曲 Westcott 剪进行(图 10.9)。使用两个小的 Stevens 钩或 Desmarres 拉钩,将前 Tenon 囊和结膜牵拉离开肌肉,暴露翼状韧带。翼状韧带一旦伸展,应贴近肌腹面去除,通过钝性分离或锐性分离均可。以类似的方式分离肌间隔,使用小 Stevens 钩拉直肌间膜,然后锐性分离,贴近肌肉去除肌间隔(图 10.10)。

10.6 肌肉缝线技术

成功的斜视手术需要恰当地缝合肌肉,以防止肌肉滑落或丢失。第一步是去除肌腱表面的前部 Tenon 囊,以便直接观察和操作肌腱纤维。如果肌肉的前端部分有太多残留的 Tenon 囊,那么就不能看到真正的肌腱,并且缝合线可能会错误地缝入前部 Tenon 囊,而没有缝合固定真正的肌腱。当肌肉离断后,它会向后滑回,而术者将前部 Tenon 囊当作肌腱缝合固定在巩膜上。这会产生肌肉滑动,如果是后徙手术就会导致术后过矫,如果是截除就会欠矫。

缝合肌肉后的另一重要的步骤是结扎缝线,恰当到位的缝线,便可以很好地固定肌肉纤维。肌肉由纵向可收缩的纤维组成。部分厚度的缝合线仅能固定表面的纤维,其余纤维在肌肉离断后便可向后滑动(图 10.11)。固定深部纤维是斜视手术最重要的部分。此外,要使用扭结来扎紧肌肉。由于肌肉纤维被错误地缝合,而在术后立即发生肌纤维向后缩回,被称为“肌肉滑脱”。Ludwig 和 Chow[2]描述了后期的肌肉后滑,它们称之为“瘢痕延伸”,瘢痕重塑后,在肌肉完全黏附于巩膜(通常是术后 4~8 周)之前,可吸收缝线溶解是主要的控制因素。直肌后徙术后晚期过矫常发生于术

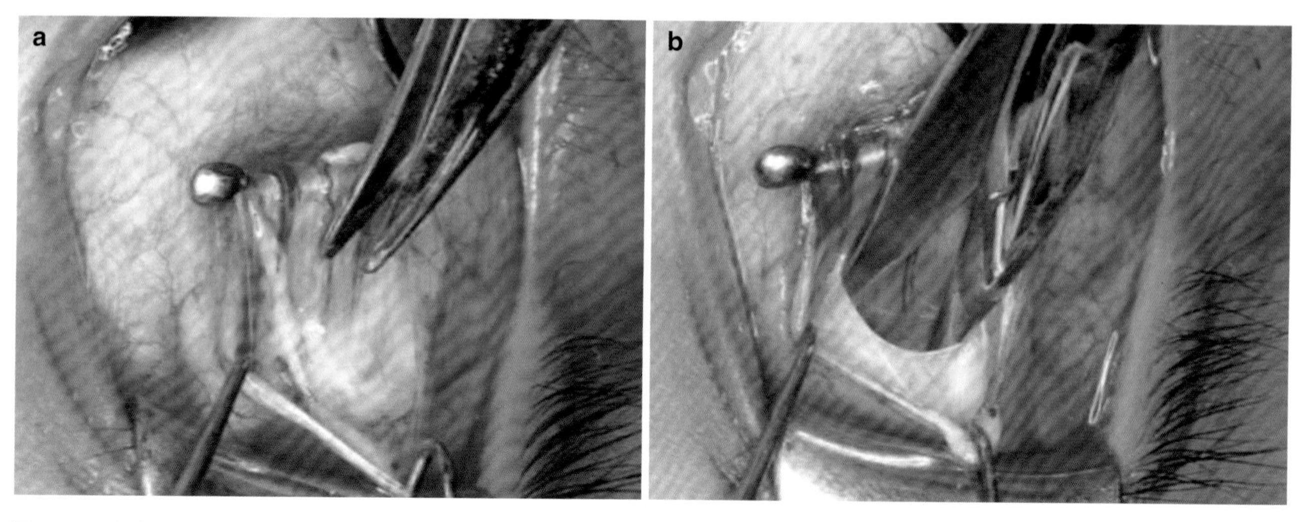

图 10.9 清除右眼上直肌表面翼状韧带的分离技术包括：(a)在结膜和上直肌表面之间的白色组织可见翼状韧带。钝性分离可防止出血并帮助确定分离平面。(b)可见钝性 Westcott 剪在翼状韧带中钝性分离，剪刀尖端向下朝向肌肉面。钝性分离后，残留的纤维可用锐性切除。

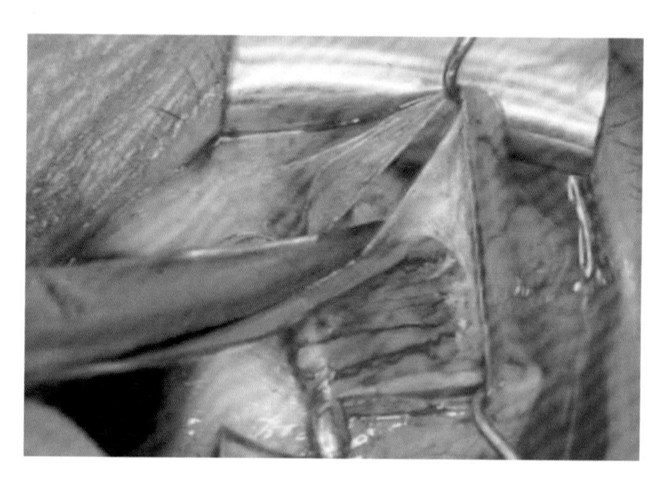

图 10.10 右眼外直肌的肌间隔用 Stevens 钩从巩膜上分离。用 Westcott 剪通过贴近肌腹面来剪除肌间膜。

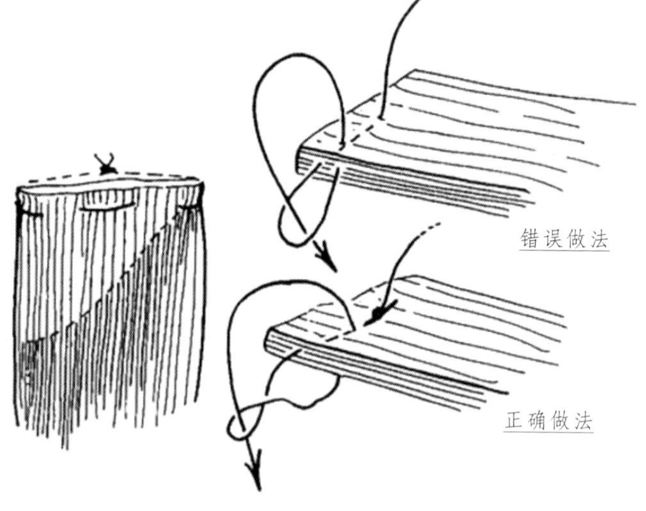

图 10.11 左图显示肌肉已部分滑动，由于深部肌纤维未缝合固定。右上图显示了不恰当缝合：针只穿过部分厚度的肌肉，缝线没有扭转。通常情况下，术者认为肌肉是牢固的，但深层纤维没有锁紧，术后肌肉向后滑动，产生不良的术后效果。在整个过程中将针垂直穿过肌肉表面，以达到全层厚度的缝合锁定。在缝针穿过全层肌肉之前，不要将针倾斜。右下图显示了如何通过缝合做全层锁结。

后 4~8 周[3]。甲状腺相关斜视的下直肌后徙术后期过矫的发生率极高，据报道，使用 Vicryl 可吸收缝合线术后过矫率约为 50%[4]。一些斜视医生建议在患有甲状腺的患者下直肌后徙术时减少后徙量。其他人则主张为甲状腺斜视做双眼下直肌后徙，这样如果肌肉滑脱，双侧都会发生，不会出现上斜视。作者采用不可吸收的缝合线来固定甲状腺相关斜视患者的下直肌，以减少晚期过矫的发生率。

为了改善预后，许多斜视手术医生(包括作者)不断改进缝合技术以确保肌肉的固定。我们现在采用三点固定法缝合(图 10.12)。在肌肉中央，缝合一个 3 mm 宽全层厚度的安全结，系一个方形结。然后在肌肉的每边缝两个 3 mm 宽全层厚度的锁结。在锁结上再打一个扭结以防止锁结松开，这也是有帮助的。这种打结技术可以扎紧几乎所有 10 mm 宽的直肌。

作者使用的缝线材料在过去 10 年中也发生了变

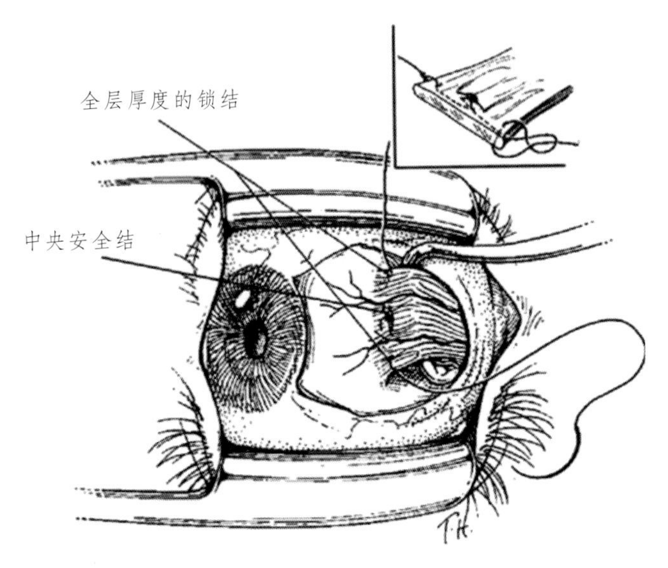

图 10.12 用中央安全结和大的全层厚度锁结在肌肉各边缘的三点固定技术。三点缝线固定既可用于后徙术,也可以用于截除术。

化。作者现在使用 5-0 Vicryl 缝线(代替了 6-0Vicryl 缝线)进行标准的直肌手术。在容易出现瘢痕延伸的病例,例如甲状腺相关斜视的下直肌后徙手术,或加强先前滑脱或丢失的肌肉,作者使用不可吸收的 5-0 Mersilene 缝合线。当使用不可吸收的缝线时,针尖向后走行,使线结置于肌肉新止端的后部。线结埋于肌肉下,这样做有助于遮盖线结,防止晚期线结侵蚀结膜。(参见本章后文巩膜缝线。)

10.6.1 Wright 沟槽斜视钩

缝合肌肉的另一种改进方法是使用 Wright 沟槽斜视钩(Titan 手术器械公司,www.titansurgical.com)。作者(KWW)设计了这种带凹槽的钩子,它在肌肉和巩膜之间提供了一个间隙,可以安全地缝合全层肌肉(图 10.13)。凹槽引导针的方向,既保护眼球免受无意的针刺,同时也使缝线的位置与肌肉巩膜止端的间距保持恒定。常规的斜视钩(如 Green 或 Jameson)需要术者将肌肉向上提起,离开巩膜,暴露肌肉缝合。Wright 斜视钩便于暴露肌肉,肌肉被平铺到术野的中央,而不是像常规斜视钩那样,需要将肌肉从巩膜上提起再进行缝合(图 10.14)。Wright 斜视钩特别适用于缝合紧缩的肌肉。

10.7 巩膜缝针技术

巩膜缝针是斜视手术的一个重要部分,因为巩膜穿孔会导致视网膜脱离,还会导致眼内炎,不过这种情况不常见。与其他眼科手术不同,斜视手术中的巩膜缝针通常在直肌止端后,在巩膜的最薄部分(约 0.3 mm 厚)进行。由于巩膜较薄,所以必须用铲针(即侧刃缝针),穿过巩膜浅层,以避免巩膜穿孔(图 10.15)。

用铲针缝合巩膜时,针尖应朝上,直到针的弧度接触巩膜。然后轻轻旋转针持,让针尖进入巩膜。弧形

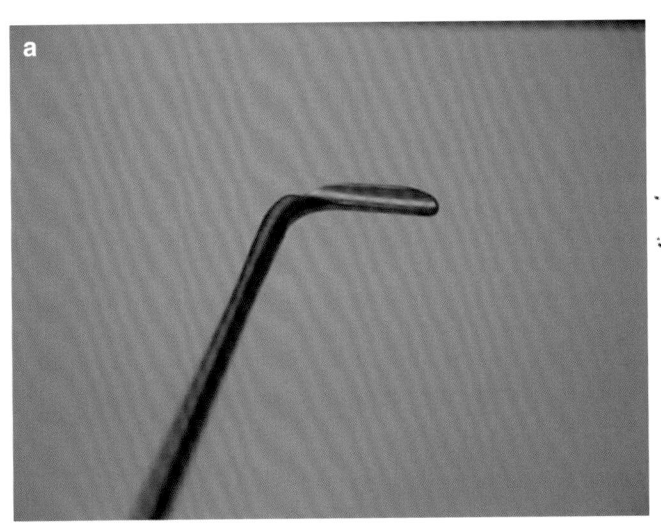

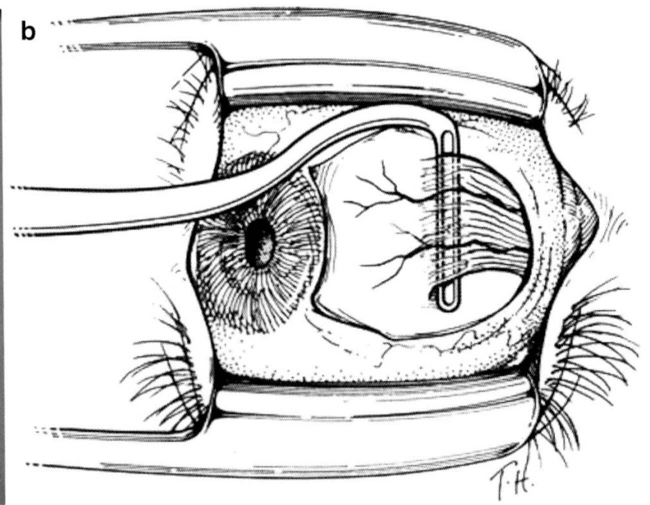

图 10.13 (a)Wright 沟槽斜视钩。注意凹槽朝向手柄倾斜,此设计使得肌肉缝线可以靠近肌止端。(b)Wright 斜视钩钩取直肌。术者可直接在凹槽上缝线。

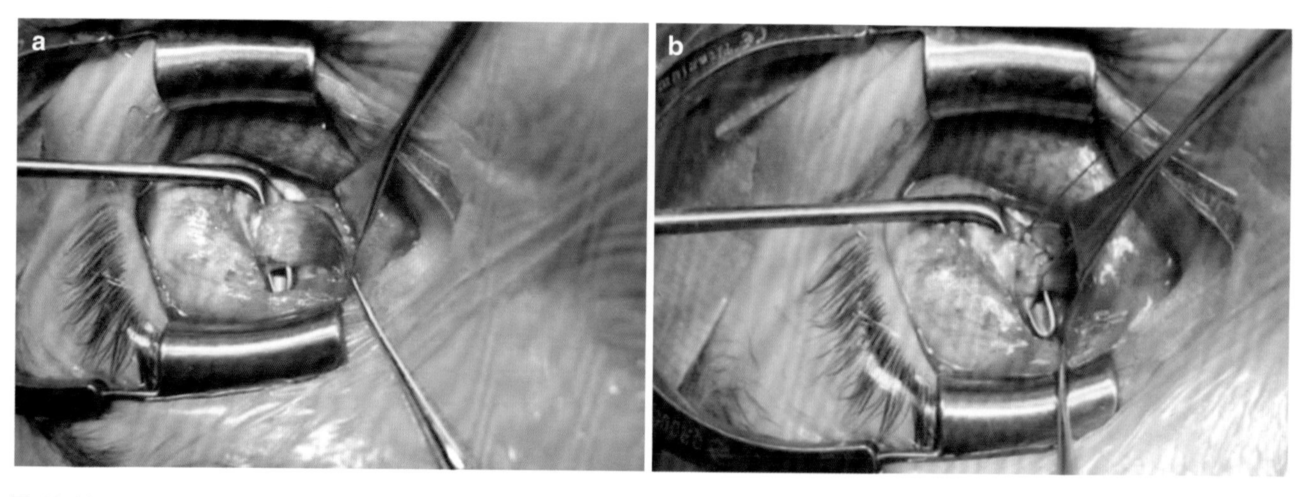

图 10.14 (a)Wright 沟槽钩在挛缩的内直肌下，该内直肌是已经后徙过的。注意，Wright 斜视钩牵拉肌肉时，斜视钩平铺即可暴露挛缩的肌肉，而不是像常规斜视钩(如 Jameson 或 Green)那样，将肌肉提离巩膜。斜视钩沟槽使得三点固定缝针安全缝合穿过肌肉，包括肌肉中央全层缝合的安全结和肌肉两端的锁结。(b)Wright 斜视钩和三点缝线固定，中央安全结和肌肉边缘锁结。沟槽斜视钩在肌肉下方提供一个间隙，以便于安全进行全层缝合，并保护巩膜免受穿孔的可能。

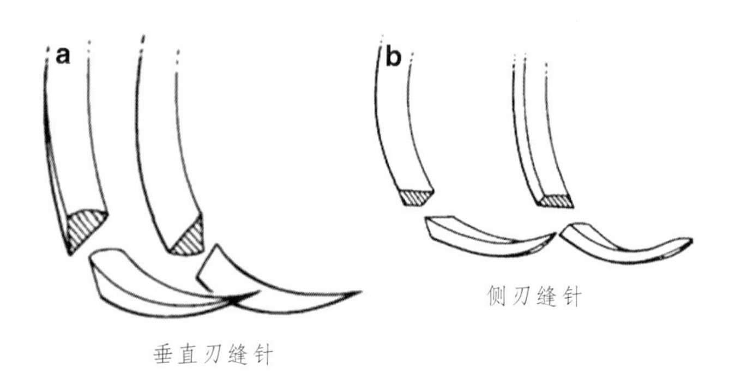

图 10.15 垂直刃缝针(a)垂直向下(左)或向上(右)，不适合巩膜穿行。侧刃缝针或铲针(b)针尖和底部是平坦的，从而最大限度地减少巩膜穿孔或切开巩膜隧道的可能性。

针持可以使针体沿其弧形外缘张开，这有利于将针平坦穿入巩膜。巩膜缝针应该非常表浅，以致缝针的过程中可以看到在相应巩膜处产生隆起。举例来说，缝针穿行的时候要像鼹鼠(鼹鼠的特征为地下浅层掘土前进)，而不是像地鼠（地鼠的特征为向地下深层打洞)。为了获得后部巩膜暴露，向后牵拉结膜和肌间膜时，保持 Stevens 钩紧贴巩膜。不要抬起，如果将结膜从巩膜上提起，会影响缝合过程，并迫使术者在狭窄的“洞”中操作(图 10.16)。

通常的巩膜缝针，针体方向向前，朝向角膜，如图 10.17 所示。该技术将缝线结置于肌肉前方，适用于可吸收缝合线。然而，不可吸收的缝线结具有侵蚀结膜的可能，经过几个月后，可穿出结膜。为了避免晚期侵蚀，将针体方向朝后，使线结埋于新肌肉止端的后面(图 10.18)。

10.7.1 孔膜通路的黑色针

创建巩膜通路是斜视手术中最精细的操作，因为在直肌连接处后部巩膜最薄。需要用侧切针(又称刮刀针)来降低穿入眼球的风险。但是即使使用刮刀针也很难创建巩膜通路。一个困难是因为在白色巩膜中不容易观察到普通银色钢针，因此很难判断巩膜通路的深度。作者(KWW)研发了一种黑色的刮刀针(专利申请中)，更易在白色巩膜中观察到。黑色的针与周围白色巩膜形成对比，提高了针的可视性。这种针有一个宽阔的底部，有助于分离巩膜板层，防止巩膜穿孔。宽底黑色刮刀针是一种有前景的创新，可以提高创建巩膜通路的安全性。

10.8 肌肉后徙的要点

10.8.1 中央肌肉下垂

如果直肌宽度没有广泛展开，则会出现多余的肌肉，形成中央肌肉下垂，造成比预期更大的后徙。通过充分分离肌肉止端的两个止点，缝扎中央的肌肉，同时安全打结，可以防止中央肌肉的下垂。中央肌肉的下垂可以用固定肌肉的相同缝线来矫正，但不要从线

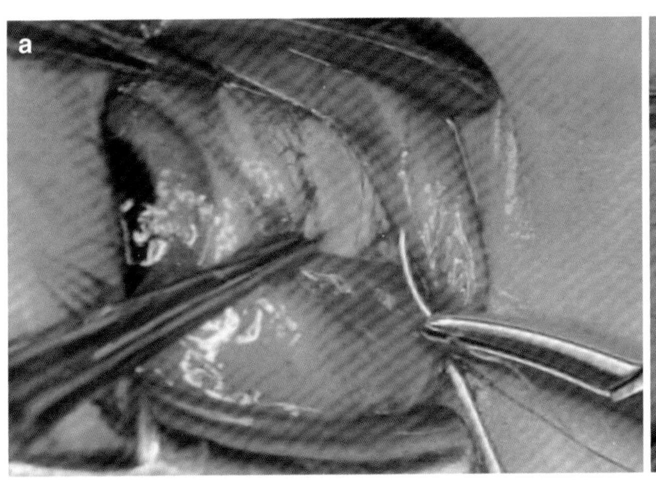

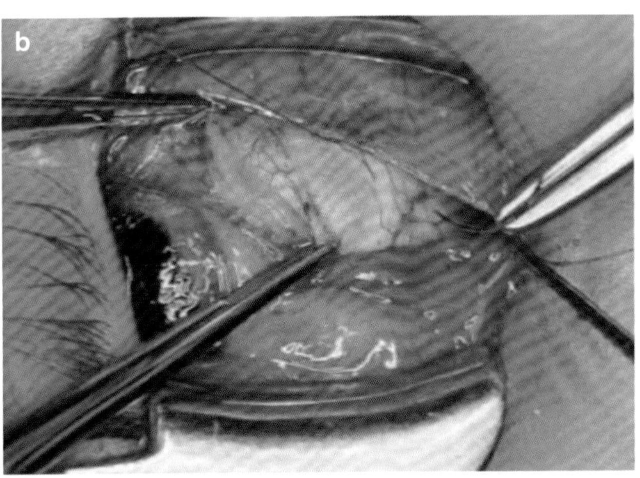

图 10.16　(a)后方暴露和巩膜缝针的正确方法。用小 Stevens 钩牵拉结膜、肌间隔和外直肌离开缝合区,斜视钩平放在巩膜表面。使用弯曲的针持,针尖朝上,针体弧线背离巩膜以接触缝合区。(b)后方暴露和巩膜缝针不正确的方法。结膜不要从巩膜上抬起,因为这会形成一个洞,使巩膜缝合变得困难,针尖直接向下去接触巩膜缝合区很危险,如果患者突然起身或镊子滑脱,则增加了巩膜穿孔的风险。

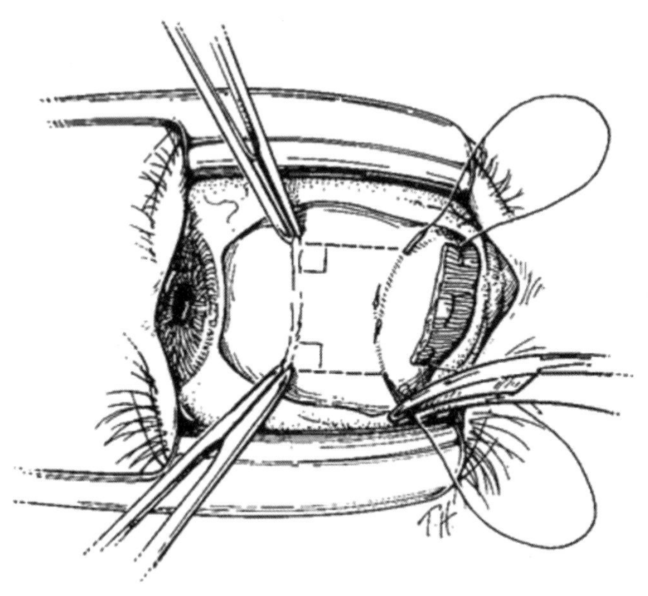

图 10.17　标准巩膜缝针的示意图,针尖向前朝向角膜。该技术用于使用可吸收缝合线的大多数后徙手术中。

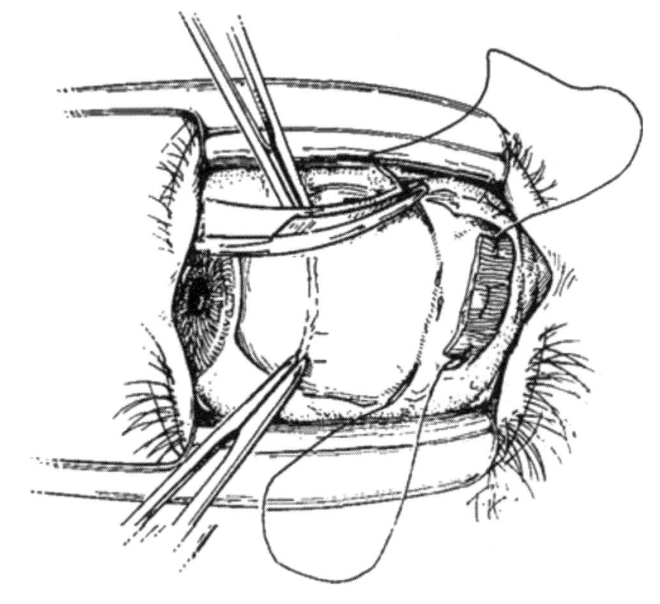

图 10.18　示意图展示了巩膜缝针时,针尖方向朝后,以保持线结靠后,并将线结埋于肌肉下方。该技术用于防止不可吸收的缝线线结侵蚀,穿破结膜。

结上剪断缝线和针头(图 10.19)。

10.8.2 缝线松脱

在结扎缝线固定肌肉位置时,缝线偶尔会滑脱,导致肌肉止点滑动到预期的位置。此时可以通过将打结的双针缝线的其中一端穿过巩膜止端来矫正(图 10.20)。

10.9 被动牵拉试验

10.9.1 直肌

如果有证据表明运动受限或者非一致性,则应始终进行直肌的牵拉试验(图 10.21)。如果在被动牵拉

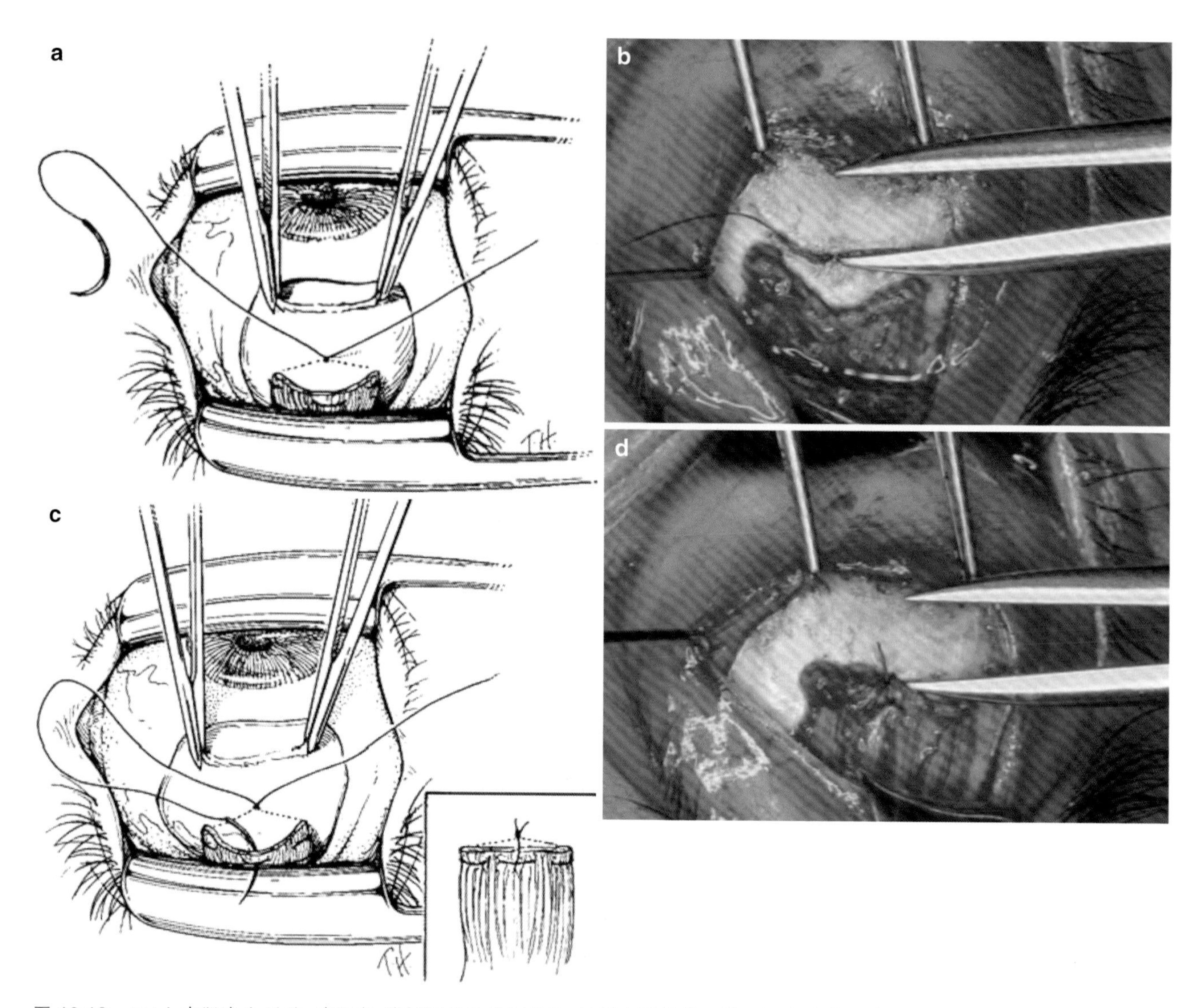

图 10.19 (a)上直肌中央下垂。请注意,线结留出的缝线很长,针留在缝线的一端。(b)相应的照片显示上直肌中央有 3 mm 的肌肉下垂。卡尺的标记量是预期的后徙量,但肌肉的中央部位于此标记之后。(c)当针仍然附着在巩膜结上时,将缝线的一端穿过原始缝线后面的肌腹的中央部分。拉起缝线以推进肌肉的中央方向。将缝合线的两端系在一起以将肌肉固定到位。插图显示了最终的结果,中央缝线支撑肌肉中部。(d)照片显示中央肌肉下垂已经矫正后的上直肌。卡尺度量显示适当的后徙量。

试验操作过程中无意向深部的眼眶下压眼球,则直肌会松弛,从而导致牵动眼球感觉正常,即使存在痉挛的直肌。当再次手术时牵拉眼球受限的程度没有改善,提示存在非直肌来源的限制,例如球周粘连(脂肪黏附或纤维条索,图 10.22),或者是斜肌的限制,例如布朗综合征中痉挛的上斜肌。

10.9.2 斜肌

由 David Guyton 医生[5]设计的强化的被动牵拉试验,是通过测试斜肌的张力或紧张度。以上斜肌为例,但同样的原则可以应用于下斜肌。

10.9.2.1 上斜肌肌腱

图 10.23 显示了对于上斜肌肌腱紧张度的强化的被动牵拉试验测试。这是一个具有较高特异性和敏感性的测试,用于确认整个上斜肌肌腱是否已被切断。

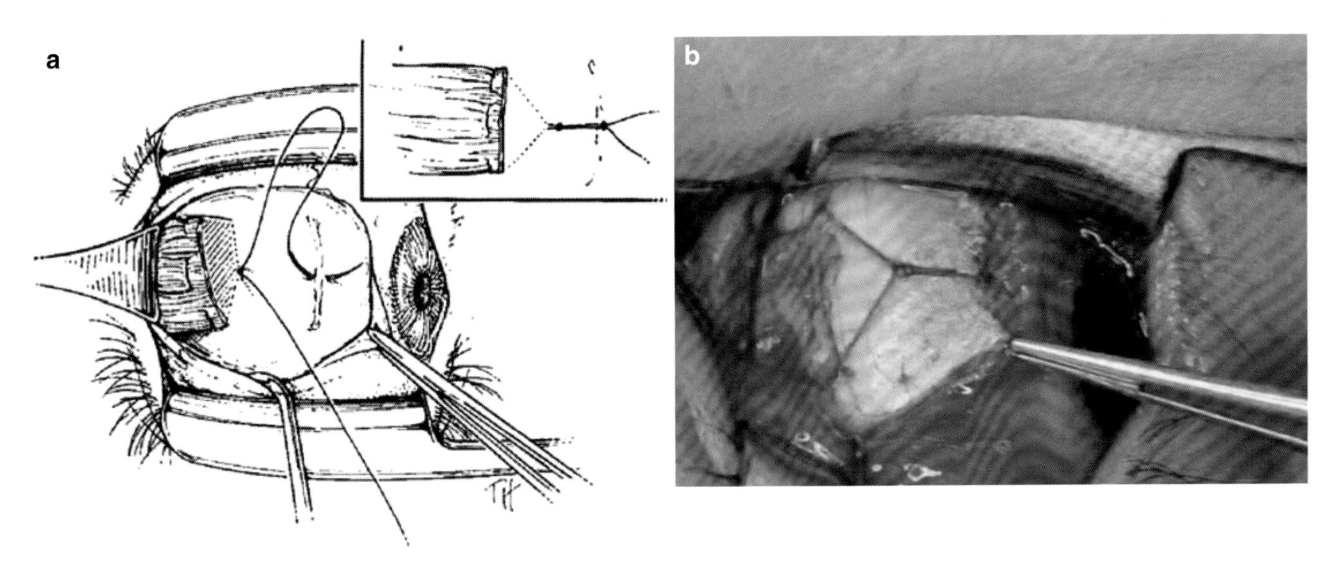

图 10.20　(a)该图显示了右内直肌下方止点缝线松脱。来自打结的双针缝线穿过巩膜止端。拉起并收紧这根缝线,即可将肌肉止点重新固定。插图显示原始的线结朝向肌肉止端方向前移,从而推进肌肉止点重新固定。(b)照片显示松弛的缝线加强之后的情况。

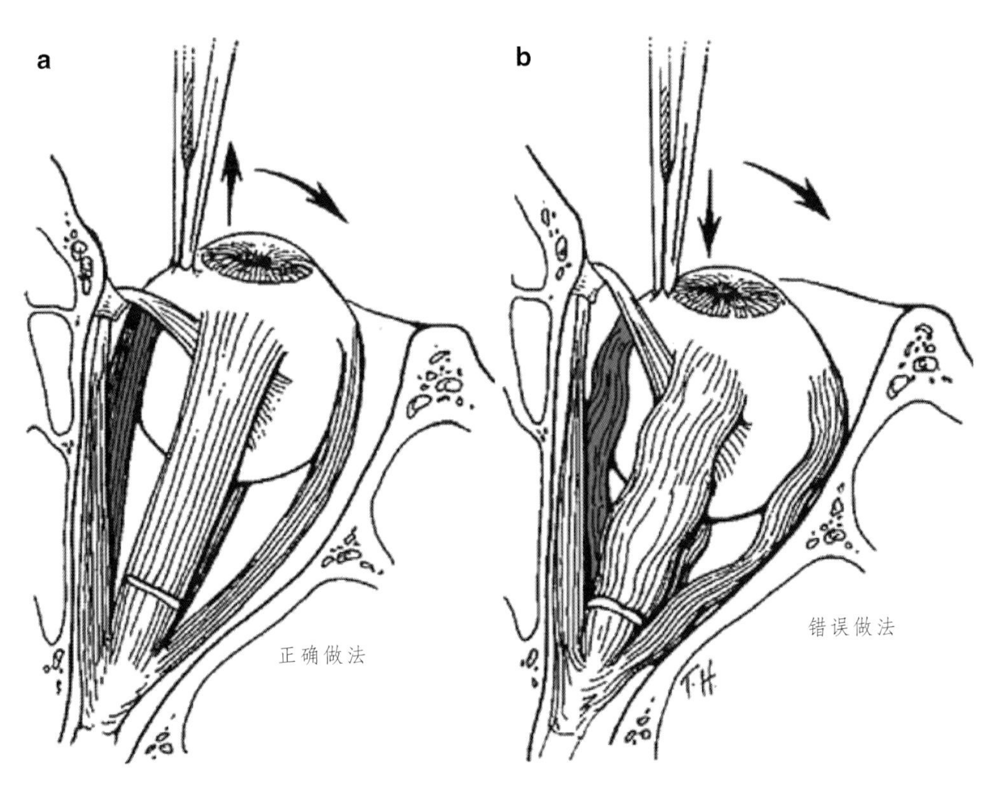

图 10.21　(a)用 2×3 Lester 镊子牵拉角膜缘做直肌牵拉术,角膜缘处的结膜黏附在巩膜上,抓住此处即可抓住眼球。首先,提起眼球,然后将眼球拉离被测肌肉,从而使直肌伸展。该操作可以检查出肌肉受限或挛缩,即使是轻度的。该图中的内直肌(阴影)痉挛。(b)检查直肌受限的不正确的操作技术。请注意,眼球下压也会导致直肌的医源性松弛,即使内直肌是痉挛的,也可导致正常的牵拉试验结果。

10.9.2.2 下斜肌

下斜肌通过后倾向下牵拉,并且眼球内转和内旋。然后牵拉眼球,从内眦沿颞下方,迅速扫至外眦。在这种操作过程中可以感觉到颠簸,因为下斜肌滑过球壁的下部。来自下斜肌的颠簸感比上斜肌腱的会更平滑、更轻微。

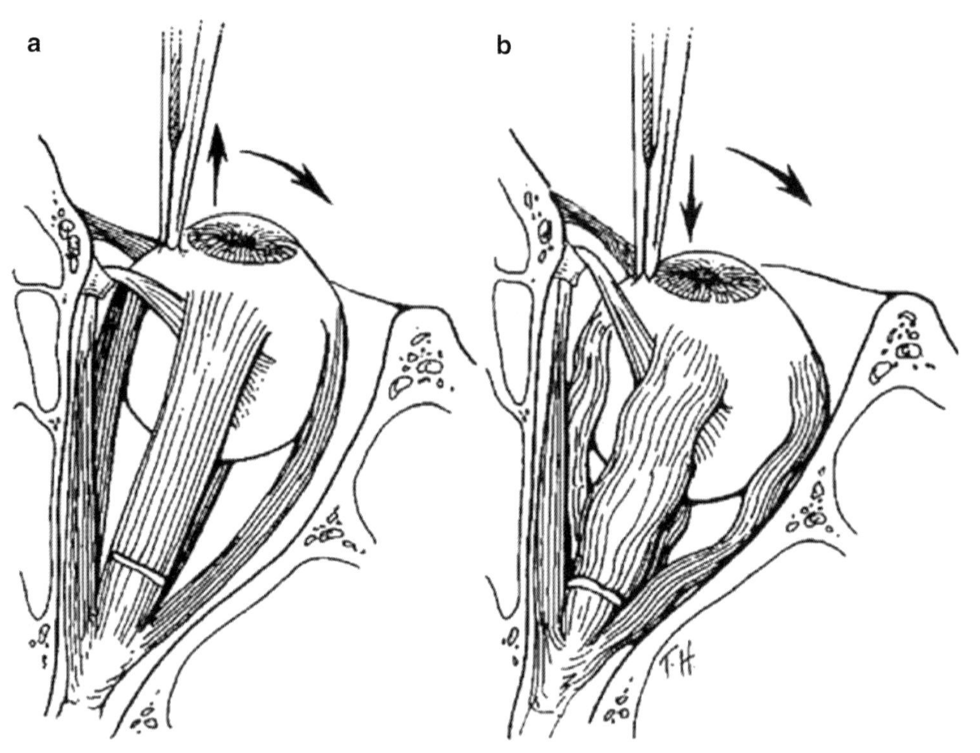

图 10.22 眼球前部和内侧眶骨壁纤维化粘连。请注意,无论眼球被提起(a),还是被压下去(b),被动牵拉试验都是阳性的。这表明存在非肌肉的限制,眼球和眶壁的粘连。

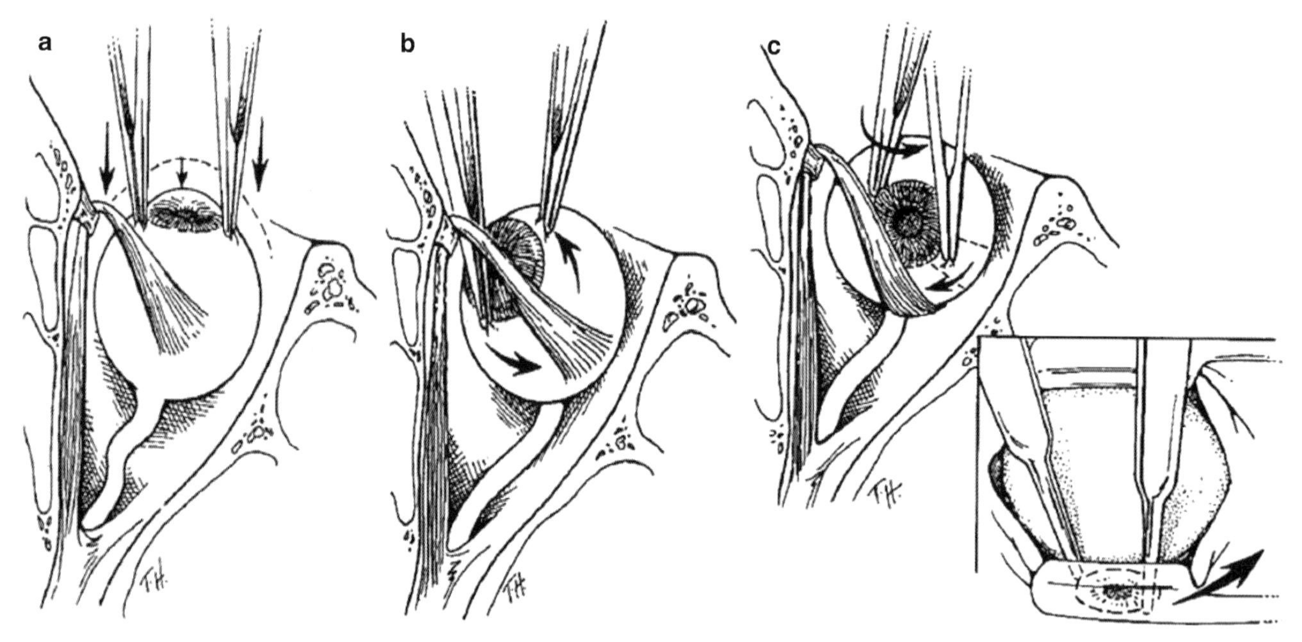

图 10.23 用固定钳(如 0.5 Castroviejo 镊子)在 3 点钟和 9 点钟抓住眼球,并将眼球直接推回眼眶(a)深部,使上斜肌肌腱伸直。眼球再次拉伸会拉伸上斜肌,使直肌松弛。在进行再次手术时,向内转动眼球,然后外旋,直到感觉到上斜肌肌腱的张力(b)。保持下压和外旋的位置,眼球从内眦向外眦扫过,保持角膜跟随上眶缘的弧度方向一致(c)。在这种操作过程中,当上斜肌肌腱滑过眼球顶部时,术者可以感觉到紧绷的感觉。眼睛几乎会停住,然后以特征性颠簸,从肌腱上方通过。在整个过程中保持轻微的提拉张力,以便感受到肌腱的隆起。如果在完全上斜肌切开术后进行这种操作,则眼球可以顺利地向上和向外扫过,一直到达外眦,没有肌腱隆起。以术者的视角观看(插图),眼球沿着上眶缘向外眦平滑移动,直到上斜肌肌腱滑过眼球顶部。

参考文献

1. Eustis HS, Rhodes A. Suture contamination in strabismus surgery. J Pediatr Ophthalmol Strabismus. 2012;49:206–9.
2. Ludwig IH, Chow AY. Scar remodeling after strabismus surgery. J AAPOS. 2000;4:326–33.
3. Wright KW. Late overcorrection after inferior rectus recession. Ophthalmology. 1996;103:1503–7.
4. Hudson HL, Feldon SE. Late overcorrection of hypotropia in Graves ophthalmopathy. Predictive factors. Ophthalmology. 1992; 99:356–60.
5. Guyton DL. Exaggerated traction test for the oblique muscles. Ophthalmology. 1981;88:1035–40.

第 11 章

直肌后徙术

本章将详细描述直肌后徙术的手术过程，涉及两种结膜切口入路：穹隆切口和角膜缘切口。

11.1 穹隆切口手术

学习穹隆切口手术稍微有些困难，但是一旦熟练掌握，便能提供极佳的眼外肌手术入路。与角膜缘入路不同，穹隆切口可以藏在眼睑下面，患者术后无不适感。由于角膜缘处结膜未经触动，消除了角膜小凹的形成可能，同时外观完美。穹隆切口适合再次手术，尤其当初次手术是角膜缘切口时，因为穹隆切口位于肌肉止端之后，这避免了前部结膜瘢痕，可以直接暴露肌肉。本章将详述 Marshall Parks 医生出色穹隆结膜切口入路。

当做好穹隆切口后，获得恰当术野暴露的策略是向肌肉止端牵拉切口，同时旋转肌肉至切口。当术者和助手配合熟练后，穹隆切口可以提供极好的暴露。穹隆切口应避免用于 40 岁以上的患者，因为其结膜薄弱并且易于撕裂。（更多关于结膜切口的内容详见第 10 章。）

一个穹隆切口至少可以操作两条肌肉，鼻下方切口可以做下直肌和内直肌。颞下方切口可以做下直肌、上直肌和下斜肌。颞上方切口可以做上直肌、外直肌和上斜肌肌腱。鼻上方切口可以做内直肌、上直肌和上斜肌肌腱的鼻侧部分。对于水平直肌手术，建议在下方穹隆做切口。

无论何种切口，肌间隔和翼状韧带的后部分离或“清理”都不是必须完成的，也不会增加后徙的效果。上、下直肌的后徙需要一定程度分离后部附着筋膜，以防止继发的睑裂变化。（见本章结尾处 11.4。）

11.1.1 手术技巧

图 11.1 至图 11.18 以左眼内直肌后徙为例，演示穹隆切口手术过程（术者视角）。

11.2 角膜缘切口手术

在所有的结膜切口中，角膜缘切口暴露直肌的范围最大，并且最简单易学。角膜缘切口最适合 40 岁以上患者，他们的结膜通常脆弱，如果做穹隆切口，牵拉时容易撕裂。在年龄大的患者，首选角膜缘入路手术，并且通常采用双侧翼状切开。（有关结膜切口的内容详见第 10 章。）

11.2.1 手术技巧

图 11.19 至图 11.27 以左眼内直肌后徙为例，采用双侧翼状切开的方式演示了角膜缘切口手术（术者视角）。

11.2.2 角膜小凹的形成

角膜缘切口的一个不常见但是很重要的并发症是角膜小凹的形成。角膜小凹是指角膜缘处的角膜变薄。角膜小凹发生在邻近结膜隆起的地方，通常是由于缝线过紧而致的结膜隆起。产生原因是结膜隆起破坏了原本均匀一致的泪膜层。治疗的首选是加压包扎或者用人工泪液。如果角膜小凹持续不能恢复，就要将相邻的结膜隆起去除。

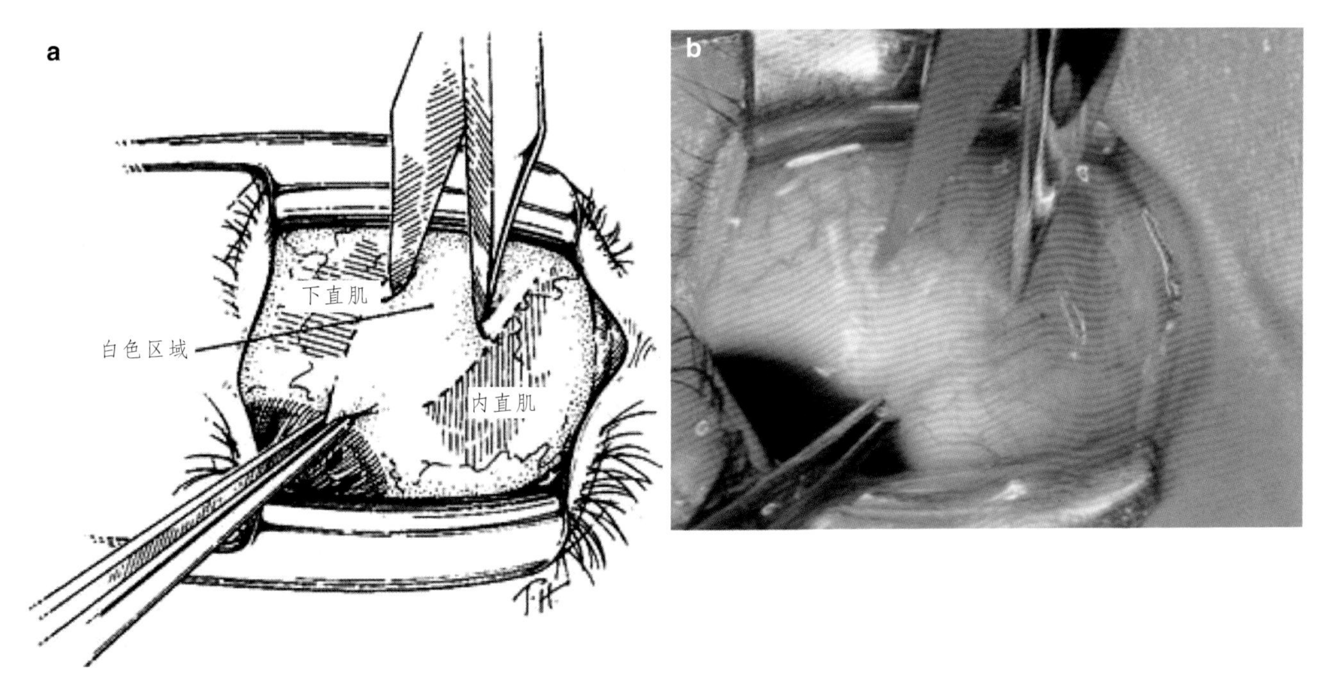

图 11.1　(a)2×3 Lester 镊子向外上牵拉眼球，暴露鼻下象限，并稳定眼球。在下直肌和内直肌之间的白色区域，约角膜缘后 8 mm 处直接切开结膜。切口从下直肌延伸至半月皱襞前 1~2 mm。(b)初始切口的位置和方向。注意，切口方向平行于开睑器，在眶脂肪垫之前。应避免切到眶脂肪和皱襞。

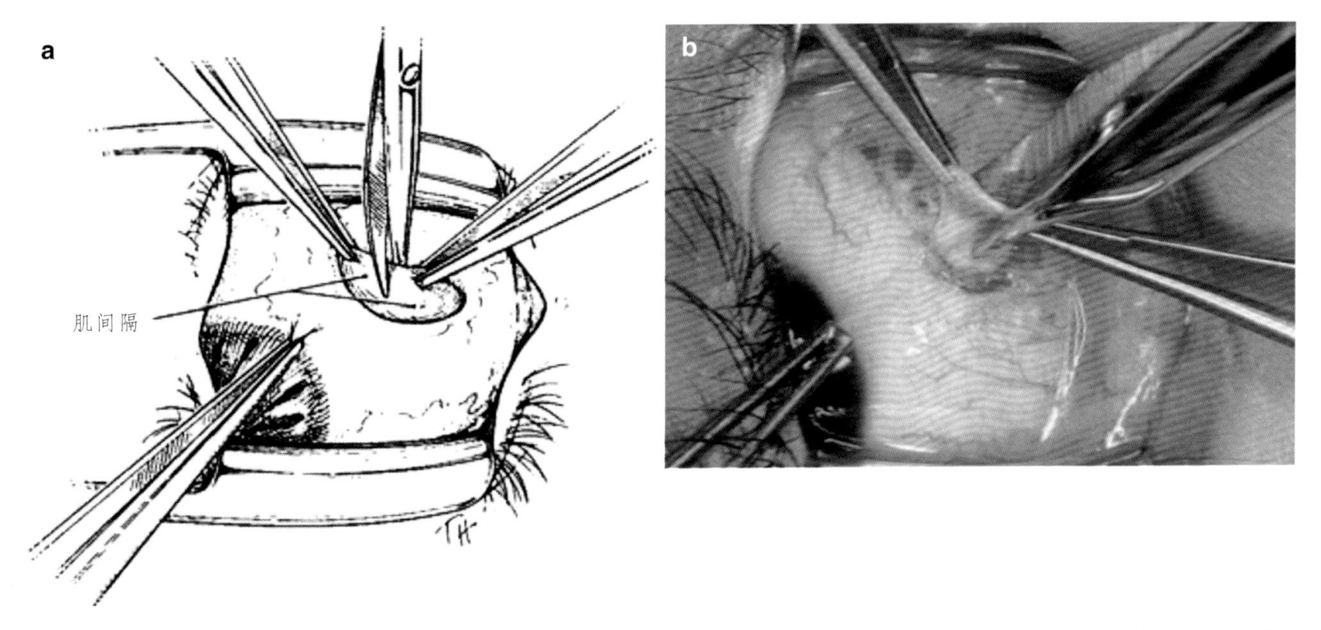

图 11.2　(a)眼球向外上牵拉。两把 0.3 Castroviejo 镊子提起肌间隔形成“帐篷”状，“帐篷”顶部平行于结膜切口，用钝 Westcott 剪子切开肌间隔，从“帐篷”之间垂直切开，确保剪子两个尖端下压接触到巩膜再切开。这一步骤产生了肌间隔切口，垂直于结膜切口。剪子紧压向巩膜可以一次切开多层肌间隔，直接暴露巩膜。切开肌间隔到巩膜只能用钝 Westcott 剪子。(b)用钝 Westcott 剪子切开肌间膜。

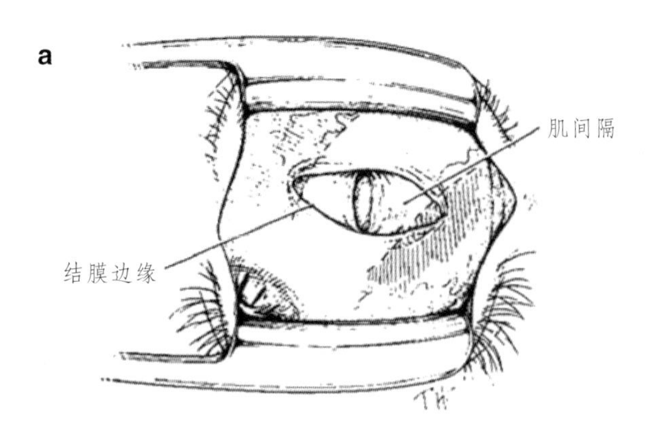

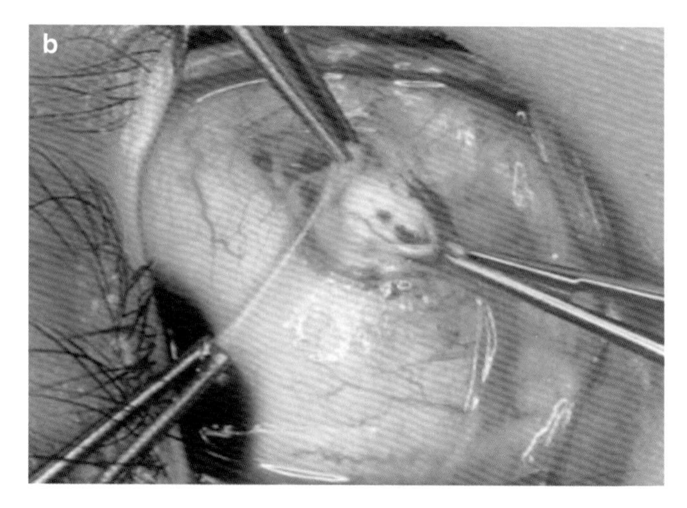

图 11.3 (a)水平结膜切口的位置和其内垂直的肌间隔切口。切开全部层厚的肌间隔暴露巩膜表面很重要。(b)穹隆切口,暴露巩膜表面,两个镊子抓持着肌间隔。

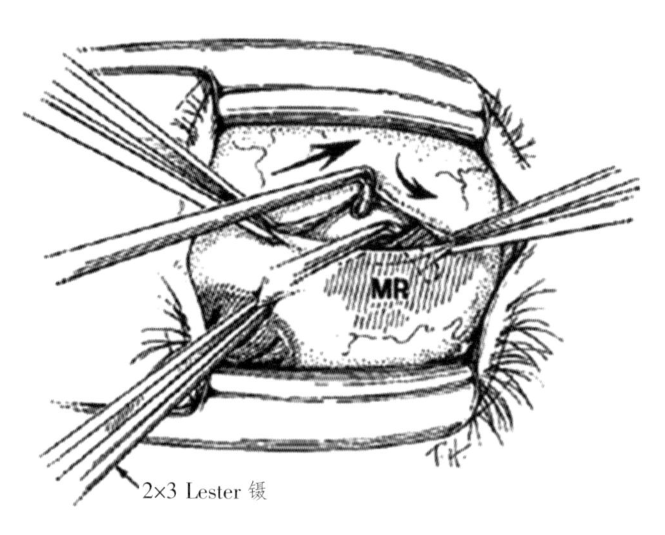

图 11.4 2×3 Lester 镊子稳定眼球于外上转位,小 Stevens 钩钩取肌肉。Stevens 钩垂直巩膜,贴巩膜向后伸,然后向上旋转斜视钩进入内直肌下缘之下(箭头)。开始时斜视钩垂直于巩膜,斜视钩的尖端能始终保持接触巩膜,并滑行至肌肉下方。

11.3 悬吊技术

因为悬吊缝线的结果不稳定(图 11.28),所以我们尽量避免应用悬吊技术。小量后徙(<5mm)时,悬吊技术易发生过矫,因为总是会出现中央肌肉下垂。固定缝线技术可以避免中央肌肉下垂,因为肌肉两个止点被广泛分开,并锚定在巩膜上。术后悬吊后徙的肌肉可能会向前爬行,减少了预期的后徙量。一条正常直肌可以悬吊后徙的量约为 6 mm,除非肌肉紧缩在一起。另外一个问题是因为肌肉没有固定在巩膜上,有远期瘢痕延伸肌肉滑移的可能。除非在如下描述的一般情况下,否则按照后徙计划将肌肉直接缝合到巩膜上是更好的选择。

悬吊技术治疗视网膜脱离术后斜视的患者非常有用。360°的硅胶带会挡住巩膜缝针的位置。悬吊技术可以将肌肉缝线固定在巩膜扣带之前,肌肉置于扣带之后。悬吊可以用不可吸收缝线,如果需要再次手术,利用缝线可以很容易找回肌肉。巩膜穿孔危险度高的患者,例如高度近视或者其他巩膜薄弱的病例,悬吊缝线技术也很重要。对于后部巩膜缝线困难或不能缝线的病例,可以应用悬吊缝线技术。在肌肉张力紧的病例中,因为肌肉离断后向后回缩会使后徙手术变得困难,这时应用悬吊缝线技术也很有帮助。

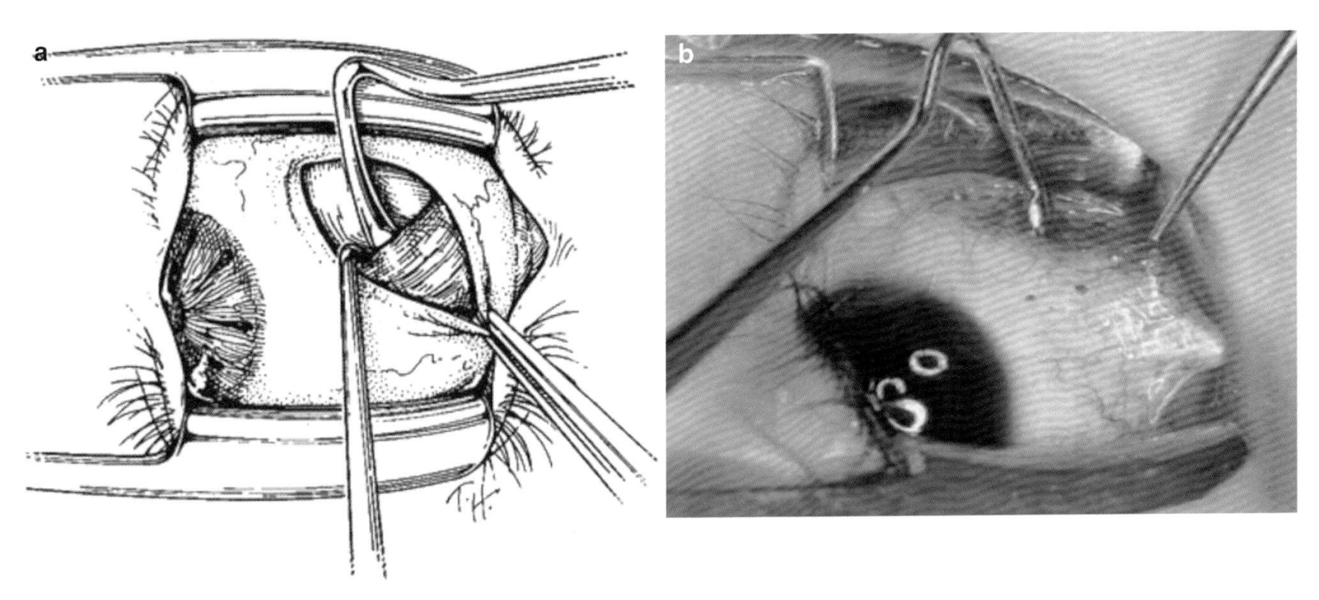

图 11.5 (a)小斜视钩钩到肌肉后，释放 2×3 Lester 镊子，Jameson 斜视钩从肌肉下方穿过，替换小斜视钩。确保 Jameson 斜视钩紧贴巩膜，垂直于肌肉纤维，避免劈裂肌肉。(b)小 Stevens 斜视钩在肌肉下方，向上提拉肌肉离开巩膜。大 Jameson 斜视钩准备从 Stevens 斜视钩下方穿过肌肉，平行于肌肉止端。Jameson 斜视钩到位后，去除 Stevens 斜视钩。

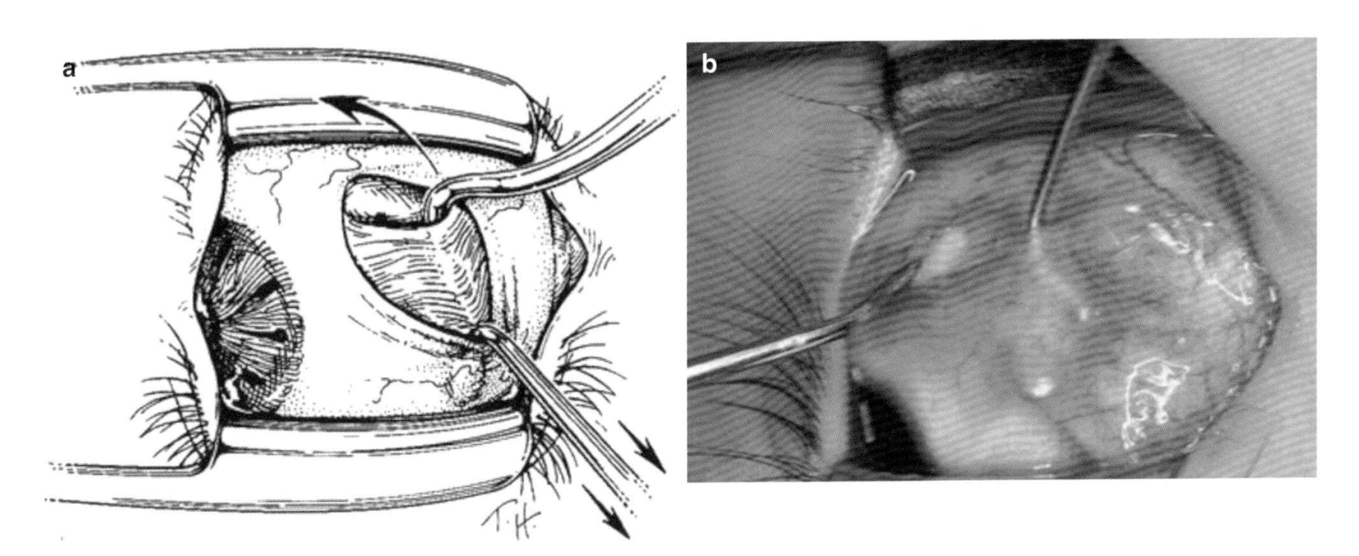

图 11.6 (a)钩全肌肉后，牵拉切口处结膜越过 Jameson 斜视钩的尖端，暴露整体肌肉。将小斜视钩置于结膜切口的鼻侧端，放平斜视钩于肌肉表面，牵拉结膜越过 Jameson 斜视钩的尖端。这是一个双手技巧，Jameson 斜视钩向下旋转，并向外转朝向切口，而小 Stevens 斜视钩同时向上牵拉结膜，越过 Jameson 斜视钩的尖端（箭头）。(b) 小 Stevens 斜视钩在结膜下，缓慢滑动牵拉结膜至 Jameson 斜视钩的球状尖端。Jameson 斜视钩同时下旋和外转，这样球状尖端朝向切口旋转。保持 Jameson 斜视钩的尖端朝上，以防止部分肌肉纤维从斜视钩的末端滑落。

11.4 垂直直肌后徙

11.4.1 上直肌

上直肌通过筋膜组织连接于下方的上斜肌和上方的提上睑肌。上直肌的后徙可以导致上睑退缩，因为后置的上直肌会向后牵拉上睑。分离上直肌后部和眼睑之间的附着组织对于避免上直肌后徙术后眼睑退缩非常重要。分离时贴近上直肌，以避免穿破肌肉袖套和 Tenon 囊。破坏 Tenon 囊可以导致脂肪与肌肉或眼球粘连，引起术后眼球运动限制。

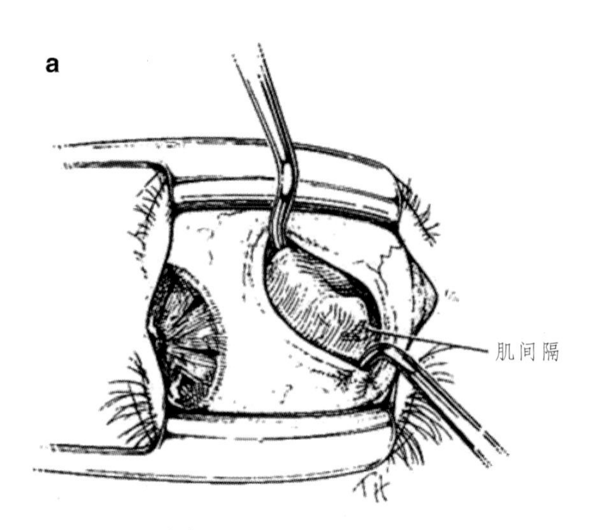

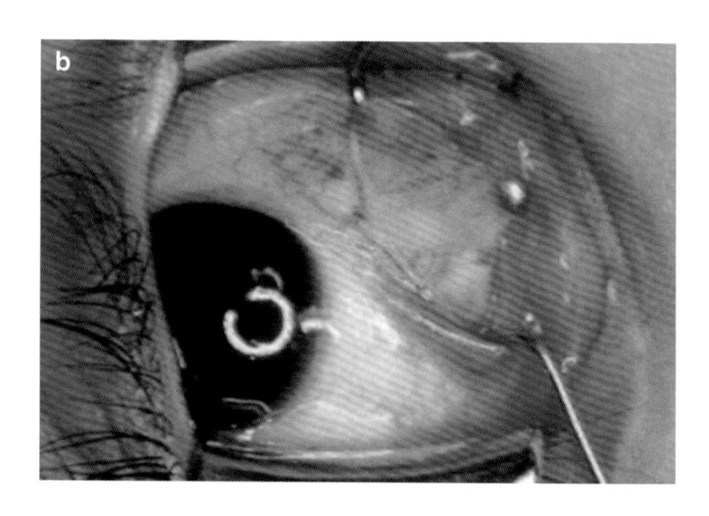

图 11.7 (a)小斜视钩牵拉结膜越过 Jameson 斜视钩的球状尖端。注意,小斜视钩尖端的位置是垂直的,与 Jameson 斜视钩的末端相对。Jameson 斜视钩末端的组织是鼻上方的肌间隔。(b)结膜越过 Jameson 斜视钩的末端。Jameson 斜视钩尖端向上,并向下旋转至初始切口区。Jameson 斜视钩球状尖端处的白色组织是鼻上方的肌间隔。

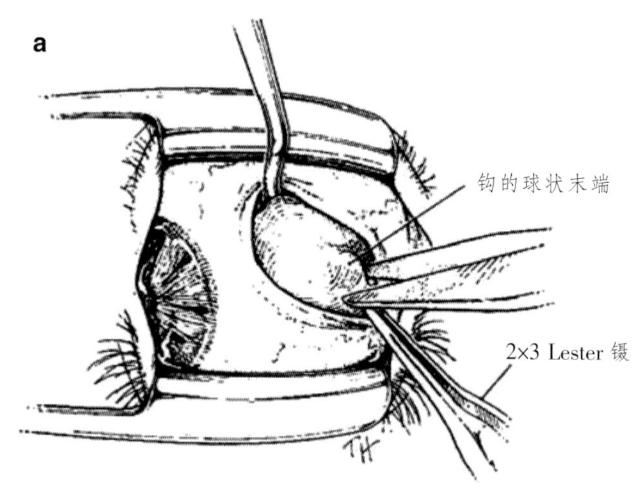

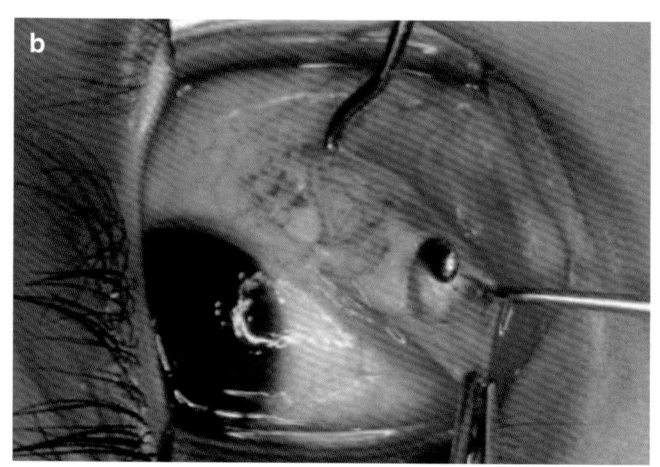

图 11.8 (a)2×3 Lester 镊子在 Jameson 斜视钩末端抓持肌间隔(不是结膜),去除结膜下的小 Stevens 斜视钩。用 Westcott 剪子在 Jameson 斜视钩的球状末端和 2×3 Lester 镊子尖端之间剪开一个小洞。残余肌间隔送到 Jameson 斜视钩球状末端上方,露出斜视钩的末端。(b)裸露的 Jameson 斜视钩的球状末端。注意用 2×3 Lester 镊子继续向上牵拉肌间膜,扩大肌间膜的切口。将一个小 Stevens 斜视钩置于切口内,接触巩膜,维持肌间膜打开的状态。

11.4.2 下直肌

下直肌与下睑之间有筋膜组织附着。下直肌、下斜肌和下睑有一个独特的解剖关系,它们通过下睑缩肌(囊睑筋膜系统)相互联结。这是一个整体连续的囊睑筋膜组织,起始于下斜肌之后的下直肌,向前走行包绕下斜肌,然后继续向前植入下睑板。包绕下斜肌的组织即为 Lockwood 韧带,它把睑板和下直肌连接在一起。下直肌的后徙将导致下睑退缩,因为下直肌通过 Lockwood 韧带,向后牵拉下睑缩肌。

减轻下睑退缩的标准方法是沿着下直肌的下表面,向后分离 10~15 mm,以去除与眼睑的联系。这样广泛分离易引起瘢痕,甚至脂肪粘连,并且经常不能防止术后的下睑退缩。分离的时候贴近下直肌很重要,要避免穿破 Tenon 囊以及暴露眶脂肪。我们现在只做下直肌后 5~6 mm 的小量分离,不做以往扩大分离,后徙量大时,可联合下睑缩肌断腱。去除下睑缩肌可以显著改善下睑退缩的问题。

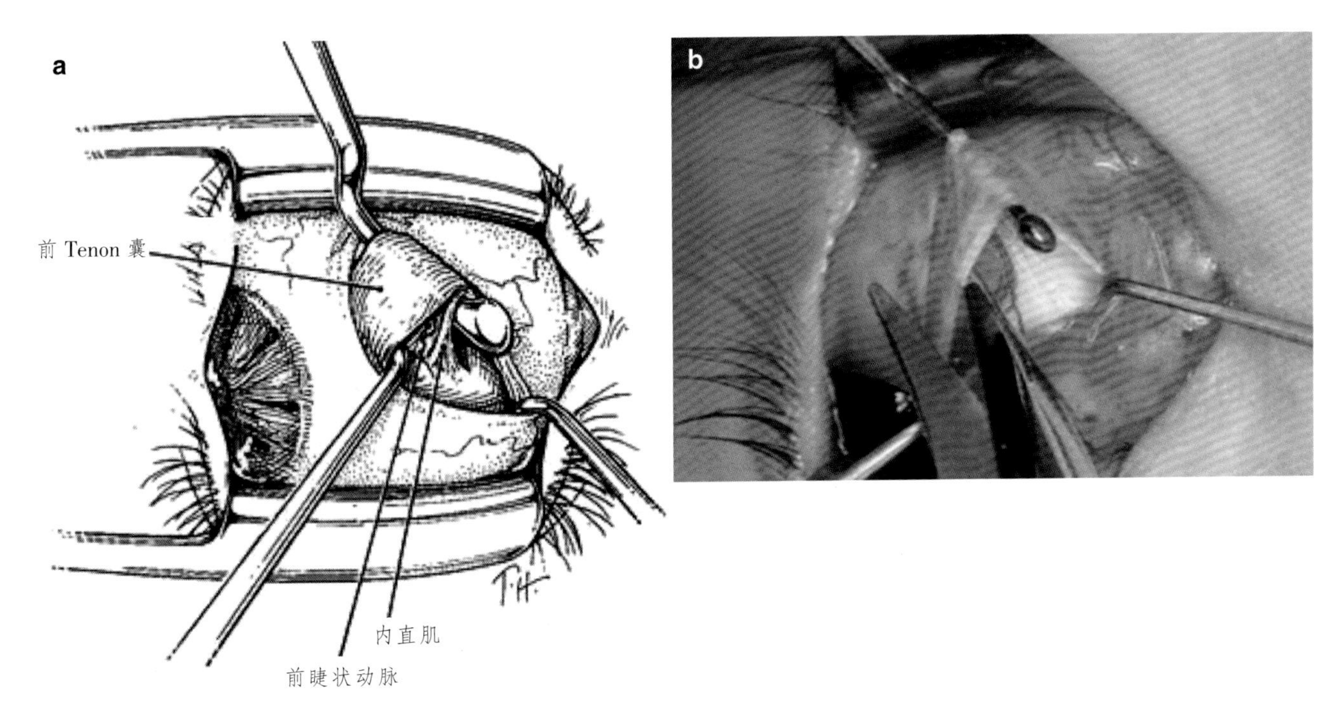

图 11.9　(a)将第 2 个 Stevens 斜视钩置于肌间隔的切口中，达到巩膜表面。斜视钩的尖端贴住巩膜，围绕内直肌止端的上缘，向前扫动。这一围绕上方肌止点的扫动过程称为“止点试验”。如果肌肉没有钩全，当小斜视钩向前扫动时，内直肌的上方残余纤维会阻挡住斜视钩。“止点试验”受限提示有残余肌纤维，钩肌肉时可能劈裂了肌腱(见图 10.8)。用 Stevens 斜视钩牵拉起前部 Tenon 囊，然后用 Westcott 剪子剪除 Tenon 囊。(b)用 Westcott 剪子从内直肌肌腱前面剪除前部 Tenon 囊。可根据前睫状动脉确定内直肌肌腱止点的位置，该动脉穿过肌腱止端向角膜缘方向走行。Westcott 剪子的侧刃在前部 Tenon 囊和内直肌肌腱之间滑行，并剪除前部 Tenon 囊。小心不要剪到结膜或肌腱。剪除前部 Tenon 囊的同时 Stevens 斜视钩在直肌肌腱前做相应旋转，以暴露并切除全肌腱宽度的前部 Tenon 囊。这一步骤清洁了肌肉止端，致使缝线可以直接穿过真正的肌腱，而不是前部 Tenon 囊，如果缝到 Tenon 囊而没有缝到全层肌腱，可能导致肌肉滑脱。

11.4.3 下睑缩肌断腱

我们通常在下直肌后徙 4 mm 或者更多时，做下睑缩肌断腱。该操作相对简单。首先，在眼睑中央睫毛线下方 2 mm 处，放置一条 4-0 牵引线。牵引线要足够深，缝到浅层睑板。在缝线后置一个 Desmarres 拉钩，翻过下睑，露出睑结膜和睑板的下缘。下睑缩肌附着在睑板的下缘。用 Colorado 针头的切割/电凝模式从睑板处去除下睑缩肌。将 Colorado 针头置于睑板下缘下 1~2 mm，烧灼结膜和其下的眼睑缩肌，去除下睑缩肌长度约 10 mm。不要烧灼太深，否则可能烧伤其下的皮肤。如果下直肌后徙超过 5 mm，就做一个下睑的 Frost 缝线，将下睑上提，确保下睑缩肌与睑板分离。Frost 缝线保留大约 24 小时。

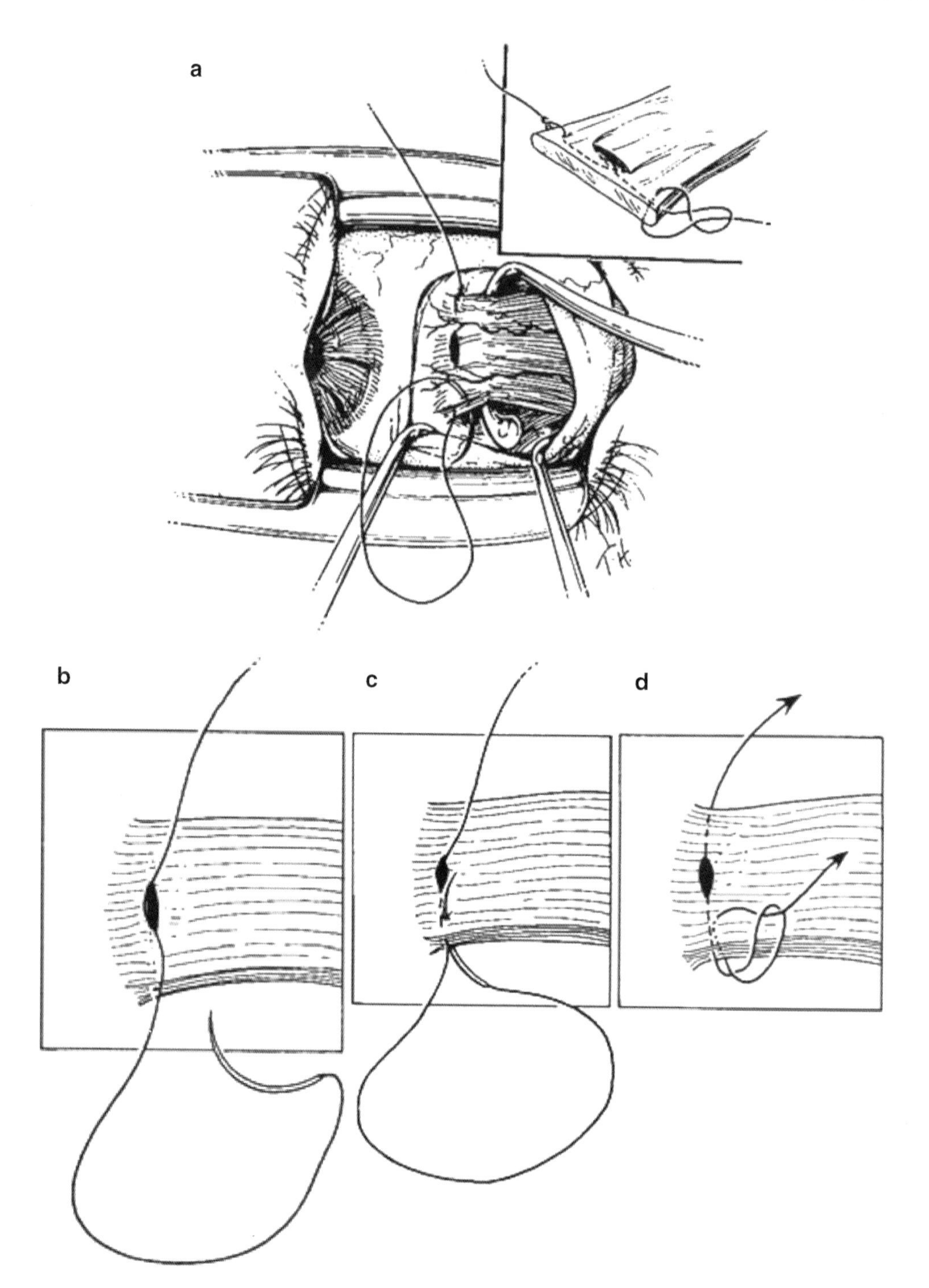

图 11.10 (a)清除肌肉表面 Tenon 囊后，用 5-0 或 6-0 双铲针(S-29 或 S-24)Vicryl 缝线缝合肌肉。为了缝合后获得更牢固且持久的附着力，作者更建议用 5-0 Vicryl 缝线缝合肌肉。在整个操作中，保持眼球突出很重要，并将肌肉旋转至切口以获得更好的暴露。三点固定法缝合肌肉：一个中央安全方结和两端各一个全层厚度的纽结(插图)。示意图显示两个 Stevens 斜视钩暴露肌肉止点，上方肌止点全层厚度的锁结缝合。注意，因为该区域肌肉重叠，做全层缝合是困难的。我们现在使用 Wright 沟槽斜视钩缝合肌肉，因为它可以提供极好的肌肉暴露，并保护巩膜防止缝针穿孔(见图 11.11 和图 11.12)。为降低肌肉滑脱或瘢痕延伸的发生率，用 5-0 Vicrgl 缝线，做直肌的三点固定缝线。(b)第一步为深层，几乎涉及全层的中央安全结。应用带沟槽的斜视钩，因为有斜视钩保护巩膜，中央缝合肌肉可以达到全层深度。(c)中央安全结打好后，继续板层缝合，从中央向边缘进针，然后缝一个全层的 3 mm 宽锁结，缝在肌肉的边缘。(d)置一个纽结，锁紧肌肉边缘。做完全纽结，确保线结稳定不松。然后在另一侧重复，从中央向周边的板层缝合。

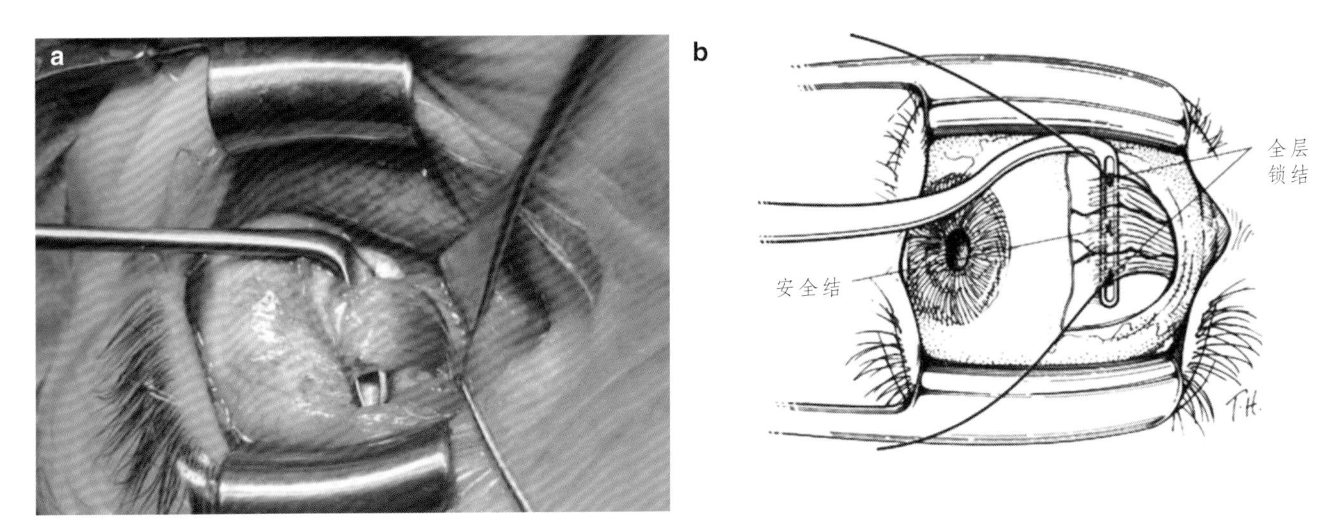

图 11.11　(a)显示了应用 Wright 沟槽斜视钩缝合肌肉的技术。该病例内直肌曾经内徙过，内直肌挛缩。注意，沟槽斜视钩在肌肉之后，向颞侧牵拉肌肉，将肌肉很好地暴露于手术区。斜视钩的沟槽长 12.5 mm，所以它可以将结膜压在下面，不需要其他拉钩，即可在沟槽之上缝合肌肉。在沟槽之上缝合可以安全地做全层缝合。(b)用 Wright 斜视钩做三点固定缝合：中央安全结和肌肉两边的锁结。沟槽引导缝线的位置，保证了缝线位置的一致性，每次缝合都在肌止端后 2 mm。用图 11.10 描述的同样的方法缝合。

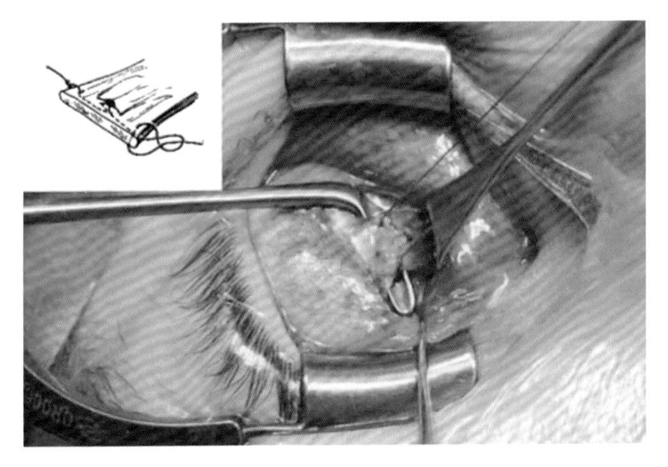

图 11.12　三点固定缝线(5-0 薇乔缝线)，中央安全结，肌止端两边各一个全层厚度锁结。插图显示边缘全层锁结和中央安全结。

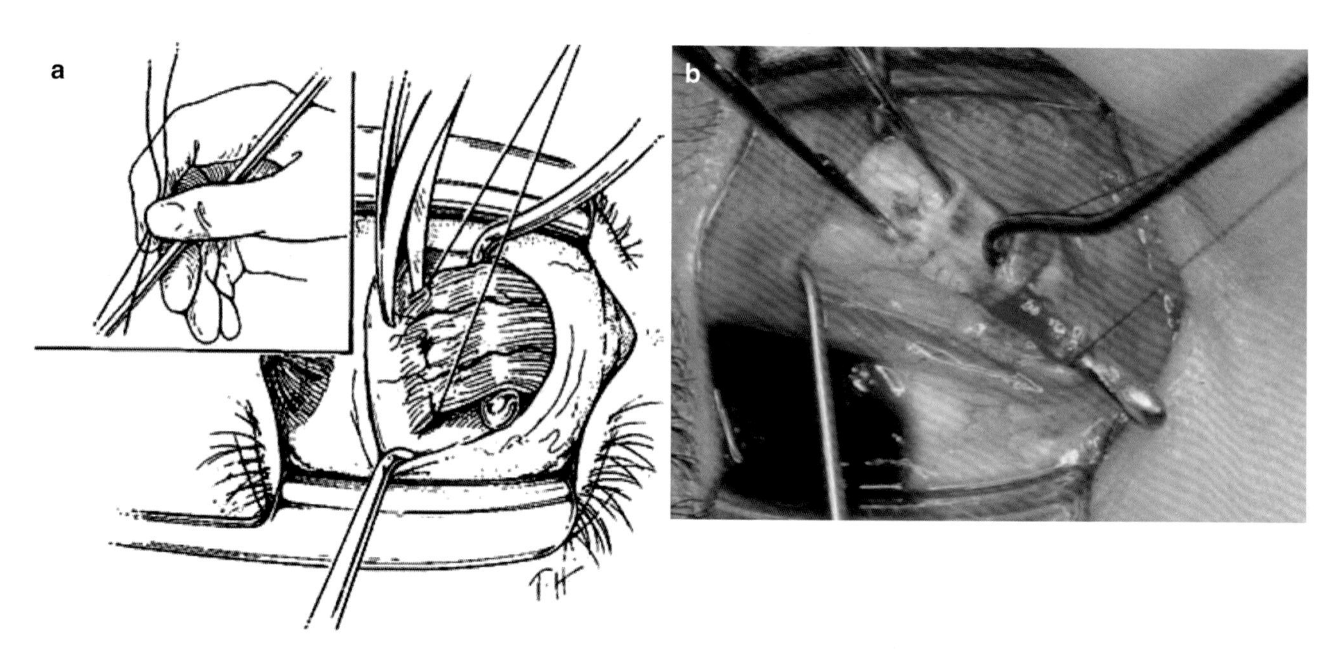

图 11.13　(a)薇乔缝线扎紧后，拉紧缝线两端沿 Jameson 斜视钩向上方提拉。剪断肌腱时，用两个手指保持缝线紧张，防止缝线下垂，剪断缝线(见插图)。肌肉应贴着巩膜剪断，不要留下肌肉残端，因为肌肉残端太多能透过结膜看到，影响外观。(b)沿肌止线，将下半部肌肉离断后。在下方肌止线末端，应用 0.5 Castroviejo 锁镊固定时，单齿的一边在肌肉附着线后，双齿的一边在肌肉附着线前，夹持浅层巩膜，闭合锁镊。离断另一半肌肉时，应用锁镊可以更好的稳定、控制眼球。肌肉完全离断后，在上方肌止线末端，可以应用另外一把 0.5 Castroviejo 锁镊进行固定。确定肌止线两端终点并应用锁镊牢靠固定十分重要。应用锁镊，可以确认眼外肌肌止端的附着线，固定眼球，以及撑开结膜切口，充分暴露巩膜，更好提供手术操作空间。

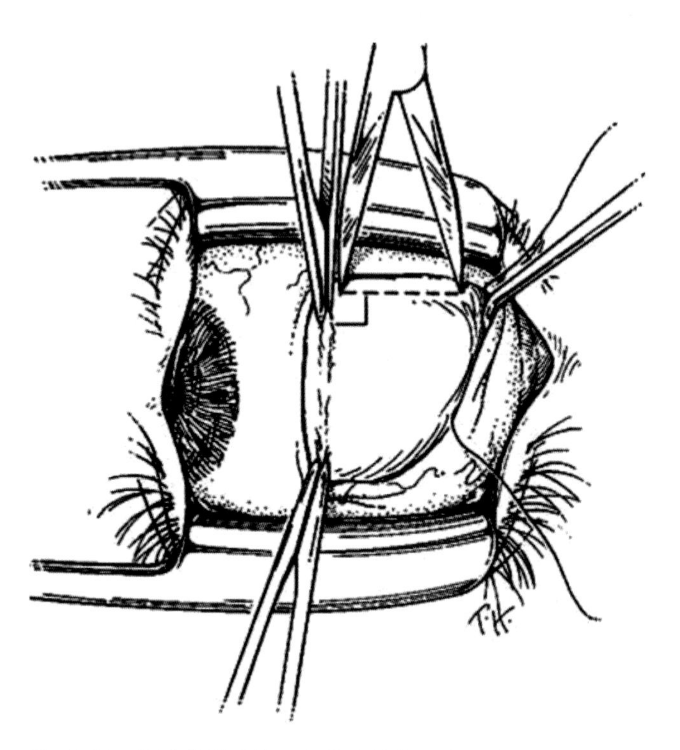

图 11.14　两个锁镊子位于巩膜止端的两个末端。卡尺标记后徙的量。保持卡尺 90°垂直于巩膜止端。标记时，确保两侧肌止点度量的两个标记点之间分开一个肌腱宽度(约 10 mm)。充分分开肌肉可防止中央肌肉下垂(见第 10 章治疗中央肌肉下垂)。

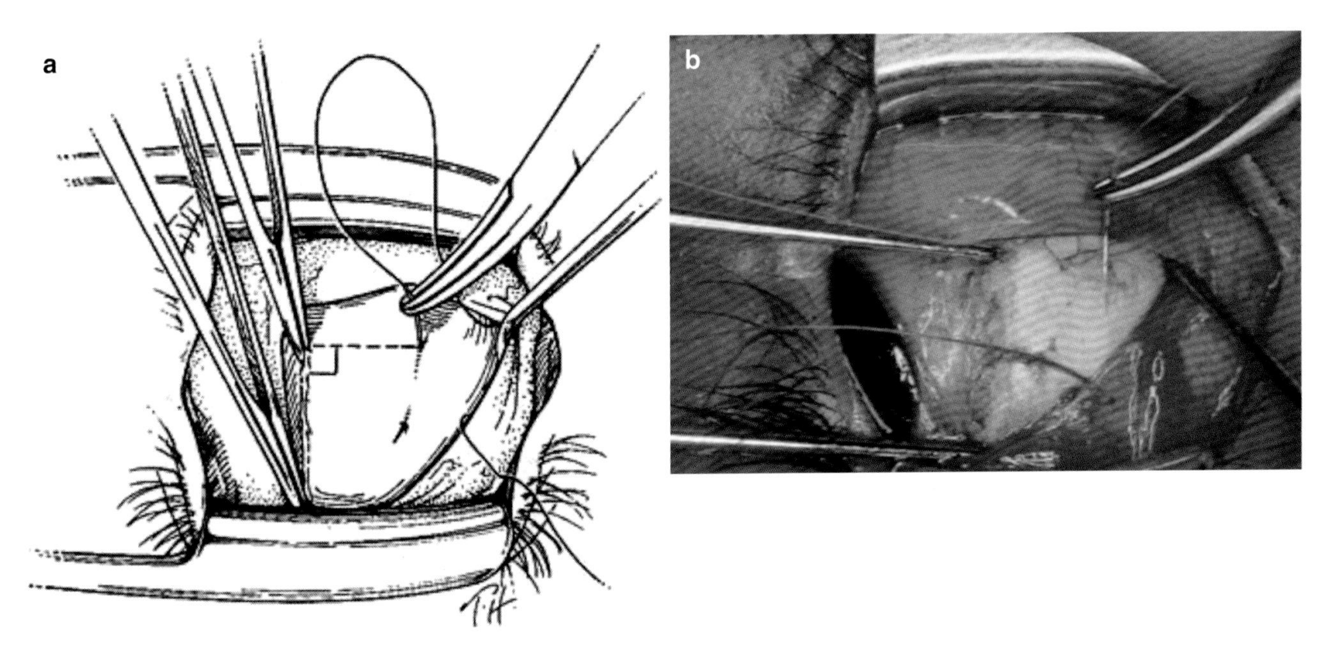

图 11.15 (a)眼球上转，暴露下方巩膜。小 Stevens 斜视钩用于向后牵拉结膜，把 S-29 铲针当作巩膜缝针。缝针达到巩膜前，保持针尖向上，避免万一患者移动，造成巩膜穿孔。S-29 缝针在巩膜内穿行可以有一个轻微角度，不需要绝对平行。这一步骤的关键是，向上旋转眼球利于下方巩膜缝针。小 Stevens 斜视钩向后牵拉结膜时，平放在巩膜上，不要提起 Stevens 斜视钩，因为这样会提起结膜，在结膜与巩膜间产生一个"洞"，增加缝巩膜的难度。保持眼球突起缝巩膜会更容易。(b)眼球上转，眼球突起，小 Stevens 斜视钩向后牵拉结膜，平放在巩膜上。注意，巩膜缝针要在巩膜浅层穿行，这一点很重要，因为附着点后的巩膜很薄(约 0.3 mm)。

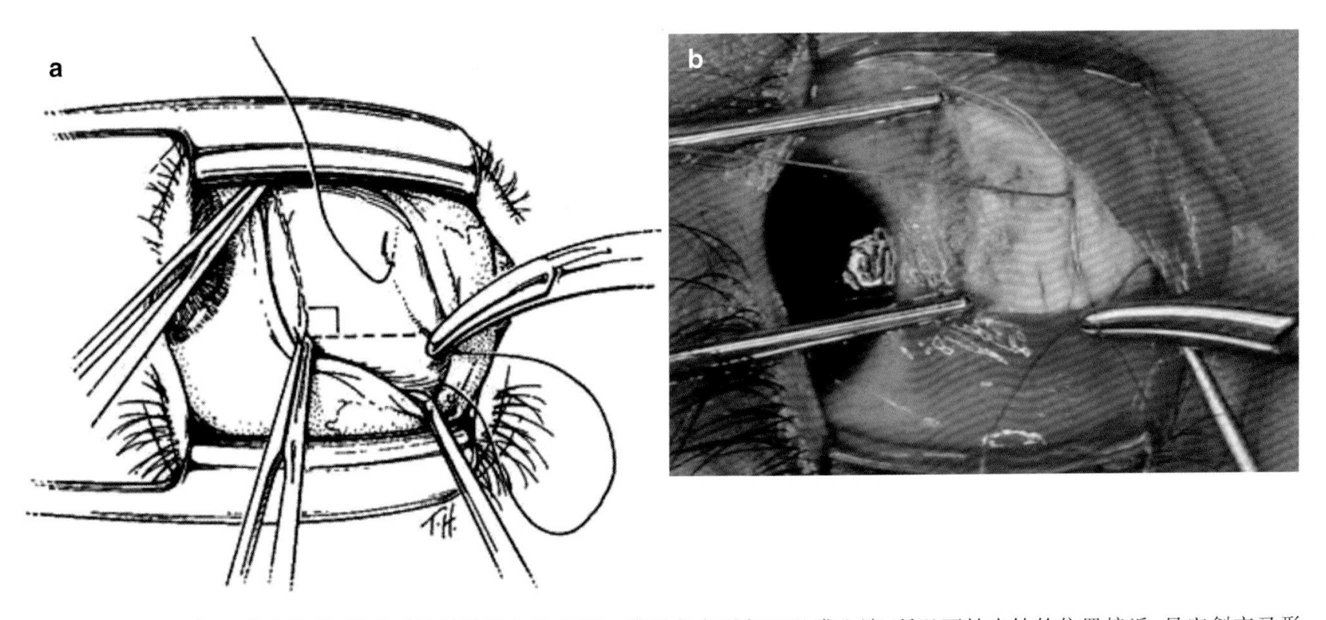

图 11.16 (a)上方巩膜缝针时，眼球下转以暴露上方巩膜。缝针方向平行于巩膜止端，所以两针出针的位置接近，呈宝剑交叉形状。后徙手术量大时，缝针在穹隆部，缝好后即可拔出，以免伤到后部结膜。(b)上方巩膜缝线，针尖穿出的位置与前一针接近。

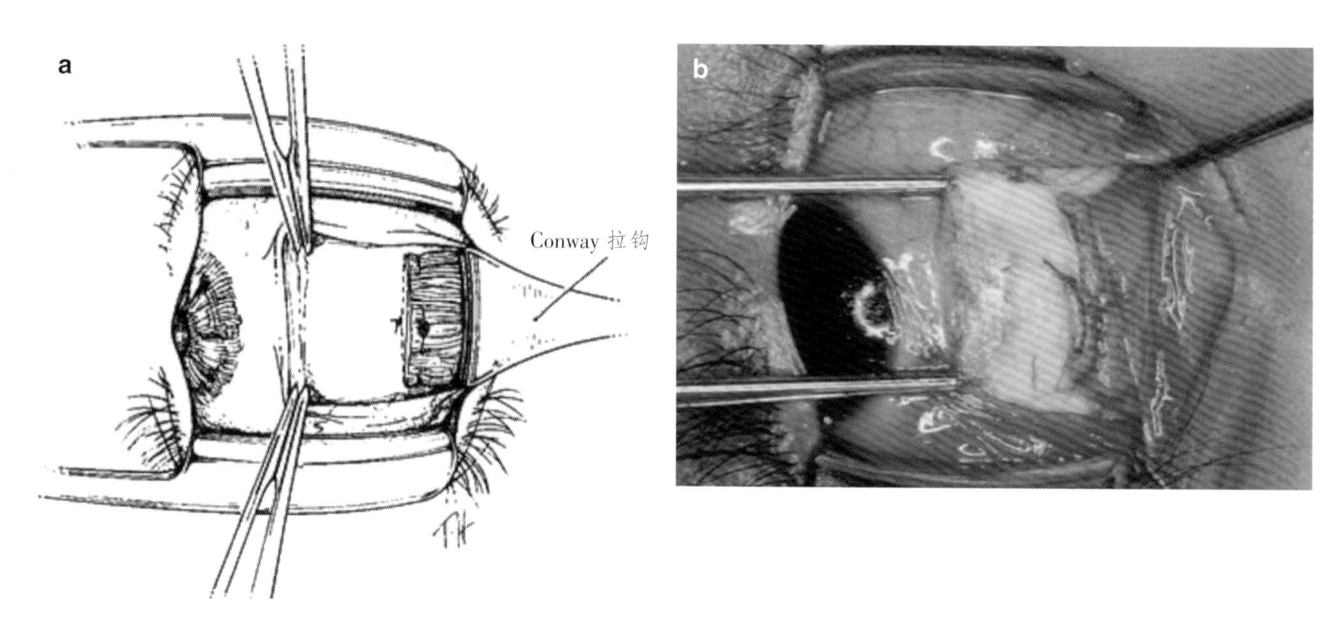

图 11.17 (a)牵拉缝线，扎紧肌肉，内直肌结扎3个结固定在位。用小Stevens斜视钩或者Conway拉钩，拉起结膜暴露后部。肌肉应向两侧展开，避免中央肌肉下垂。(b)显示两个Stevens斜视钩牵拉结膜，肌肉平展，后徙缝合在位。

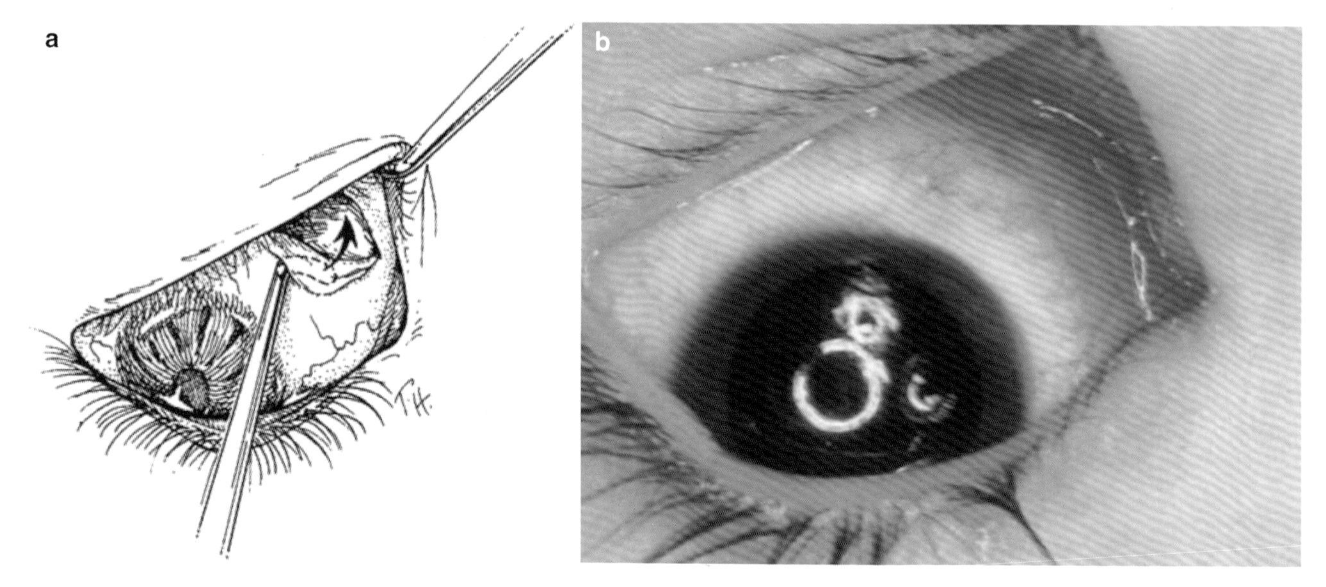

图 11.18 (a)锁镊子和开睑器已经去除。用Jameson斜视钩提起眼睑，结膜复位，用小Stevens斜视钩"扫雪车"样向后轻推前部褶皱的结膜，并展平。笔者现在常规用6-0肠线缝合Tenon囊肌间隔和结膜，避免远期Tenon囊脱出的可能。(b)关闭穹隆部结膜切口。先缝合肌间隔的边缘，然后间断缝合结膜，从而使两层切口关闭，防止冗余的肌间隔脱出。

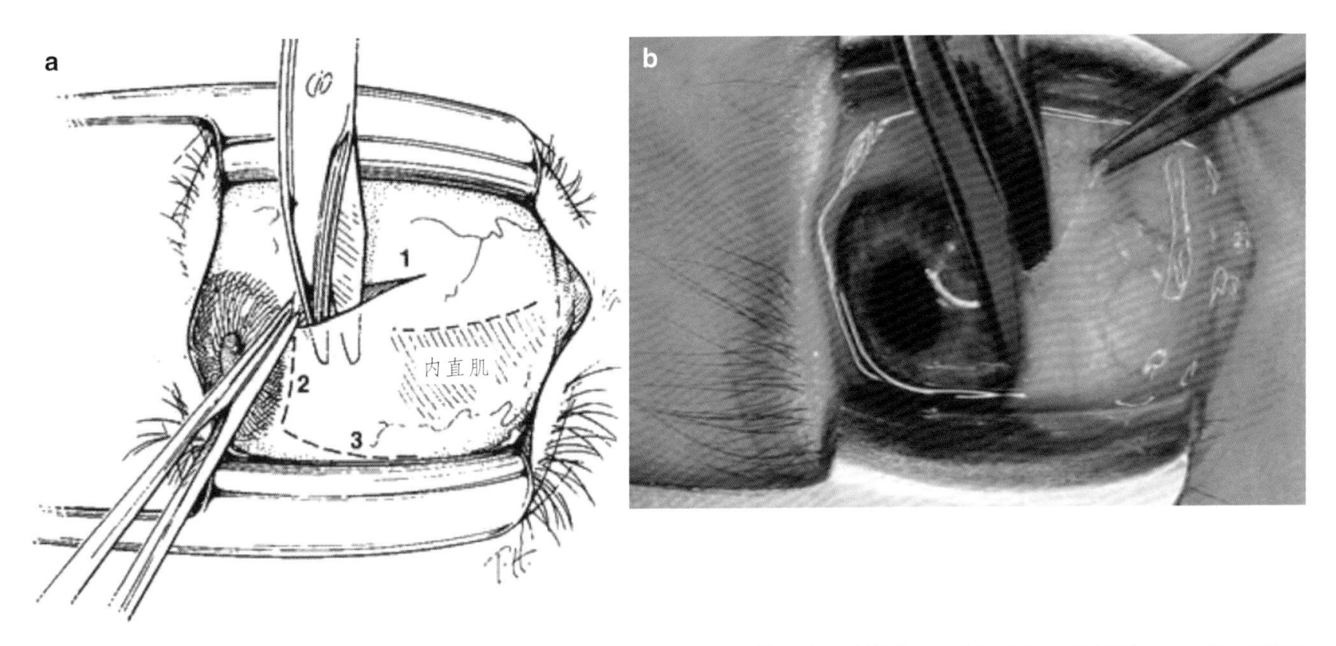

图 11.19　(a)显示左眼内直肌后徙术，角膜缘入路，双侧翼状切开。首先做下方放射状切口，通常需要二次切开 Tenon 囊，达到巩膜表面。(其他方式：第一步完成达到巩膜平面后，直接钩取直肌止端。然后用钩到的肌肉固定眼球位置，继续第二步和第三步。这样操作可以不用镊子即可控制眼球位置，避免撕裂前部结膜。)然后，用 Westcott 剪子潜行分离前部 Tenon 囊和结膜。结膜游离后，沿角膜缘贴近巩膜在 4 点钟位置切开结膜。最后，做第 2 个放射状切口，平行于下方的第一个放射状切口。(b)用钝 Westcott 剪子做角膜缘切口，贴近巩膜。

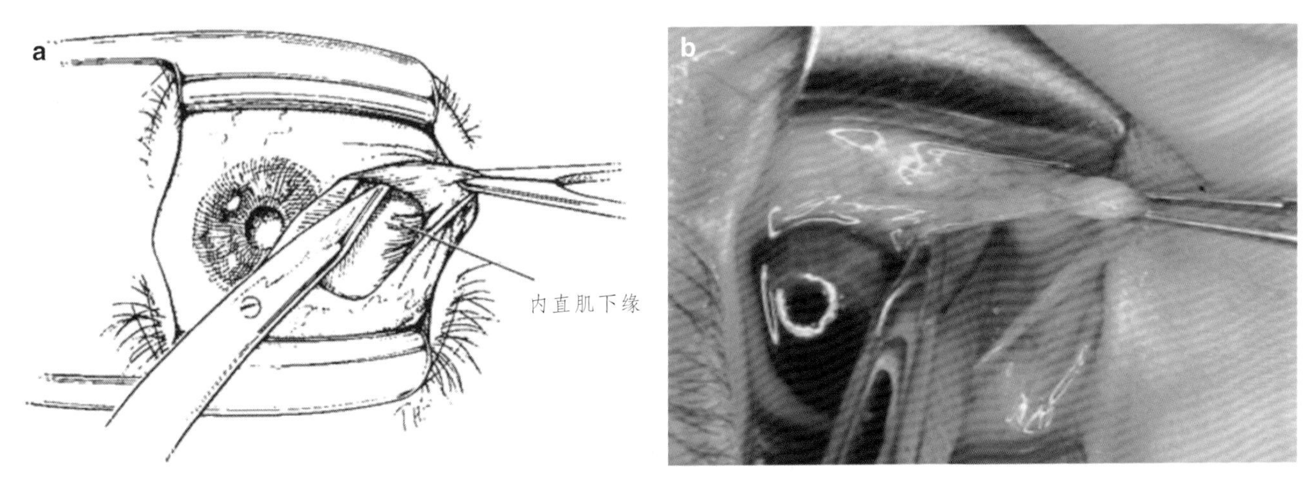

图 11.20　(a)抓持鼻下象限穹隆部结膜和 Tenon 囊，垂直向上提拉组织，暴露鼻下象限。钝 Westcott 剪子尖端闭合，沿着巩膜表面行至鼻下象限，然后张开。在肌间隔之下打开一个小洞。(b)在鼻下象限用 Westcott 剪子探至巩膜表面。

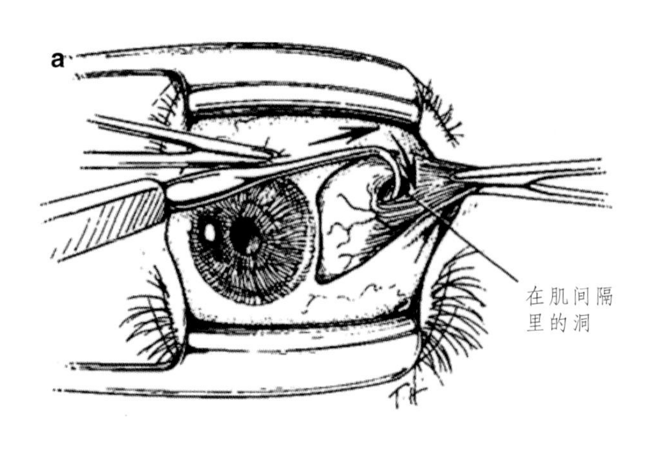

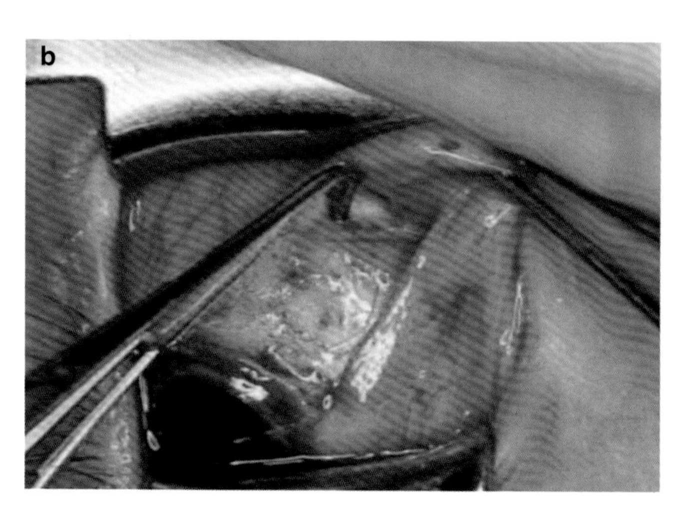

图 11.21 (a)将 2×3 Lester 镊子置于下方角膜缘,用来稳定并外转眼球,用 0.3 Castroviejo 镊子抓持鼻下象限结膜和 Tenon 囊,并牵拉暴露鼻下象限的巩膜。通过前睫状动脉确认内直肌的下方止点,在直视内直肌下方止点的情况下,小 Stevens 斜视钩垂直于巩膜进入内直肌止端后部。钩肌肉的关键是,开始时斜视钩要垂直于巩膜,向后推进,在肌肉后转弯。(b)鼻下象限,内直肌止端的下缘和其中一条前睫状动脉。注意:Stevens 斜视钩是如何垂直于巩膜的,正好在前睫状动脉和肌肉止端之后。重要的一点是,将小斜视钩的尖端接触巩膜表面,才可以顺利到达肌肉下。

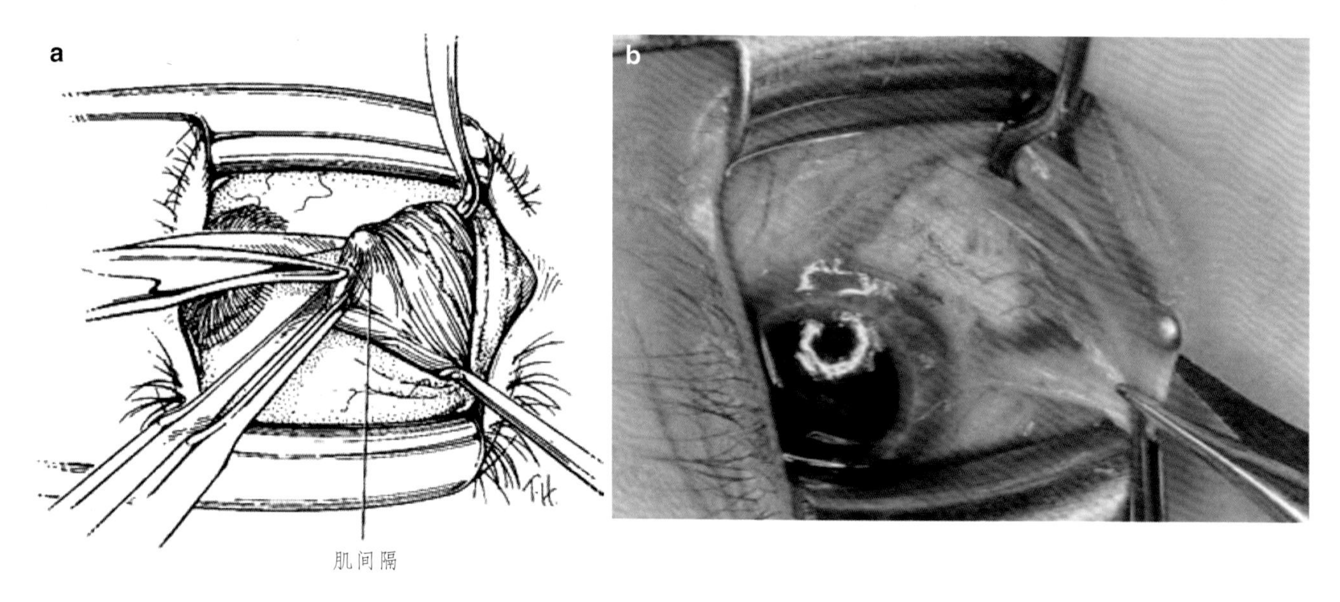

图 11.22 (a)Jameson 斜视钩已经钩起内直肌,Jameson 斜视钩的尖端挑起鼻上方肌间隔。用 2×3 Lester 镊子抓持肌肉钩尖端下方的肌间隔,然后在镊子和肌肉钩尖端之间剪开肌间隔。(b)照片显示肌间隔从 Jameson 斜视钩顶部反折,2×3 Lester 镊子抓持下方肌间隔,用 Westcott 剪在斜视钩顶部和镊子之间剪开肌间隔,露出肌肉钩并暴露巩膜表面。

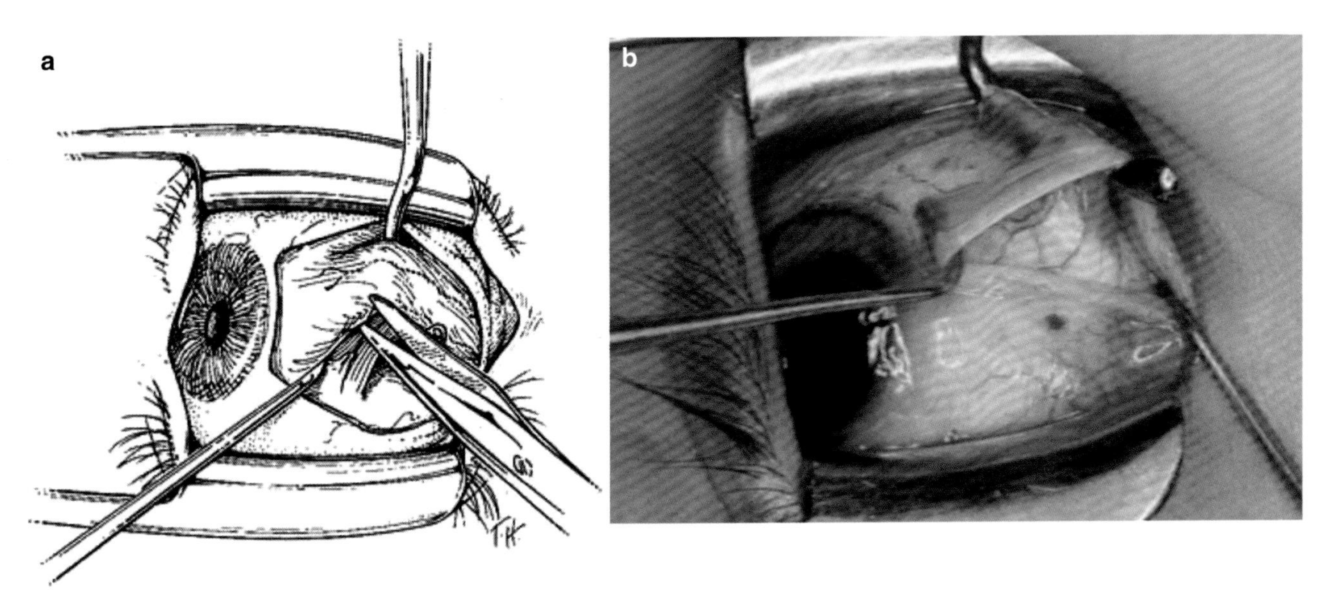

图 11.23 (a)用 Westcott 剪去除前部 Tenon 囊。用小 Stevens 斜视钩将前部 Tenon 囊拉直,离开肌肉止端。前部 Tenon 囊应在贴近肌肉的位置切开。(b)用 Stevens 斜视钩向前扫动,将前部 Tenon 囊拉至肌止端之前。注意:所有内直肌止端上缘的肌纤维都置于 Jameson 斜视钩内,斜视钩之外没有残余肌肉纤维。可以看到肌肉止端上缘处的前睫状动脉。

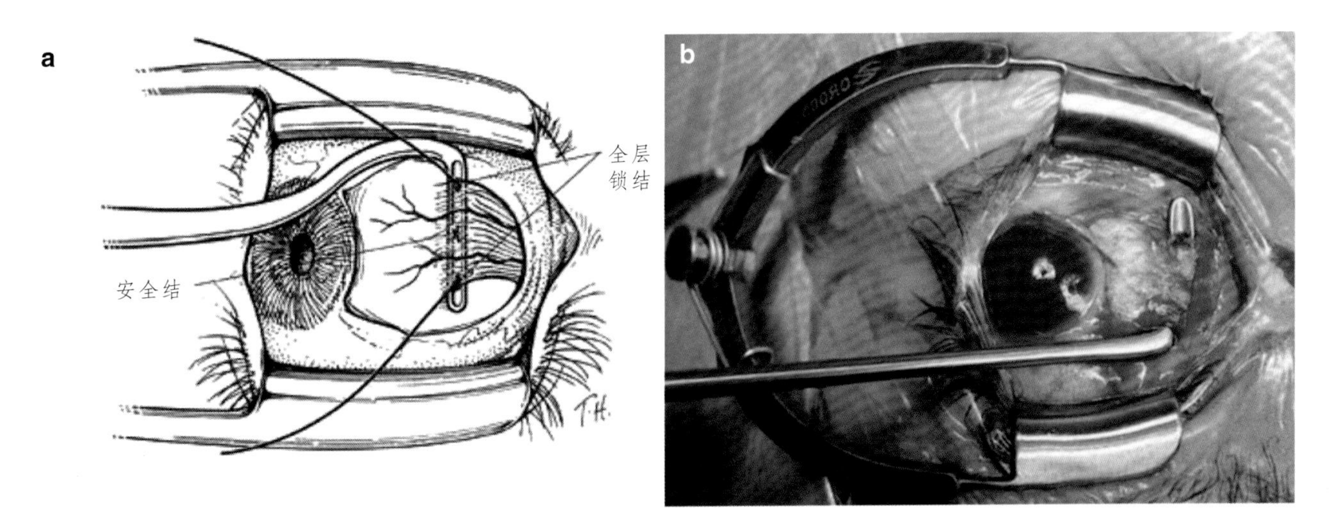

图 11.24 (a)清除肌肉前部 Tenon 囊后,用 Wright 沟槽斜视钩替换 Jameson 斜视钩,以缝合肌肉。在这张照片中,Wright 斜视钩在肌肉下方。(b)示意图显示肌肉缝线,中央安全结和肌肉两边各一个全层厚度的锁结。肌肉扎紧后,从巩膜上离断肌肉,同上文穹隆切口手术描述的一样(见图 11.13)。

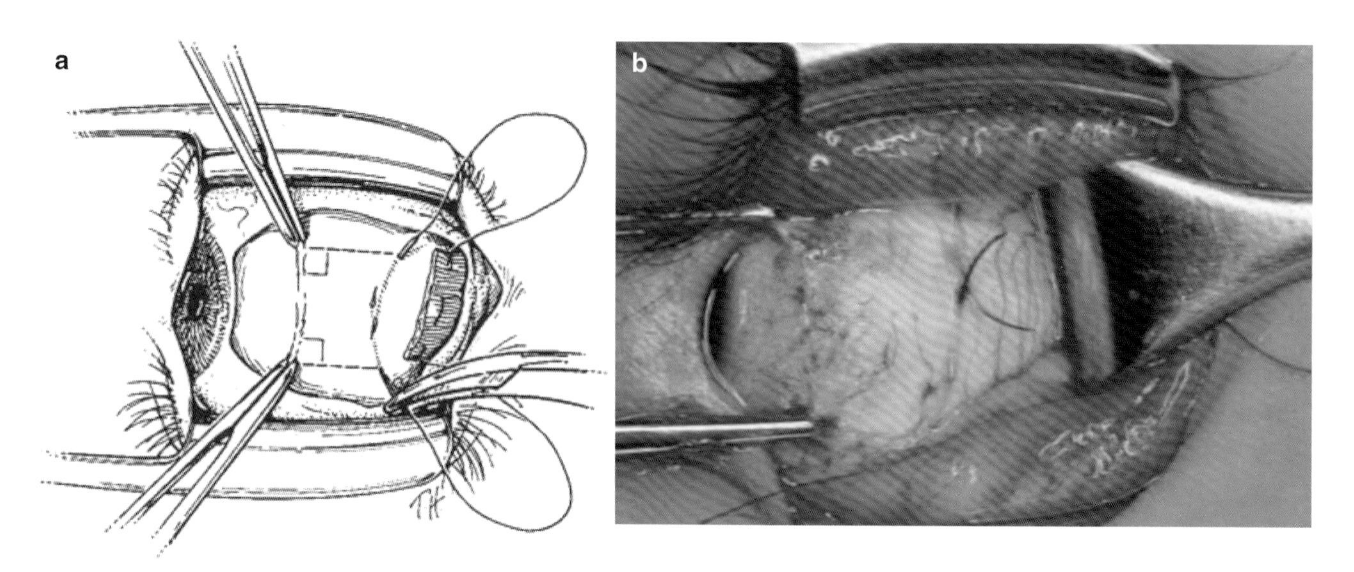

图 11.25 (a)浅层巩膜缝针，针体的方向平行于肌止端，巩膜缝针的入针点是肌肉最终固定的位置。确保入针点和肌止端之间形成一个方形，这样肌肉可以恰当地展平。巩膜入针点之间要按照肌止端宽度(约 10 mm)分开一定距离。如果缝针之间的距离太近，肌肉中央就会拥挤并向后退缩(见第 10 章中央肌肉下垂的处理)。(b)照片显示“宝剑交叉”技巧。注意：缝针方向是平行于肌止端的，出针时呈宝剑交叉状。在做大量后徙时，建议缝第 2 针前，去除第 1 针，因为留在巩膜的针体可能划到后部结膜和 Tenon 囊。

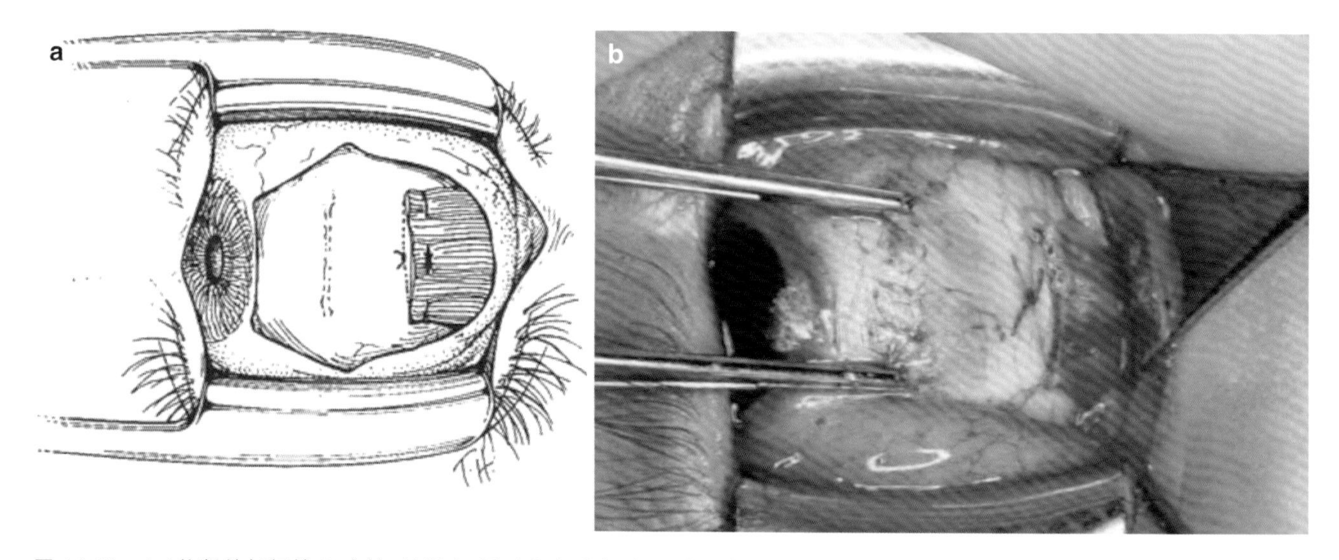

图 11.26 (a)扎紧并打好结(3 个结)的肌肉，展开宽度适当，与巩膜止端的宽度一致。缝线线头应至少留 2 mm 长。(b)照片显示肌肉位置适当，中央没有下垂。如果肌肉展开的宽度和原始肌止端的宽度一致，就不会出现中央下垂。

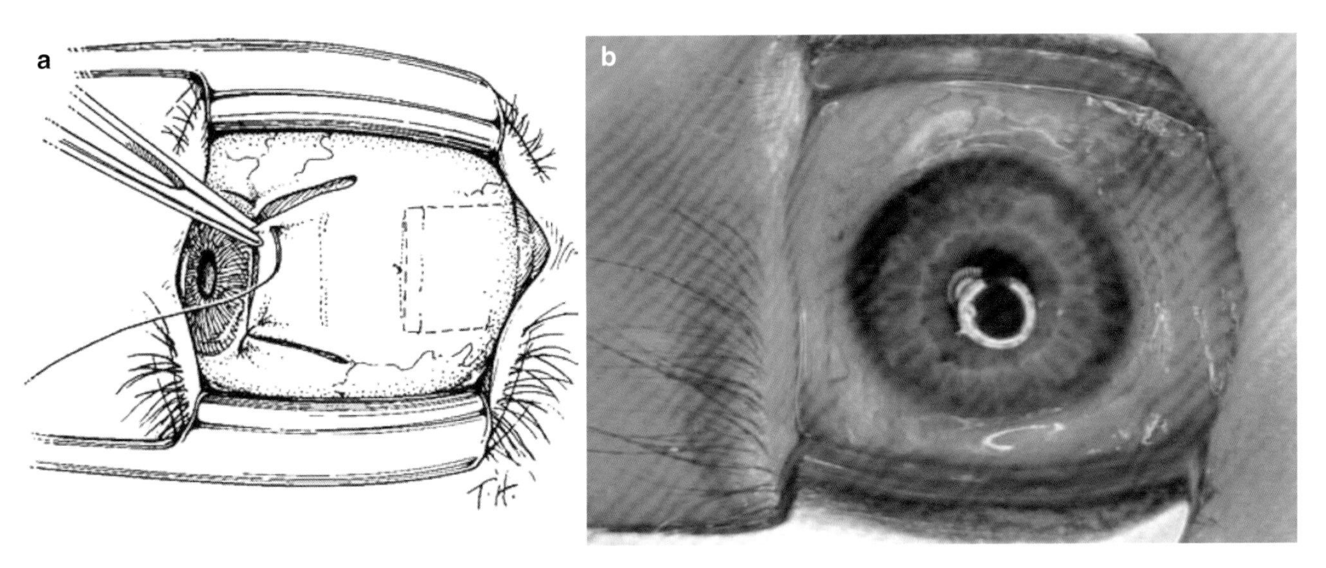

图 11.27 (a)用6–0肠线关闭结膜。因为结膜没有挛缩和瘢痕，这个病例没有做结膜后徙。(b)手术结束时的照片，结膜两翼缝合，结膜囊涂抗生素和类固醇混合药膏，不需要包扎。

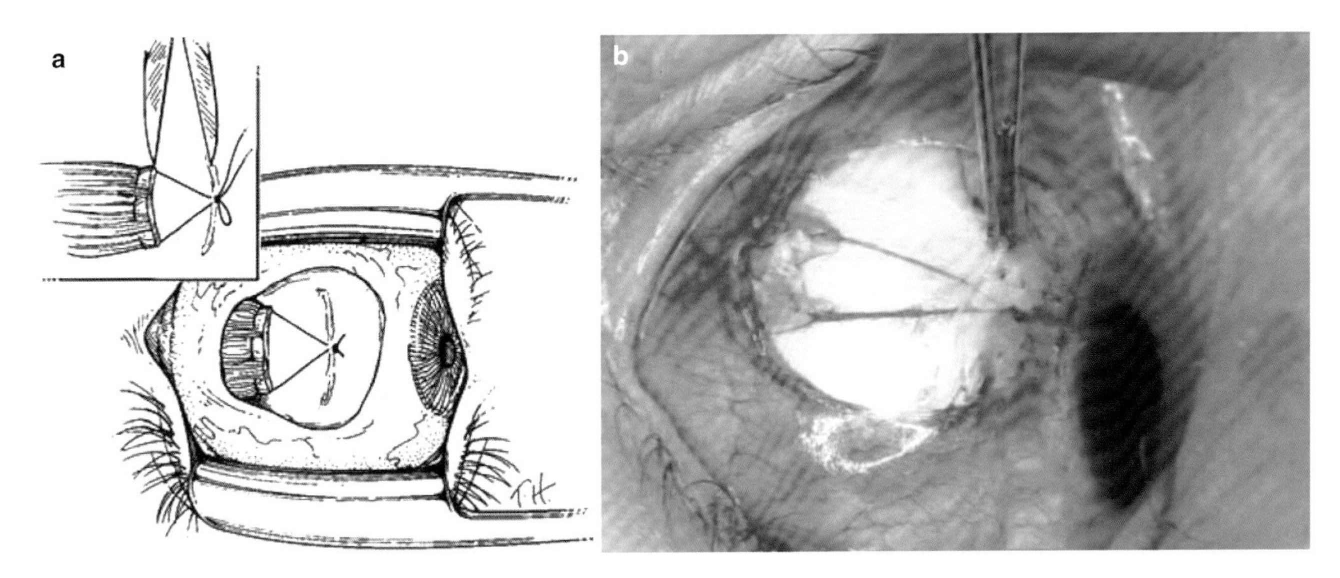

图 11.28 (a)双针缝线，标准方法缝扎肌肉。缝针穿过巩膜止端的中央(间隔大约3 mm)，两针方向相对，形成一个"V"字形，针尖朝向角膜。图示悬吊术中肌肉的位置，悬吊在巩膜止端。插图显示线结在巩膜止端，肌肉向后悬吊。卡尺测量确定后徙的量。线结是打3个徒手结，多余的线头已剪除。(b)照片显示悬吊缝线的直肌。注意中央肌肉下垂。

第12章 表面麻醉斜视手术

表面麻醉斜视手术降低了全身麻醉的风险，同时也避免了全身麻醉术后的恶心和呕吐等不适。表面麻醉也消除了球后注射的风险，如眼球穿孔、视神经损伤和肌肉毒性。表面麻醉对于老年患者尤其有帮助，他们的全身麻醉风险较大。

作者仅在配合度好的成年患者和初次手术的直肌后徙手术中应用表面麻醉，包括双侧直肌后徙手术、垂直直肌和水平肌的手术。其他医生(更勇敢且技术更娴熟)也在截除手术中应用表面麻醉。表面麻醉适用于甲状腺相关斜视患者的直肌松弛。

12.1 避免疼痛的原则

斜视手术中的疼痛主要来自两个方面：结膜和眼外肌。Tenon囊和巩膜操作不会导致疼痛。用锁镊子抓持肌止端和巩膜缝针时也不会有任何不适。

使用丁卡因和利多卡因凝胶作表面麻醉可以麻醉结膜。我们的方法是手术前反复应用丁卡因和利多卡因凝胶。眼外肌的疼痛更难控制，因为不做球后注射是无法麻醉肌肉的。眼外肌的疼痛不是来自疼痛感受体，因为切断肌肉或者肌肉缝线时是不痛的。肌肉的疼痛来自牵拉感受体，是牵拉肌肉引起的。即使轻微的牵拉直肌也会引起明显疼痛，即一种极其剧烈的、发自内心的疼痛，所以一定要避免。一旦患者感受到牵拉肌肉的疼痛，就会丧失继续配合手术的信心，手术剩余部分对术者和患者来说都会非常困难。

常规斜视手术是通过牵拉肌肉使其暴露，所以表面麻醉下的手术需要特殊的技巧，把肌肉牵拉减少到最小。首先，避免穹隆切口，因为入路需要大幅度牵拉肌肉。应用角膜缘或者跨肌肉切口可以获得更广泛的暴露，容易达到肌肉止端。笔者做水平直肌一般采用角膜缘切口，做垂直直肌采用跨肌肉切口。此外，不用肌肉钩牵拉肌肉至手术野，取而代之的是角膜缘牵引缝线，暴露肌肉止端。最后，不要向上呈“帐篷”状提拉肌肉使其提离巩膜，然后再缝合，而是将Wright沟槽斜视钩置于肌肉之下，不用牵拉即可在肌肉与巩膜之间提供一个空隙进行缝合。术者一定要避免习惯性地牵拉肌肉，尽管牵拉肌肉既是我们反复被教授的做法，也是标准斜视手术中常规在做的事情。

备注：一些医生会使用悬吊技术，将肌肉绑在蝴蝶结上，这样就可以调节肌肉。表面麻醉允许术中即时评估和调整缝线情况。除了罕见病例外，我们更倾向于使用固定缝合技术，就像过去资深作者(KWW)经常进行调整以达到较好的效果。来自俄勒冈波特兰的Laurie Christensen等人证实了其临床效果，报告了对复杂的甲状腺相关斜视手术应用固定缝合技术可以取得完美的效果的案例[1]。

12.2 表面麻醉下直肌后徙术的技巧

术前，患者口服短效可逆镇静剂(如咪达唑仑)建立静脉通道，并由麻醉师监护。表面麻醉药为丁卡因和利多卡因凝胶。局部应用去氧肾上腺素以控制出血。在患者口鼻处建立空间，以保持呼吸顺畅。空气通过鼻管循环，但我们要尽量避免鼻管给氧，以降低起火的风险。如果可能的话，电凝也要避免，同样是为了避免起火，也避免给患者带来难闻的气味。

图 12.1 至图 12.8 描述了表面麻醉下外直肌后徙手术。患者为年轻男性，我们发现应用咪达唑仑后，即使在年轻男性患者出现焦虑，配合困难的情况下，也可以在表面麻醉下完成手术！

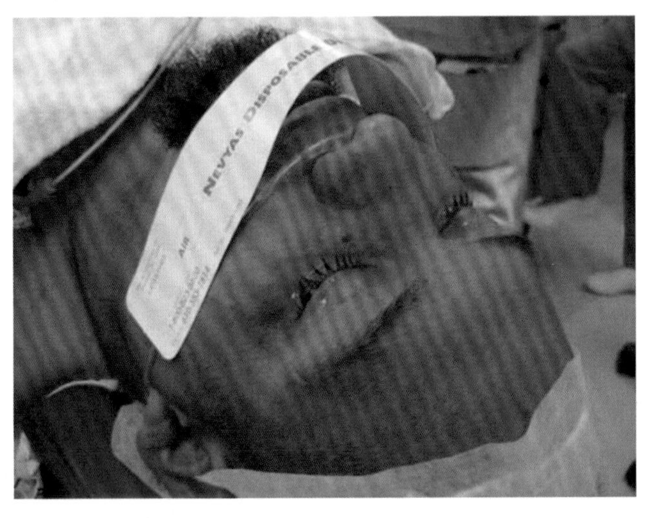

图 12.1　患者口鼻之上的拱形纸板使得手术巾可以盖在患者上方，同时维持呼吸道通畅。鼻管提供室内空气循环。

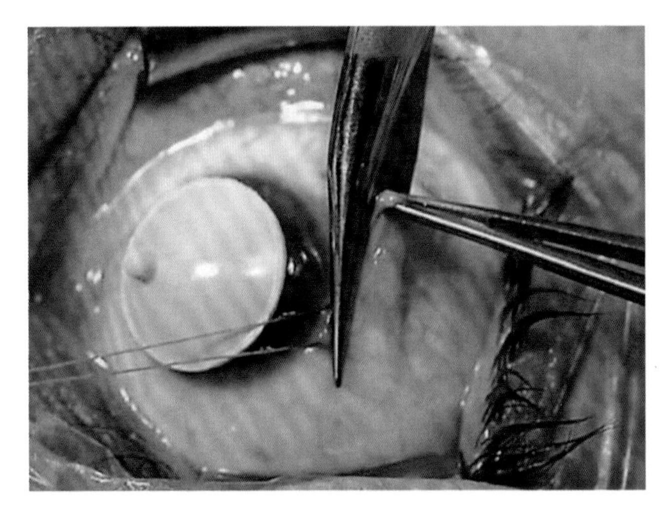

图 12.2　用 6-0 薇乔缝线牵拉外直肌止端至手术野中央。将角膜帽盖在瞳孔上，手术聚光灯不会干扰患者。使用钝 Westcott 剪子做角膜缘切口，并做两个放射方向翼状切口。不用牵拉肌肉即容易暴露肌肉止端。

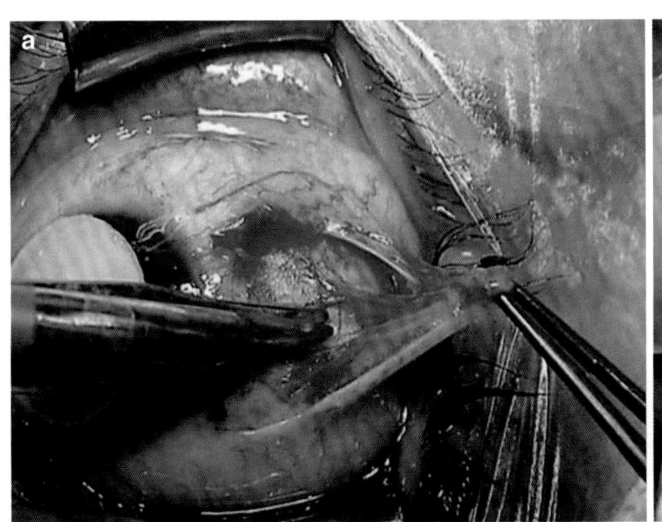

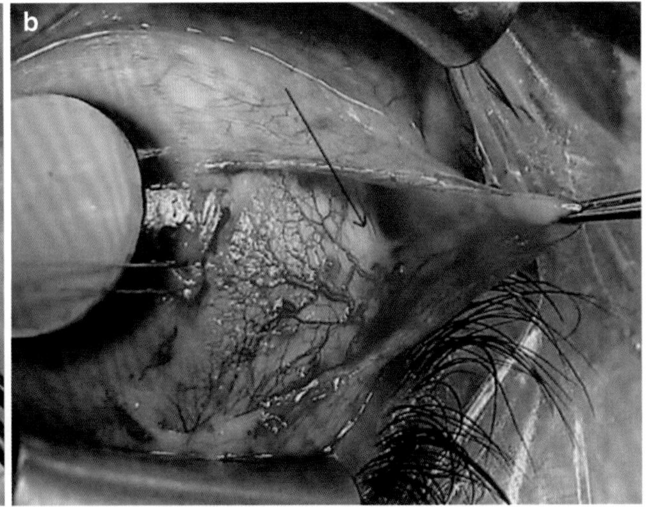

图 12.3　(a)牵引缝线固定眼球于内转位，活动外直肌止端上面的结膜。钝性和锐性分离前部 Tenon 囊、节制韧带和肌间隔，分离至结膜可自由活动。向后分离几毫米即可，因为扩大的分离不但不会改善效果，反而增加了术后的瘢痕。分离时不像常规手术那样，用斜视钩牵拉肌肉。(b)结膜已经可以自由活动，提起结膜离开外直肌止端。可以看到来自外直肌前睫状动脉的多个分支。箭头指向的是外直肌止端下缘。

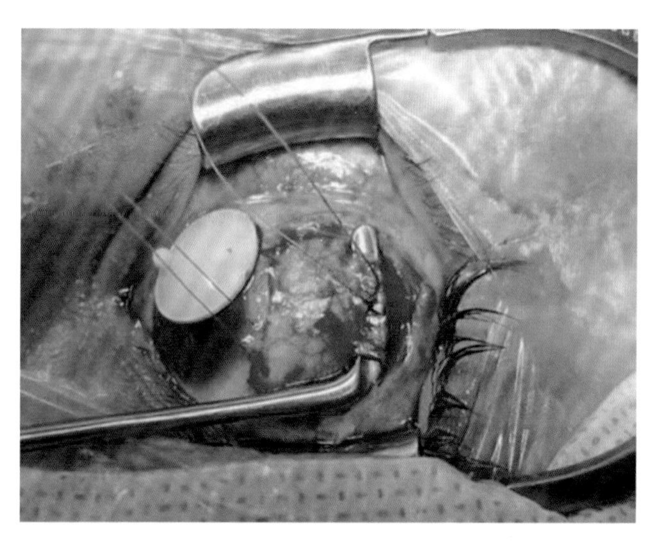

图 12.4 Wright 斜视钩已经置于外直肌下,可以在斜视钩的沟槽上缝合肌肉。不要牵拉斜视钩,因为这样会引起疼痛。控制角膜缘牵引线维持眼球位置。照片显示中央安全结在位。按照常规方法缝合肌肉,包括中央安全结和肌肉两侧的锁结。

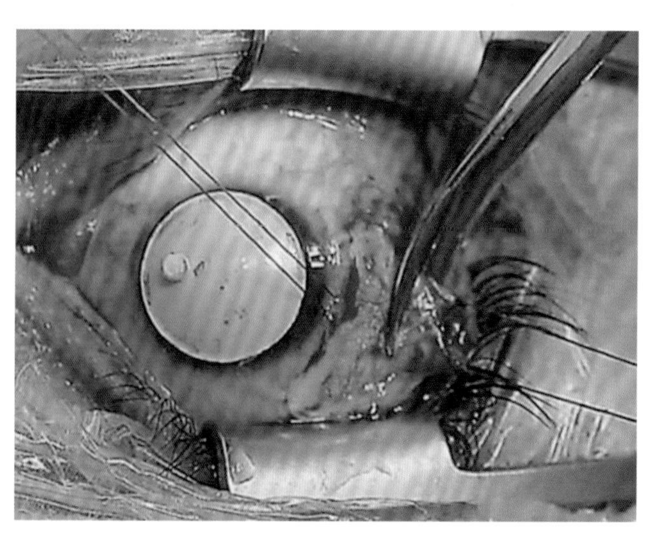

图 12.5 去除斜视钩后,轻轻拉起肌肉缝线,用 Westcott 剪子从巩膜上离断肌腱,也可以不去除肌肉钩,切断肌腱。手术的这一部分可能引起一些不适,因为需要牵拉肌肉。一旦肌肉离断后,肌腱放松,患者就没有不适感了。

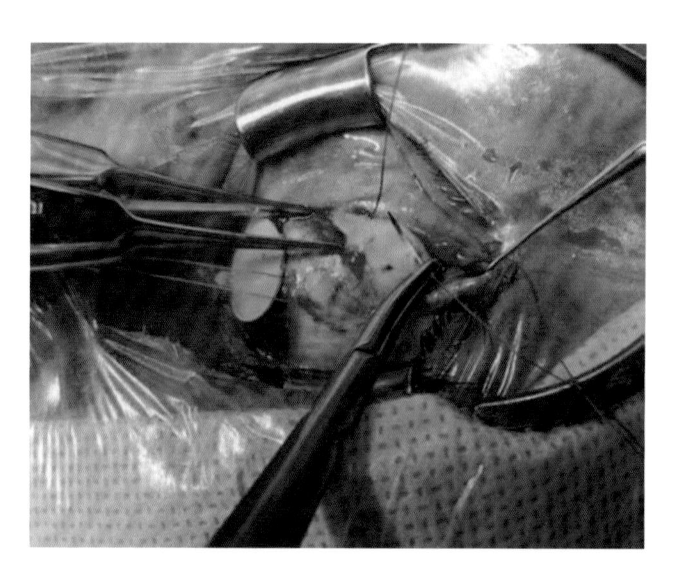

图 12.6 以锁镊子固定眼球,做巩膜板层缝合将肌肉固定到巩膜上。锁镊子固定到巩膜和巩膜缝针时不需要另行表面麻醉。巩膜疼痛不敏感,这些步骤不会引起疼痛。

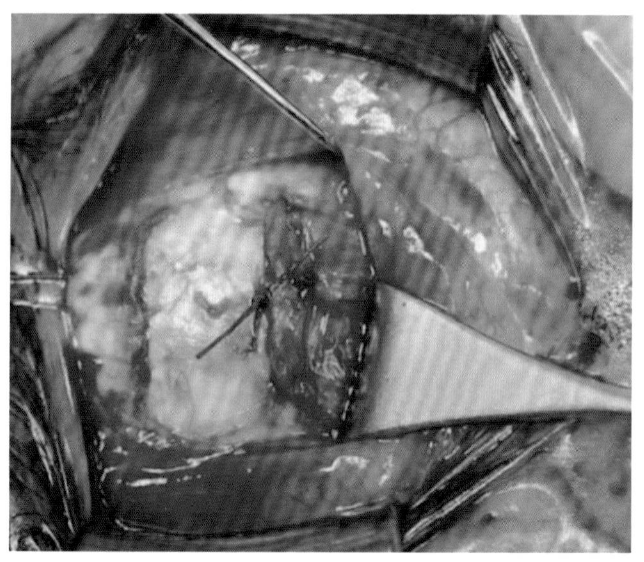

图 12.7 肌肉已经后徙到原来巩膜止端的后部。

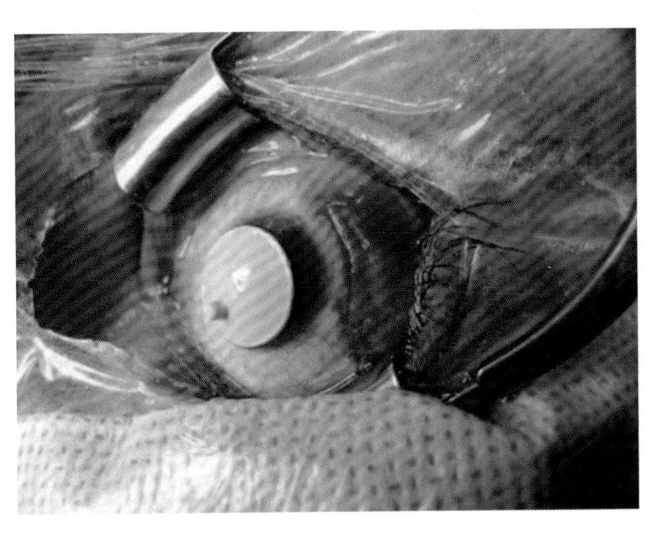

图 12.8　与通常一样缝合结膜。笔者偏好 6–0 肠线，因为其溶解快。缝合结膜前，因为最初麻醉药的作用已经失效，因此可增加一次表面麻醉（丁卡因）。

参考文献

1. Gilbert J, Dailey RA, Christensen LE. Characteristics and outcomes of strabismus surgery after orbital decompression for thyroid eye disease. J AAPOS. 2005;9:26–30.

第 13 章 调整缝线技术

调整缝线技术可以在术后患者清醒状态下改变肌肉位置。因此,这项技术具有允许精确调整眼位的理论优势。然而,缝线微调必须在术后24~48小时内进行,此时肌肉功能尚未完全恢复,而且患者可能仍有残留的麻醉效果。肌肉调整需要牵拉肌肉,这通常会对患者带来不适。调整缝线的另一个缺陷是肌肉没有直接固定在巩膜上，其位置在远期可能会发生变化。Ludwig 和 Chow[1]认为,瘢痕延伸是直肌后徙术远期过矫的原因(参见本章13.6)。与之相反,大量后徙(尤其是外直肌)会导致术后欠矫,因为肌肉会向前爬行迁移。对于大多数"正常"直肌,调整缝线最多可以悬吊6 mm。然而,对于"过紧"的肌肉,大量后徙可能回缩。由于上述这些问题及固定缝线技术的成功,作者倾向于使用直接将缝线固定在巩膜上的固定缝线技术。值得注意的是,伟大的 Marshall Parks 医生整个职业生涯中从未使用过调整缝线技术。

尽管调整缝线在临床实践中作用有限,但在某些情况下可能会有所帮助。调整缝线技术的最重要适应证是一些复杂的斜视病例,包括麻痹性斜视和大角度斜视。在这些情况下,标准手术量表不适用,而且固定缝线技术的结果可能不可预测。下文所述的调整缝线技术仅用于直肌后徙术。

13.1 患者选择

患者选择对于调整缝线技术的成功实施至关重要。调整过程有一定不适,并可能引起焦虑。调整缝线技术没有特定的年龄限制，但是15岁以下的患者往往对治疗过程感到不安,因此,除非儿童患者有例外情况,否则该手术仅限于合作的成年患者。

棉签(Q-tip)试验是一种简单而准确的方法,它可用于鉴别适合调整缝线手术的患者。该测试包括用棉签接触患者球结膜的内侧或外侧。如果患者在没有局部麻醉的情况下能够耐受球结膜的操作,那么患者应该可以耐受缝线调整过程。在术前告知患者调整过程可能会不适非常重要,这样可以避免那些担心手术或棉签失败的患者。

13.2 初始麻醉考虑

初始手术和缝线过程可以在局部麻醉或全身麻醉下进行。当使用局部麻醉时,应避免使用长效药物(如布比卡因)，因为持续12小时或更长时间的眼球运动麻醉可能会干扰调整过程。首选局部注射利多卡因,含透明质酸酶,且不含肾上腺素,因为利多卡因对眼球运动的麻醉会持续2~3小时。在初始手术后至少要等待4~5小时才可以进行调节,以确保利多卡因的效果已完全消退。

13.3 手术技巧

该手术分两个阶段进行。在第1阶段,手术在全身麻醉或局部麻醉下进行,肌肉缝线打活结固定在某个位置上,以便稍后调整。第2阶段即调整阶段,是在患者完全清醒或局部麻醉消退并且肌肉功能恢复正常后进行的。在这个阶段,根据眼位适当地调整肌肉,并在适当的位置永久地固定缝线。

13.3.1 角膜缘和穹隆切口入路

角膜缘切口手术可提供充分的暴露,便于调整缝线。除非穹隆切口是固定的手术选择,否则首先要学习角膜缘切口调整缝线手术。另外,对于超过40岁的患者要慎重使用穹隆切口,因为年龄较大的患者结膜较为脆弱,在穹隆切口手术的牵拉过程中容易撕裂。穹隆切口的优点包括切口隐藏在眼睑下,患者舒适度较高,瘢痕最小化。

13.3.2 角膜缘切口入路:滑行套索技术

图13.1至图13.6展示了角膜缘切口入路的滑行套索技术用于左眼外直肌后徙时的手术(术者角度)。

手术完成后,将缝线折叠于上睑缘,用眼膏贴住,并包扎术眼以防止缝线被无意中牵拉。包扎术眼消除调整缝线前的复视,并且具有覆盖缝线的优点,因此患者不会无意中牵拉缝线,将其错认为头发。另一种方法是用胶带将缝线贴在前额或面颊上;如果双眼均行调节缝线时,此方法非常有用,可以避免包扎双眼。

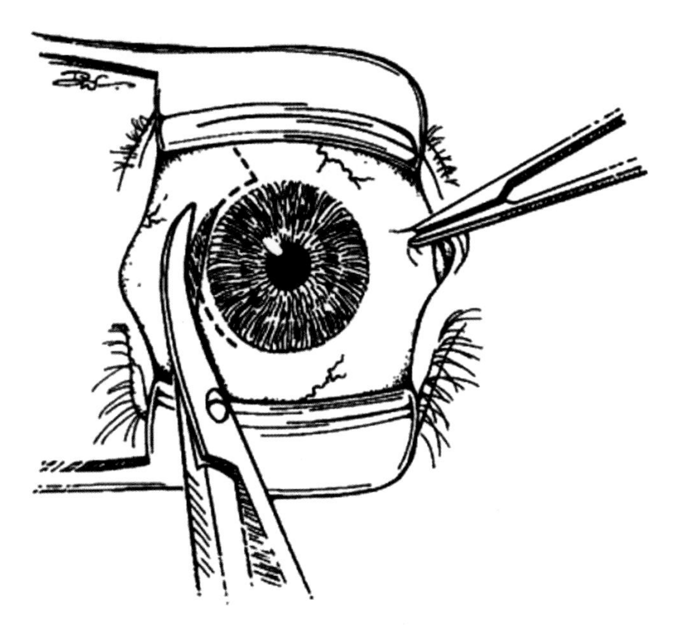

图13.1 做一角膜缘切口。按常规方式缝合肌肉并从巩膜离断。切口位于肌止点前,使用单侧或双侧翼状切口。该图展示的是颞下象限的单侧翼状切口。接下来的图示在此基础上展示调节缝线技术。

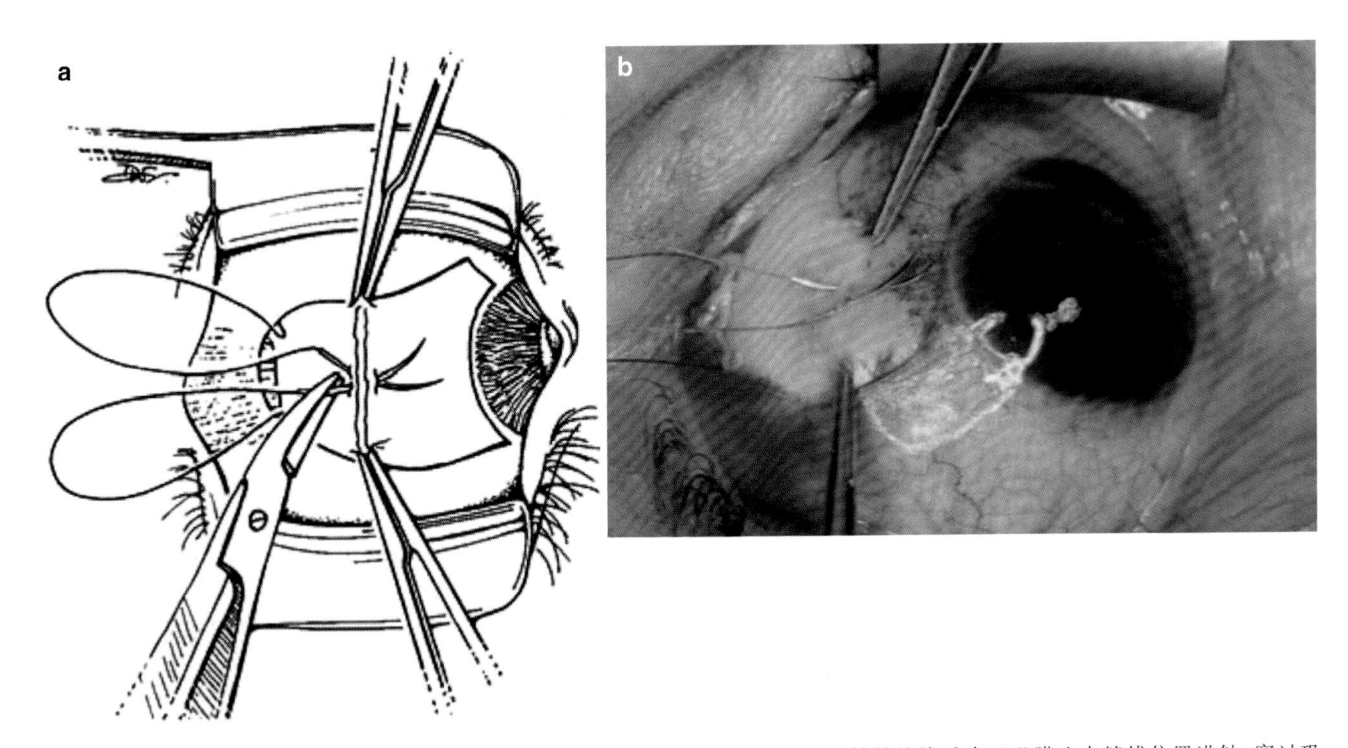

图13.2 (a)确定巩膜止点缝线位置,并且用两个0.5 Castroviejo锁镊子固定。双铲针缝线垂直于巩膜止点缝线位置进针,穿过巩膜厚度一半,将肌肉缝合于巩膜。巩膜缝线缝合于止点中央。第1针应留在原位,第2针朝第1针稍微倾斜,因此从巩膜穿出之后互相交叉(即交叉剑技术)。(b)照片展示了交叉剑技术,针头垂直于巩膜缝线位置(注意:首选6-0薇乔缝线用于滑动套索技术,因为其在术后留下的线结比5-0 Vicryl缝线小)。

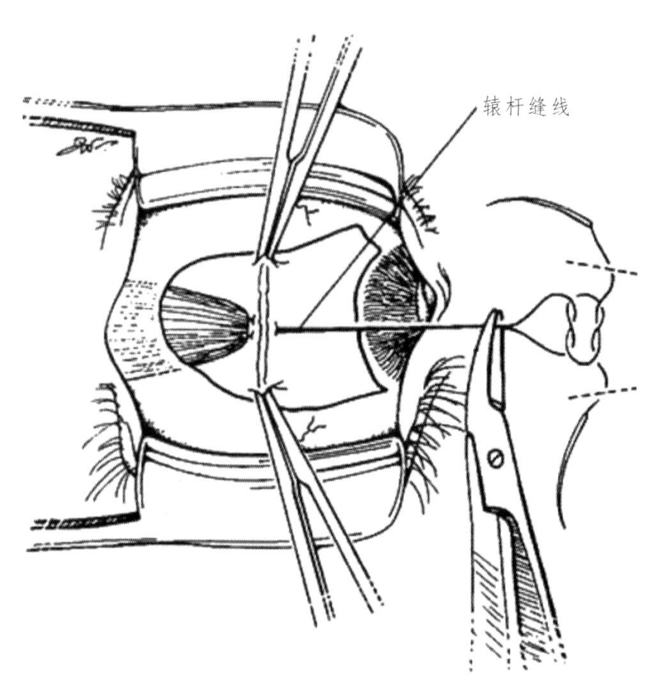

图 13.3 将针从巩膜上拔出，并向上牵拉缝线使肌肉向前移动以接近巩膜止点。将持针器夹在距离巩膜约 7 mm 处的缝线上，并将两根缝线在持针器处打结。该操作使得两根缝线长度相同，打在一起的两根缝线被称为“镶杆缝线”。通过牵拉或放松镶杆缝线可以使肌肉前徙或后徙。

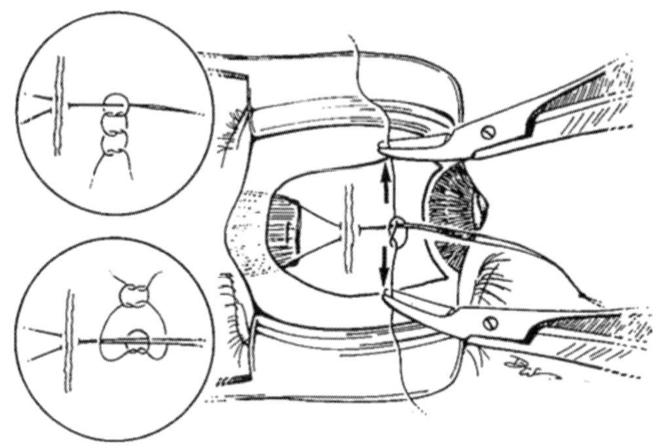

图 13.4 镶杆缝线到达所需位置后需停止，将肌肉固定在相应位置以防止肌肉向后回缩。固定镶杆缝线位置的方法是将一根单独的 6-0 Vicryl 缝线（约 5 cm 长）环绕镶杆缝线，打 3 个方结（上方插图）。这个结形成围绕镶杆缝线的套索。它必须扎得非常紧，因为套索的摩擦力使得肌肉保持在预期位置。第 1 个结应该打非常紧的单结以避免套索松动。双结会导致第 1 个结打得不够紧，因为环绕镶杆缝线绕了太多线，有助于确保打紧套索的方法是双侧方结（下方插图）。每个结都是单结，但是第 2 个和第 3 个结打结时从镶杆缝线上与第 1 个结相反的方向进行。作者（KWW）优先选择双侧方结，因为该方法使得套索持久紧密，可防止套索无意中滑脱。

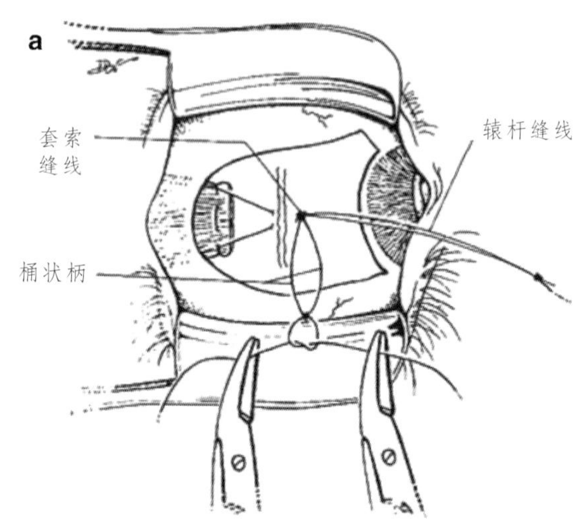

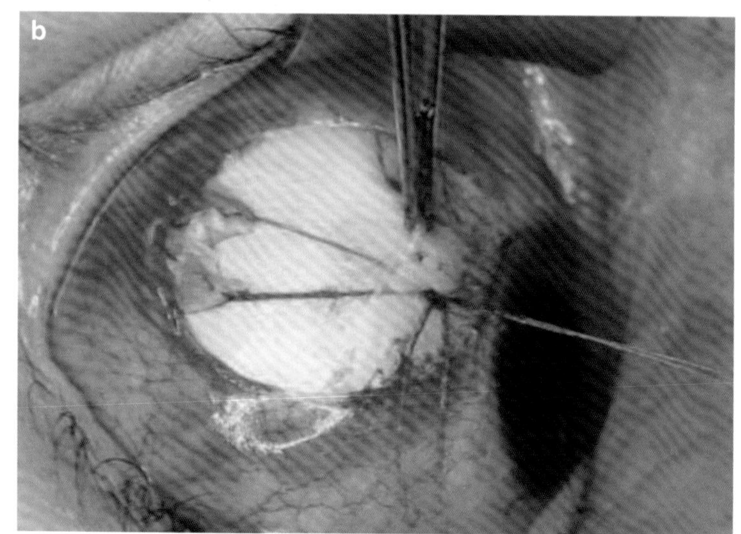

图 13.5 （a）将套索缝线的两端扎紧，提供了一个便于操作的桶状柄，可在调整缝线过程中用来控制套索。（b）照片显示肌肉向后悬吊，套索缝线紧贴巩膜，阻挡镶杆缝线滑动。

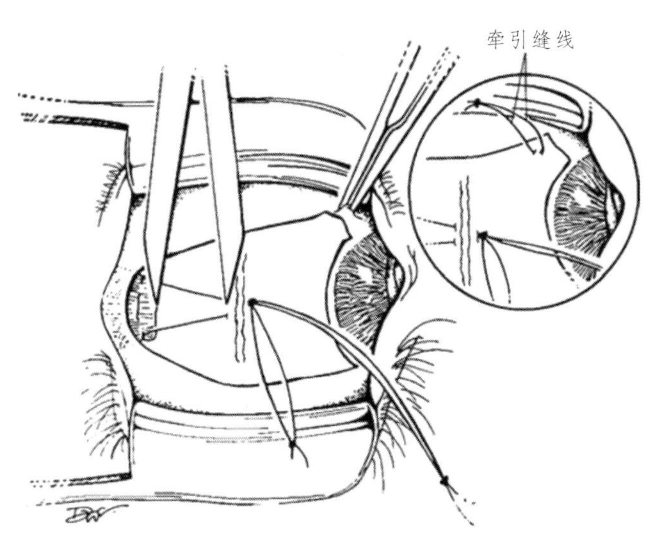

图 13.6 后徙量可以通过放松辕杆缝线并向后徙肌肉对侧旋转眼球来测量，此时肌肉向后回缩，当套索与巩膜接触时停止。单针 6-0 Vicryl 缝线(从辕杆缝线剪下的一截)可以缝在角膜缘附近的巩膜层间，在调整过程中用作牵引缝线(插图)。

13.3.2.1 调整方法

图 13.7 至图 13.13 展示了肌肉后徙过多时的前移调整方法。

图 13.14 至图 13.17 展示了肌肉后徙之后的打结方法。

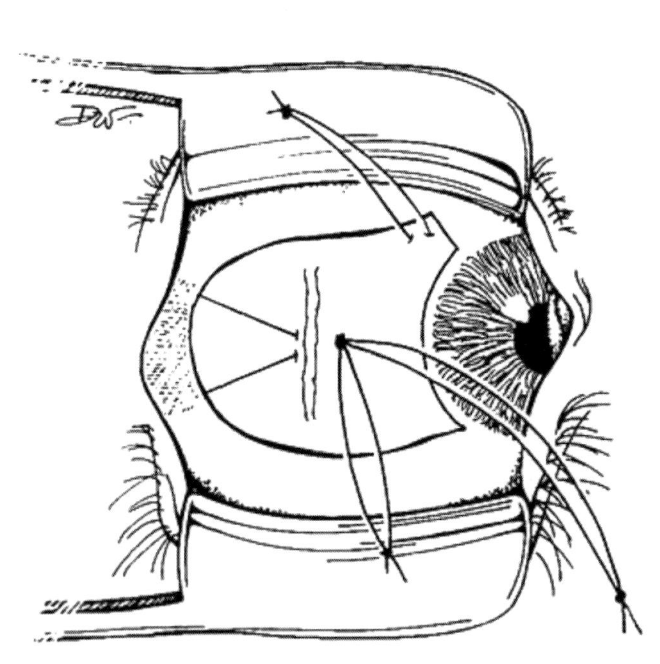

图 13.7 肌肉后徙过多，需要前移。

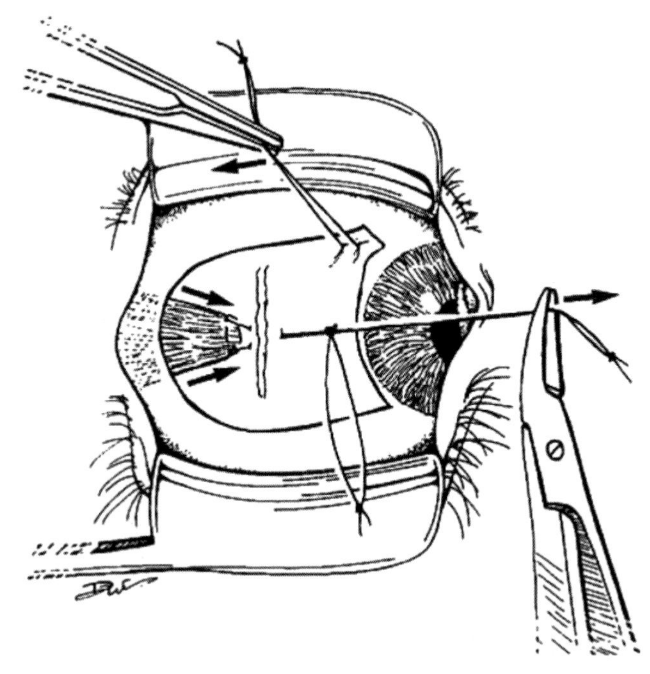

图 13.8 向上牵拉辕杆缝线使肌肉前移，并拉动牵引线使眼球朝肌肉方向旋转。这种操作使肌肉前徙，并将套索缝线从巩膜上移开。

13.3.3 穹隆切口入路：滑动套索技术

穹隆切口手术提供了极好的美容效果，患者术后会感到非常舒适。因此，学习这项技术非常值得。有关

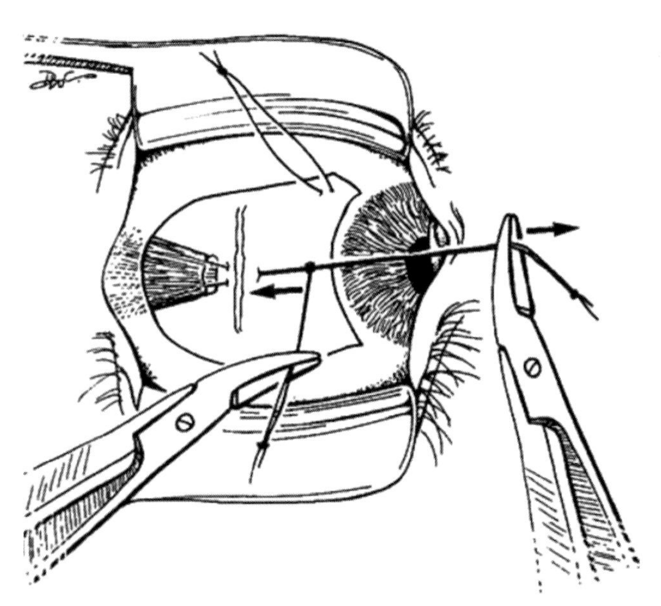

图 13.9 肌肉前徙且套索从巩膜上离开后，用持针器固定辕杆缝线，套索向后滑至巩膜。这样固定了肌肉位置并且防止辕杆缝线向后滑动。如果眼位合适，则将辕杆缝线打结，并将多余缝线去除(请参阅打结部分图 13.14 至图 13.17)。

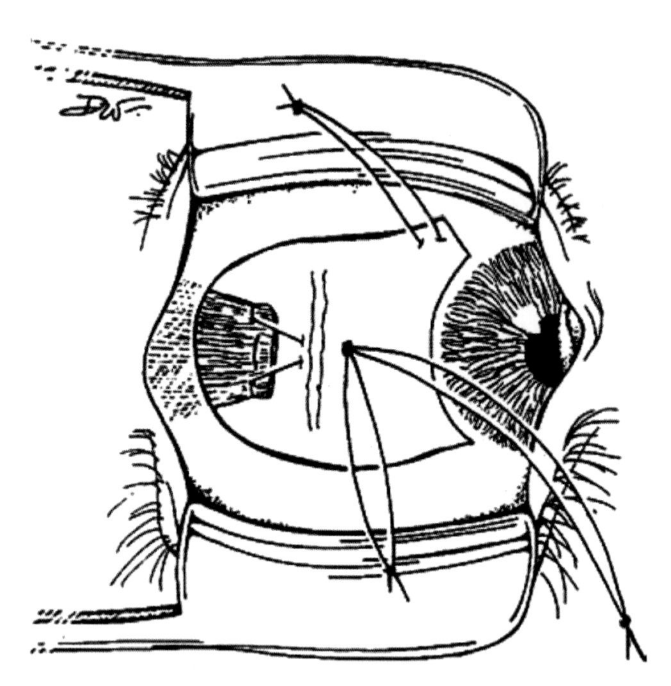

图 13.10 在这种情况下，肌肉后徙不足，需要进一步后徙。

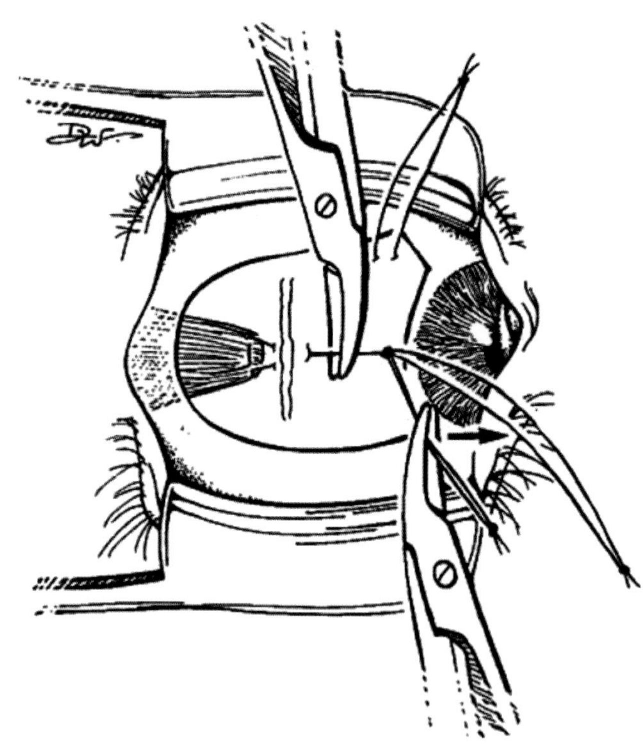

图 13.12 用持针器抓持和稳定套索下方暴露的镣杆缝线。使用第2个持针器，夹持套索并沿镣杆缝线上移，远离肌肉，从而增加后徙量。

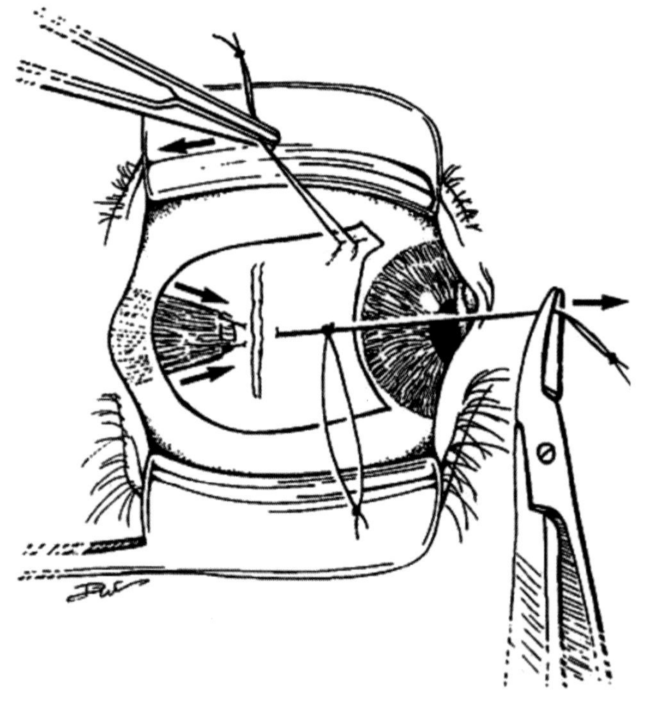

图 13.11 增加后徙的第一个操作看起来似乎不合常理，因为要先前徙肌肉。将镣杆缝线向前牵拉，眼球朝肌肉侧旋转，提拉套索离开巩膜。

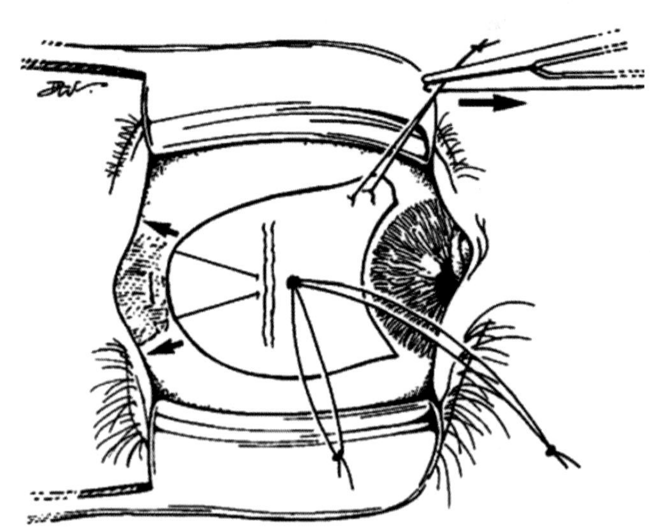

图 13.13 套索调整完毕，镣杆缝线放松，并嘱患者朝后徙肌肉方向注视。当肌肉收缩时，眼球朝相反方向旋转，肌肉向后回缩并迫使套索紧贴巩膜。调整后缝线不能松弛，这一点非常重要，因为缝线松弛会导致远期肌肉滑脱和过矫。如果眼位合适，则将缝线原位固定(请参阅下文的打结部分)。

穹隆切口和肌肉分离的详细信息请参见第11章。穹隆切口入路的调整缝线器械和技术本质上与角膜缘切口入路相同，使用套索来固定肌肉位置。接下来介绍的是，由作者(KWW)设计的结膜下牵引缝线技术[2]。图13.18至图13.20展示了这种技术用于左眼外直肌后徙的第一部分。

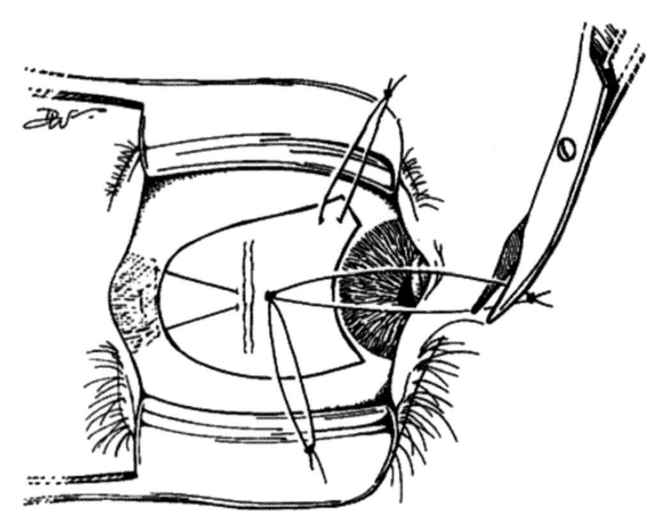

图 13.14 肌肉调整完毕后，将辕杆缝线的一端剪断以分开两根缝线。

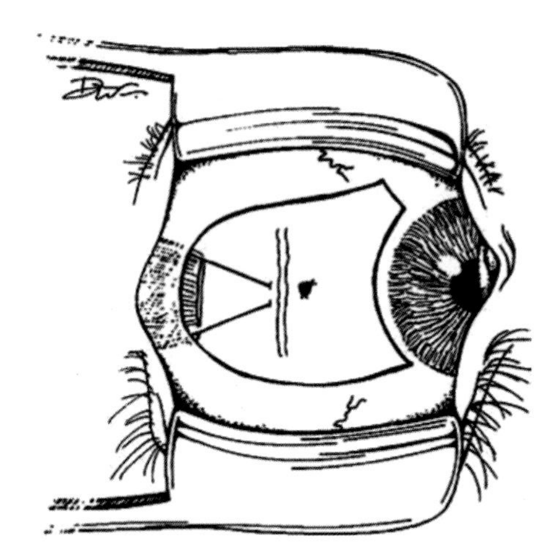

图 13.16 用 Westcott 剪刀将靠近套索的多余辕杆缝线和套索缝线的柄剪除。线结直接位于巩膜上。如果存在牵引缝线，现在可以将其去除。

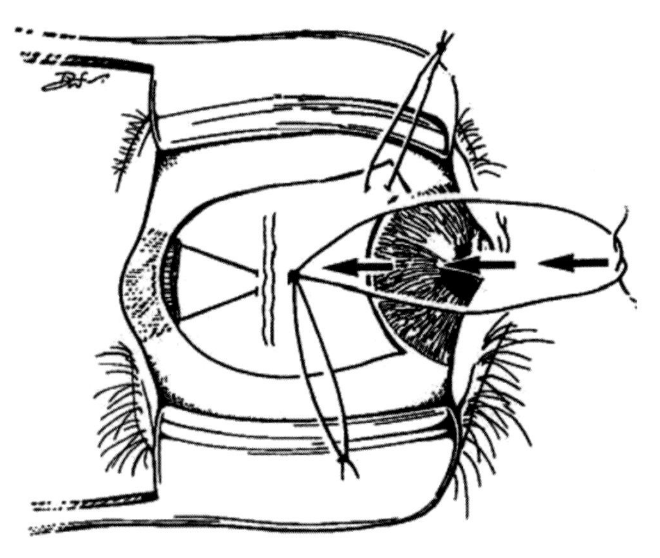

图 13.15 分开的辕杆缝线在套索处打 3 个单结以长期固定肌肉。打结时不要牵拉辕杆缝线，以免改变肌肉位置。

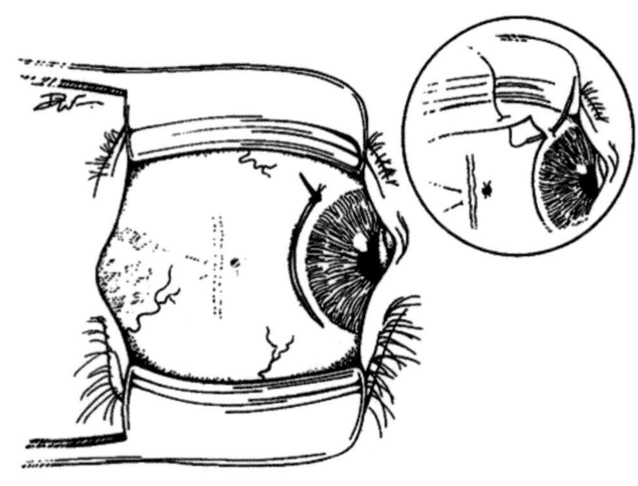

图 13.17 用 6-0 肠线(插图)缝合结膜翼状切口。小量的结膜后徙是可以接受的，但要确保线结被覆盖。另一种可选的技术是在初次手术期间预先做好结膜缝线，并在最终调整后将其结扎。

13.3.3.1 调整方法

图 13.21 展示了肌肉调整方法，图 13.22 至图 13.24 展示了系紧打结技术。

13.3.4 蝴蝶结技术

除了滑动套索调节缝线方法之外，另一种方法是"蝴蝶结"技术。与滑动套索调节缝线技术(角膜缘切口入路)所描述的相同，暴露直肌缝合并离断。肌肉缝线穿过巩膜止端后，两根缝线结扎在一起，做一个单环蝴蝶结，将肌肉固定在预期位置(图 13.25)。

13.4 术后调整法的要点

13.4.1 调整

调整必须在首次手术后 24~48 小时内完成，此时肌肉可以自由移动。后期调整极其困难，甚至不可能完成，因为肌肉迅速黏附在眼球表面。在调整前应该避免使用强效镇静剂，因为会影响眼位。如果在调整之前需要用药，首选对乙酰氨基酚(泰诺)联合可待因。用湿棉签将丁卡因直接置于缝线区域的结膜上可以获得良好

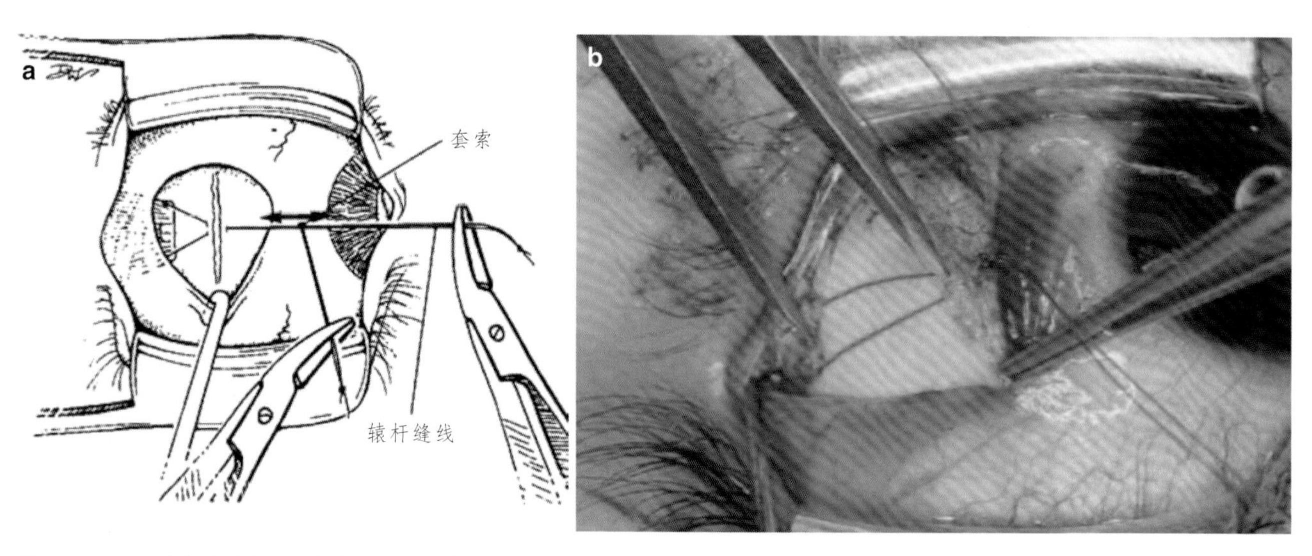

图13.18　(a)采用穹隆切口,外直肌已经缝合到巩膜止点。该图显示环绕辏杆缝线的套索。套索将辏杆缝线固定在位(见图13.4)。上下滑动套索来调整后徙量。(b)照片显示直肌后徙的量。随着眼球向肌肉对侧旋转,肌肉被向后牵拉,辏杆缝线张紧。请注意,套索卡在巩膜表面可防止辏杆缝线向后回缩。卡尺用于测量后徙量。在巩膜止点的上端留置锁定镊,使得结膜离开术野。

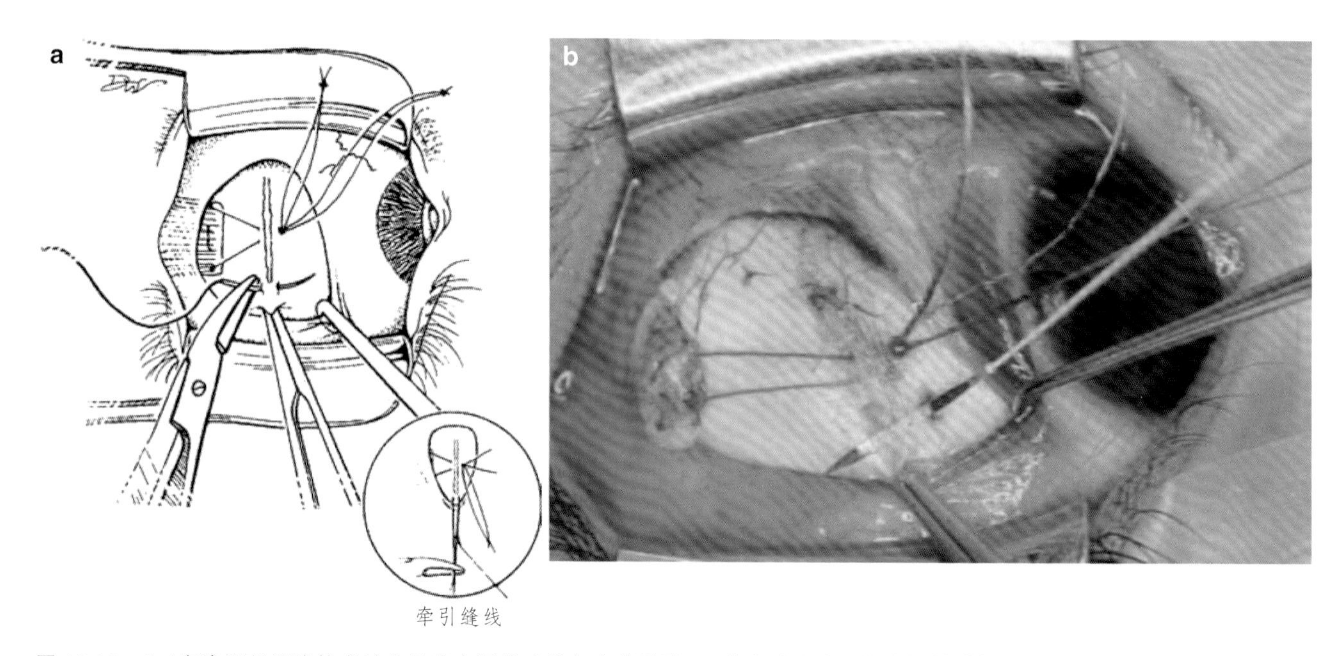

图13.19　(a)穹隆调整缝线技术的关键是在调整过程中充分暴露。巩膜牵引缝线也能牵拉结膜帮助暴露视野。牵引缝线在巩膜止点上方穿过板层巩膜。向上牵拉牵引缝线使结膜回缩,以在调整过程中暴露辏杆缝线和套索(插图)。(b)照片显示5-0 Mersilene单铲针缝线在巩膜止点的上缘穿过。两个小Stevens斜视钩向上牵拉结膜以暴露缝针位置。

的麻醉效果。半无菌条件对于调整缝线是足够的。在调整过程中评估眼位情况时,患者应佩戴屈光矫正眼镜,以保证恰当的视物清晰度和调节的控制。

13.4.2 预期术后眼位漂移

调整缝线的目标不是在手术后立刻将眼位矫正,而是为了在远期获得正位。成功调整的关键是能够预判术后眼位漂移。一般来说,患者行双眼后徙术后,肌肉功能会有所恢复,所以一个有用的经验是将这类患者轻度过矫。这个原则对常规后徙也适用,但对于超大量后徙时(内直肌>7.5 mm,外直肌>8.5 mm)应慎重。在这些病例中,肌肉功能通常会永久性减弱,术后

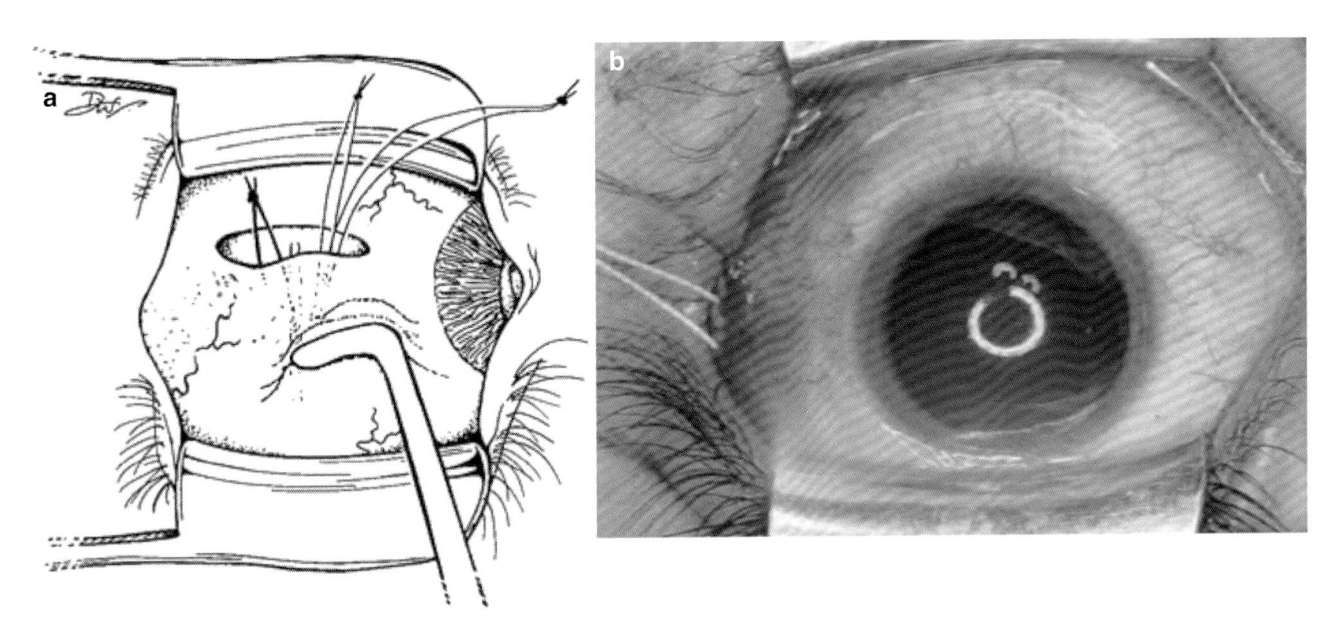

图 13.20 (a)用小 Stevens 斜视钩将结膜向后推向穹隆,使结膜复位。(b)手术结束时的眼睛,缝线在结膜切口处探出。去除开睑器后,缝线拉至上睑处加压包盖。

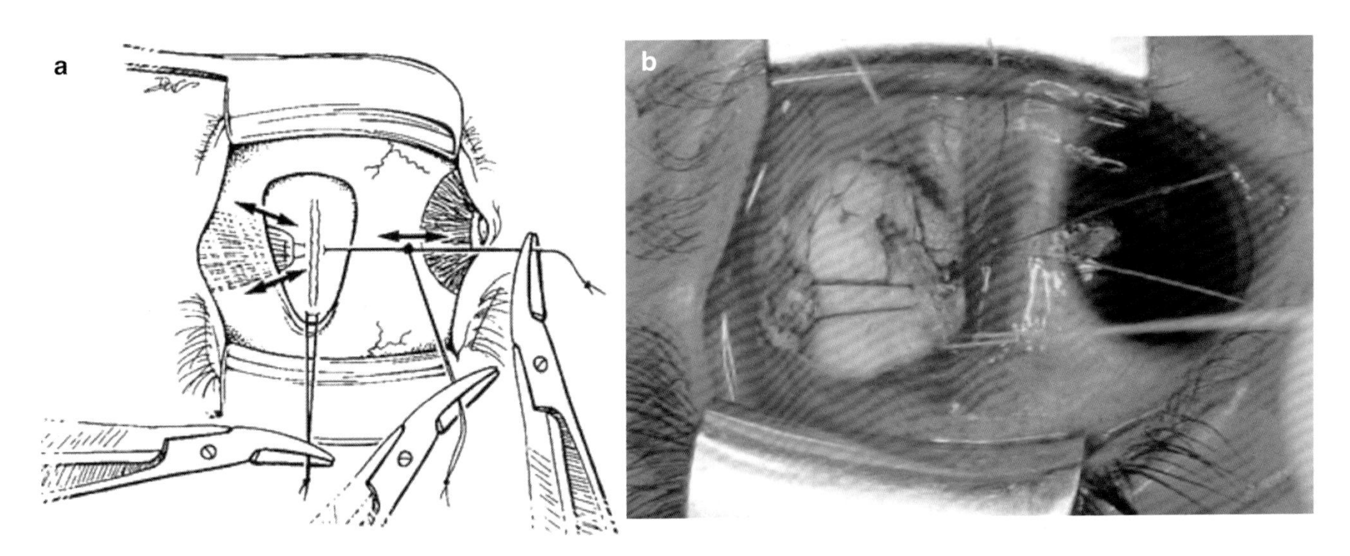

图 13.21 (a)向上牵拉结膜牵引缝线,同时将结膜拉开暴露套索并稳定眼球。暴露术野后,可以如角膜缘入路所述调整套索缝线(参阅图 13.11 至图 13.13)。(b)牵引缝线在牵拉结膜暴露套索的同时,也用于稳定眼球。请注意,肌肉缝线紧绷,套索紧紧卡在巩膜表面。调整后确保肌肉缝线没有松弛。缝线松弛可能会导致调整后肌肉位置发生变化,以及远期术后眼位漂移。

眼位往往向过矫方向漂移,而不是肌肉功能恢复。另一方面,单眼"一退一截"手术术后漂移程度小。当对患有知觉性内斜或知觉性外斜的患者进行调整时,重要的是要记住,调整应基于美容外观的要求或 Krimsky 试验,而不是交替遮盖试验。表 13.1 列出了手术后第一天常见水平斜视矫正的建议。

13.5 并发症

幸运的是,调整缝线技术的术后并发症很少见。人们可能会担心手术后感染或蜂窝织炎的发生率很高,因为调整过程是在半无菌条件下进行的,但这种

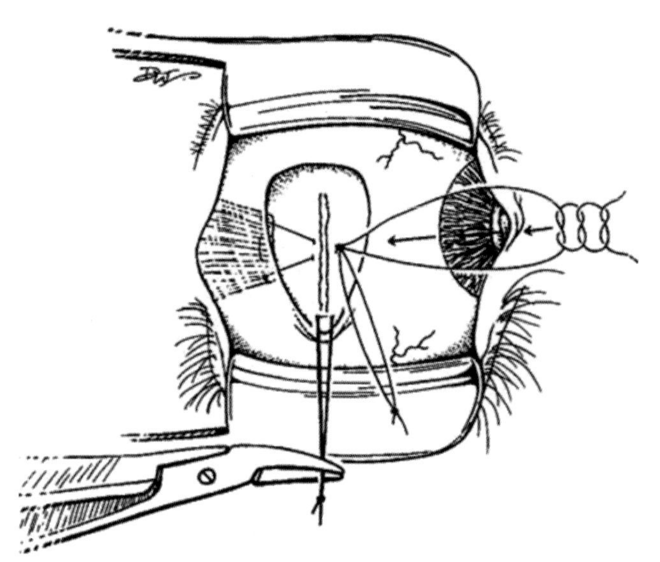

图 13.22 分开镶杆缝线,在紧贴巩膜的套索上打结。在打结时不要牵拉镶杆缝线,因为这会使肌肉前徙。绕套索打 3 个结。

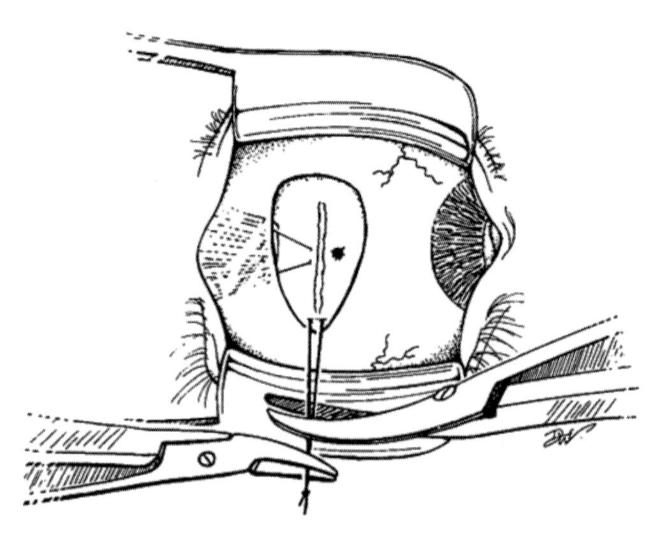

图 13.23 剪掉多余的镶杆缝线和套索缝线的柄，剪线时靠近套索上方的线结。小心不要剪断线结和套索！如图所示,牵引缝线可最后去除。

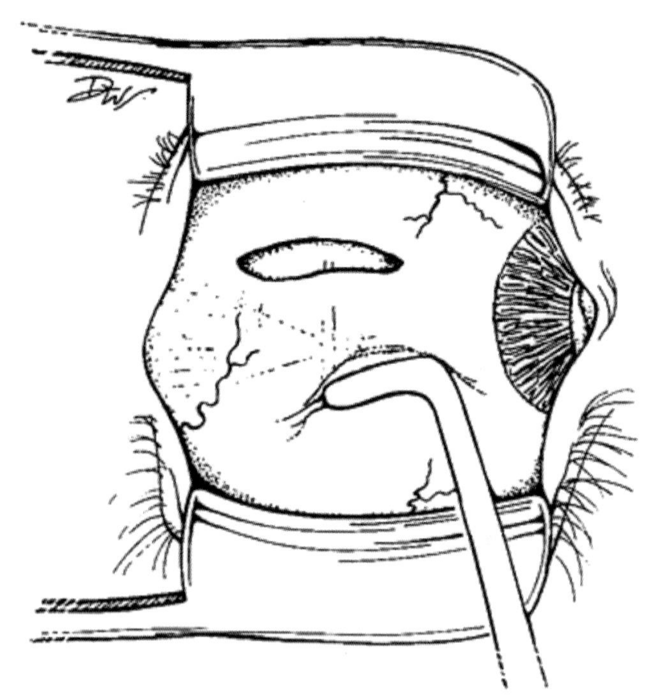

图 13.24 用小 Stevens 斜视钩将结膜推平覆盖线结和套索。结膜切口的闭合可缝合也可不缝合。

感染的可能性并不比常规固定缝线技术更高。一个具有临床重要性的轻微并发症是调整后线结的持续性刺激。如果线结刺激持续存在,可在手术后 3 周时安全地去除,而不会发生肌肉滑脱。其他并发症包括眼心反射和与牵拉肌肉相关的可能心动过缓。总体而言,调整缝线技术是治疗复杂斜视的安全手术方式。

13.6 预防远期过矫

调整缝线术后的远期过矫很可能是由于在肌肉完全黏附于巩膜前缝线发生溶解所致。这种类型过矫最常见于紧缩直肌的手术后,例如甲状腺相关斜视的内直肌和下直肌。避免远期过矫的技术是在调整结束后用不可吸收缝线固定肌肉。在 Vicryl 缝线后，使用 5-0 Mersilene 缝线将肌肉边缘固定在巩膜上。

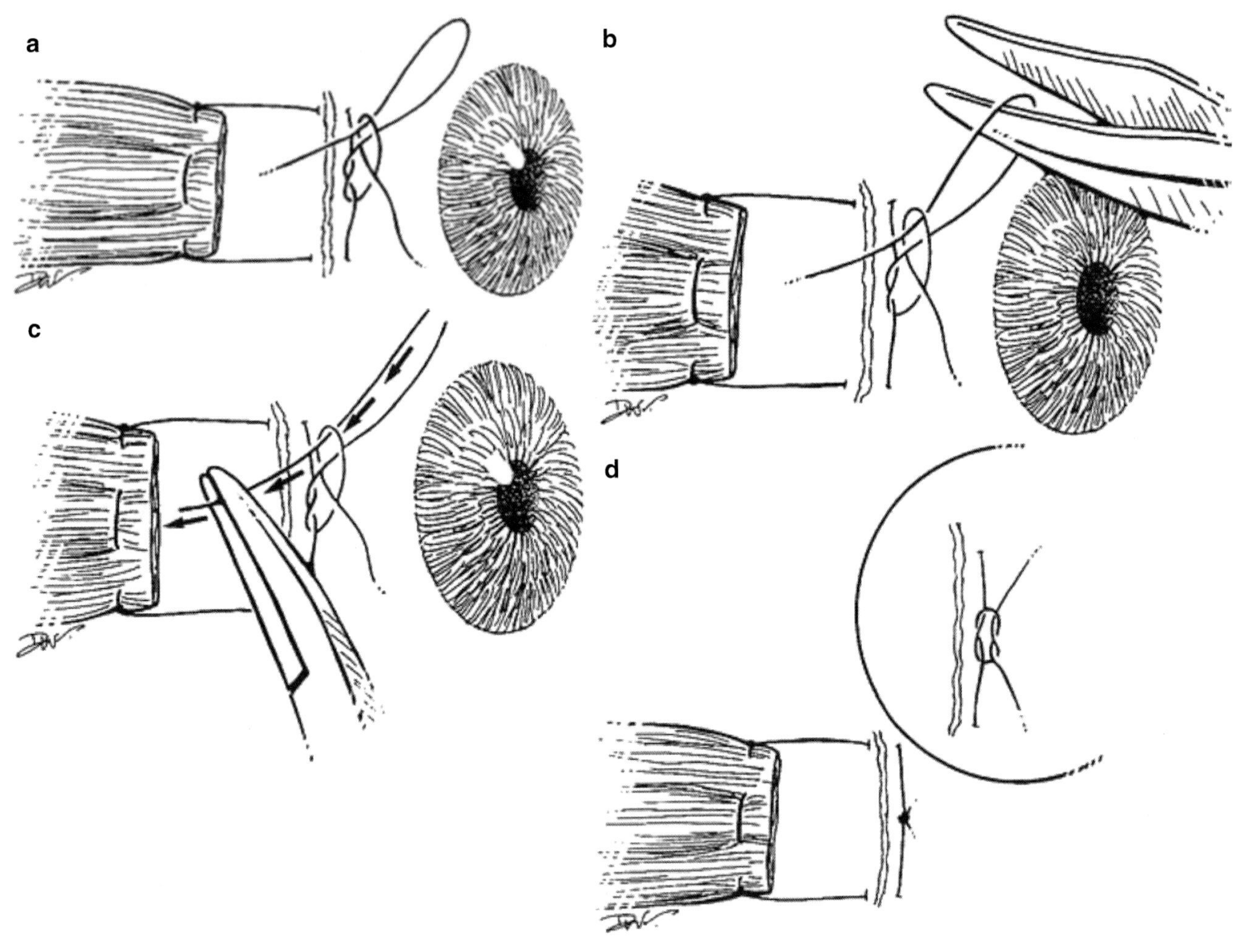

图 13.25　(a)6–0 Vicryl 缝线固定直肌的示意图，用单环蝴蝶结缝至巩膜止点。这个结包括 1 个单结和第 2 个留在单环内的单结。为了调整肌肉的位置，可以解开这个单环蝴蝶结。调整肌肉位置时，确保肌肉的每个止点后徙相同的长度。(b)肌肉调整合适后，剪断线环扎紧蝴蝶结。(c)然后小心撤出剪断的缝线，留线结在原位。不要解开蝴蝶结重打第 2 个结，因为这样做会导致肌肉滑脱。(d)方结在位(插图)，将辕杆缝线联结在肌止点。

表 13.1　术后第一天眼位

诊断	手术	调整至(PD)
间歇性外斜	一退一截	内斜 4~6
	双外直肌后徙	内斜 6~8
知觉性外斜[a]	一退一截	内斜 4~6
成人内斜	一退一截	正位
	双内直肌后徙	外斜 2~4
调节性内斜(有融合能力)	双内直肌后徙	外斜 4~6
知觉性内斜[a]	一退一截	正位

[a] 总是在弱视眼上行单眼手术。

参考文献

1. Ludwig I, Chow A. Scar remodeling after strabismus surgery. J AAPOS. 2000;4:326–33.
2. Wright KW, McVey JH. Conjunctival retraction suture for fornix adjustable strabismus surgery. Arch Ophthalmol. 1991;109:138–41.

第 14 章 直肌紧缩手术

两种最有用的直肌紧缩手术是直肌截除术和直肌-巩膜折叠术。常规直肌折叠术被证实并不可靠，因为它会随着时间推移而松脱。常规折叠术是肌肉与肌肉的缝合。由于肌肉纤维是纵向的，横向纤维较弱，缝线往往会脱出和滑脱。然而，直肌-巩膜折叠术中将后部肌肉固定于巩膜，该手术与截除术一样稳定。

14.1 直肌截除术

肌肉截除术可以用单根缝线或双缝线方法完成。作者首选单根缝线技术，因为它简单、快速，并且能够达到与双缝线技术相同的解剖结果。单缝线技术的一个关键是在肌肉中央打一个安全结，以防止其中一根缝线无意中被剪断或断裂而导致缝线松开。双缝线技术的支持者倾向于使用两根缝线以增强安全性防止肌肉滑脱，并且对肌肉中部缝合更牢固。

14.2 单根缝线截除术：穹隆切口入路

直肌-巩膜折叠术和直肌截除术可以采用穹隆切口或角膜缘切口入路。图 14.1 至图 14.7 展示了采用穹隆切口入路行单根缝线截除术的技术。

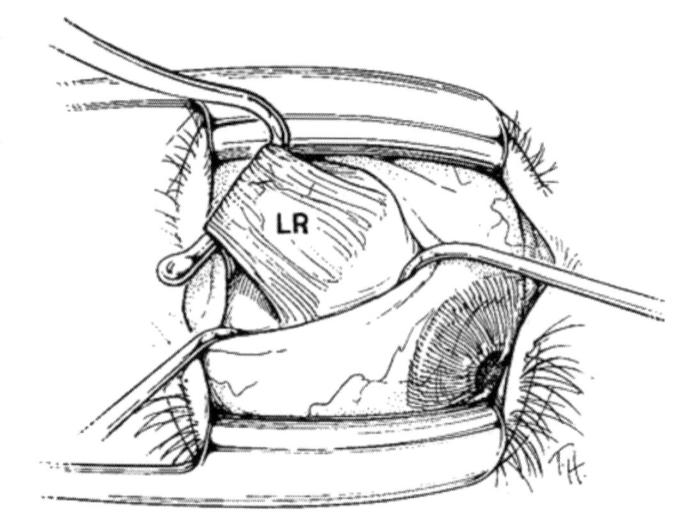

图 14.1 通过穹隆切口，左眼外直肌以标准方式分离（术者角度）。向后分离肌间隔和翼状韧带至计划截除量后约 3 mm 处（请参阅图 10.9 和 图 10.10 后部分离技术）。肌止点前部 Tenon 囊被去除以暴露巩膜表面。

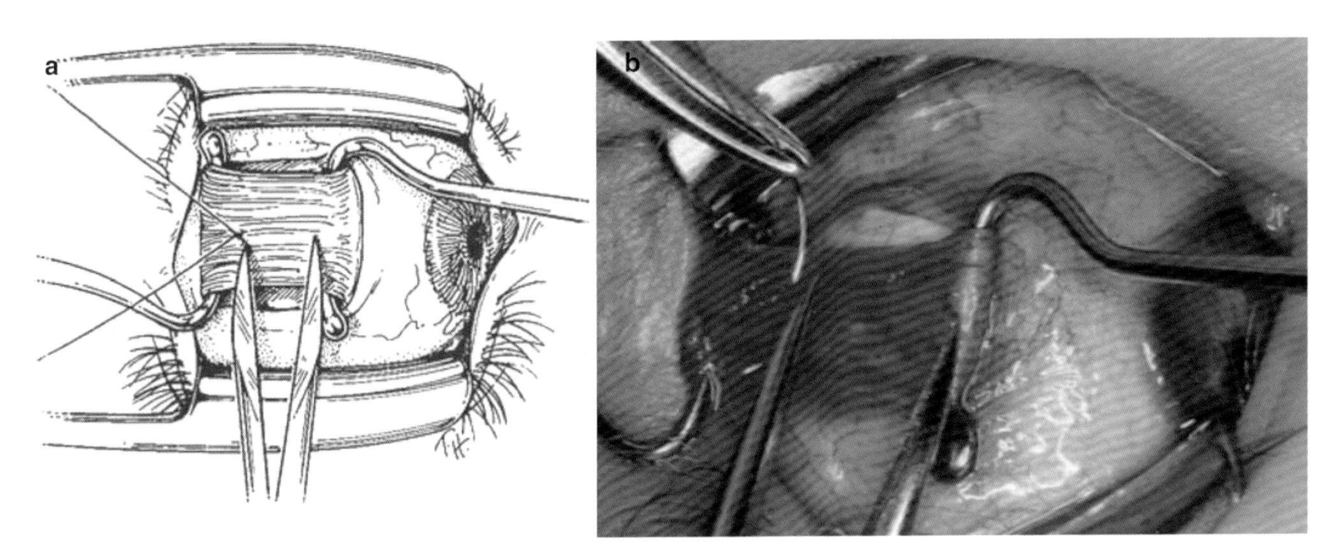

图 14.2 (a)两个大 Jameson 斜视钩置于肌腹下方。一个斜视钩置于肌止点(手柄朝向鼻侧),另一个斜视钩向后置于穹隆深处(手柄朝向颞侧)。将后部斜视钩贴紧巩膜,避免提起斜视钩以钩取更多肌肉。将斜视钩拉离巩膜并不会暴露更多的后部肌肉,仅能拉直前部已暴露的肌肉。在肌腹中央预置一个安全结。(b)照片显示了卡尺置于 Jameson 斜视钩中央并向后标记安全结的位置。使用 5-0 Vicryl 双针缝线缝合中央 2 mm 宽肌肉(全层厚度)。请注意,进针位于计划截除点后 0.5~1 mm 处。这使得安全结位于截除点后,有助于保护线结。缝线打方结系紧。如果其中一根缝线无意中断裂,安全结将固定肌肉,防止缝线完全松脱。

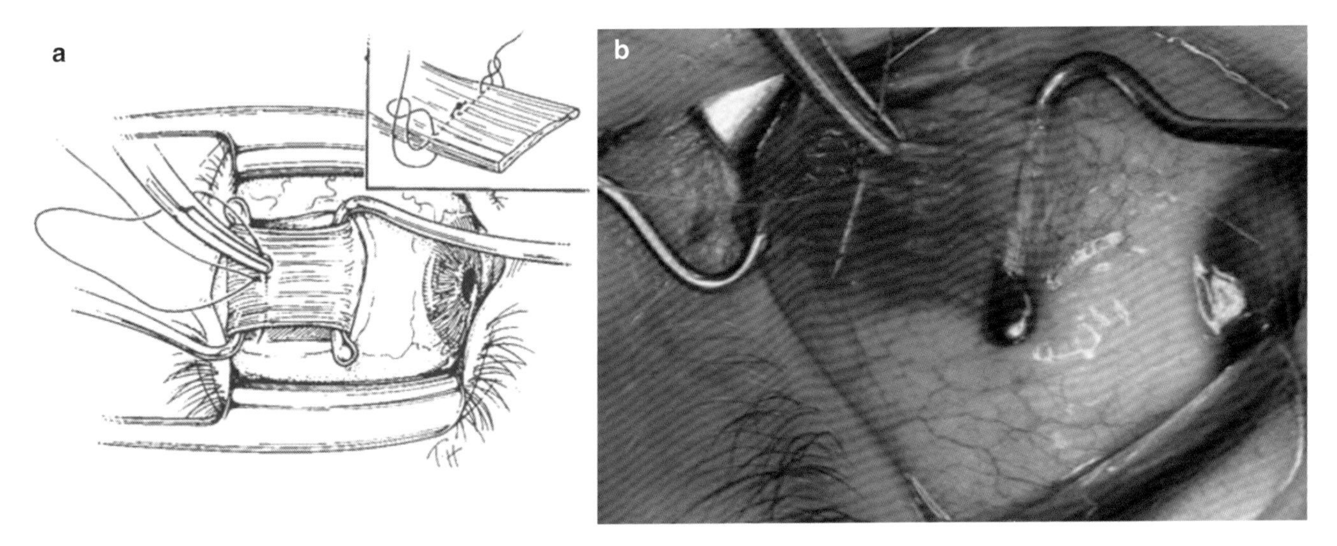

图 14.3 (a)与安全结相连的一根缝线穿过半层肌肉厚度,在安全结前进针。这一针沿肌肉层间走行,在肌肉边缘出针。然后在肌肉边缘 2 mm 处缝全层厚度的锁结,位于半层缝线后面。使用缝线的另一端,在另一半肌肉上进行同样操作以固定两侧肌肉。插图显示了缝线的走行,两侧肌肉边缘都有锁结,中央有一个安全结。(b)照片显示针头正好穿过外直肌的上半部分,位于安全结的前面。保持针平行于斜视钩,因为缝针向前倾斜会减少截除量。

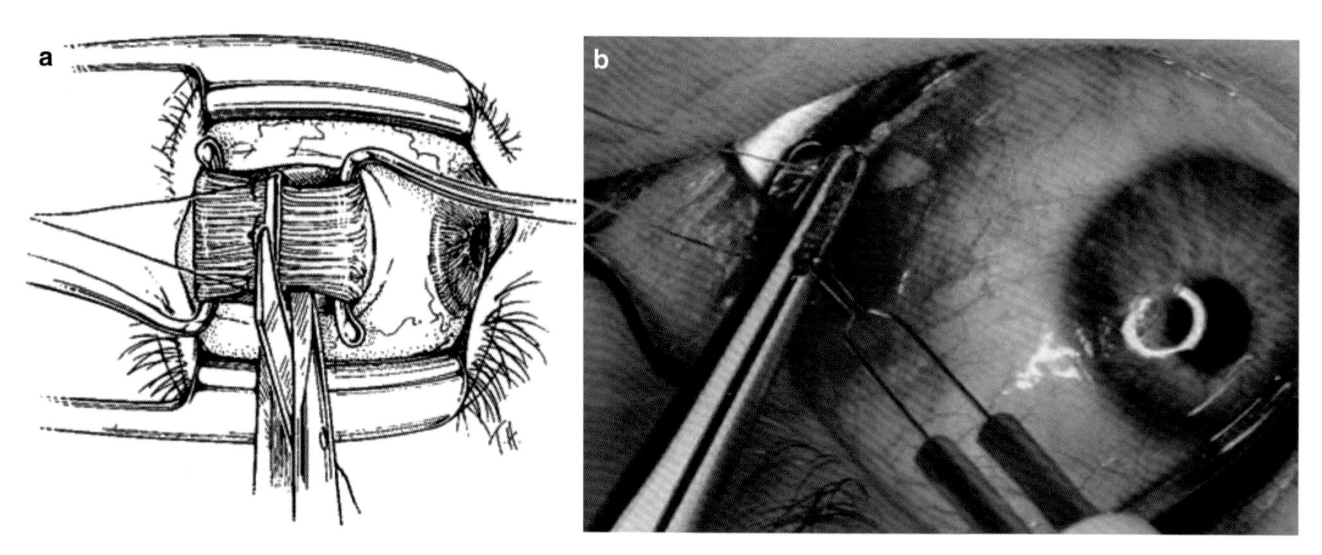

图 14.4 (a)用 5-0 Vicryl 缝线固定肌肉，在肌肉边缘置锁结，中央置安全结。然后用 Hartman 钳在缝线前方钳夹肌肉。将肌肉沿 Hartman 钳之前剪下，平齐钳表面。(b)照片显示烧灼肌肉断端。请注意，缝线向后牵拉以避免被烧断。要小心操作，因为如果太靠近烧灼器，缝线会被熔断或变弱。烧灼后，松开 Hartman 钳释放肌肉。(注意：作者并不常规钳夹并烧灼外直肌，因为外直肌截除后无明显出血。)

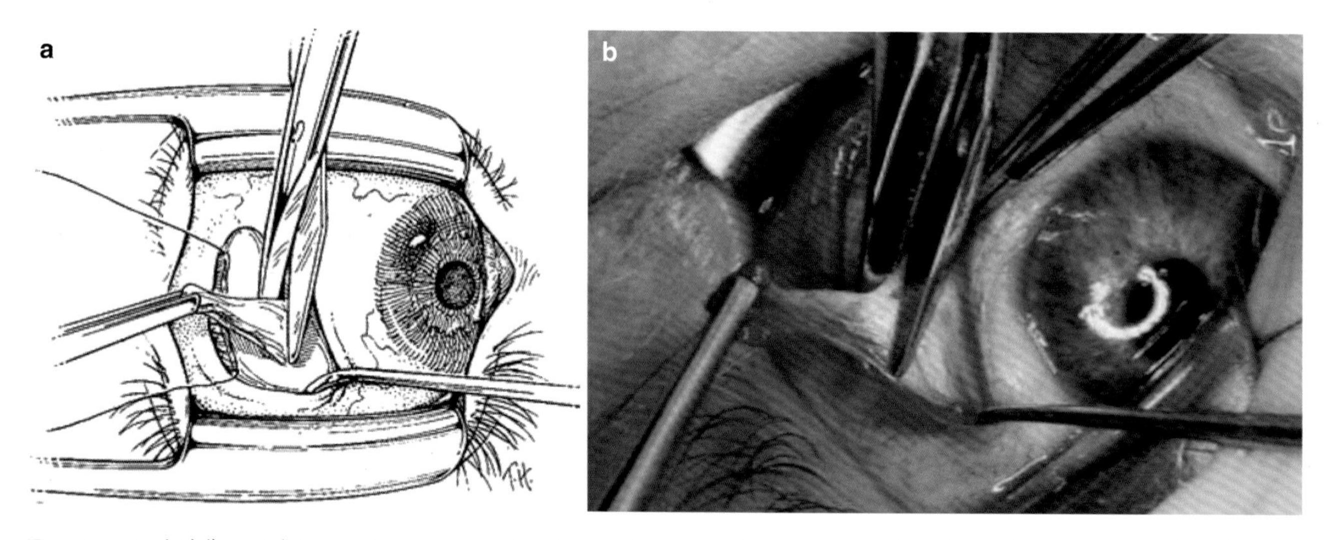

图 14.5 (a)去除靠近巩膜的肌肉残端，直至可以直接观察到巩膜止点。残余的肌肉残端给人错觉以为缝线牢靠，因为如果缝线穿过残余肌腱纤维而不是巩膜会很容易松动。(b)肌肉残端从巩膜止点处剪除。

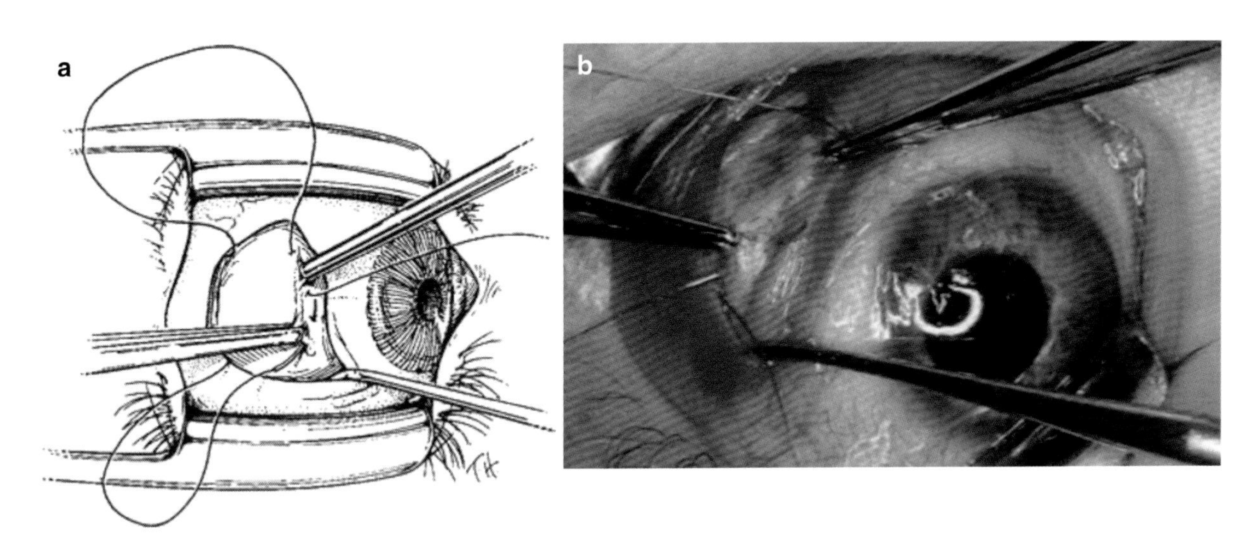

图14.6 (a)用两个0.5 Castroviejo锁定镊固定巩膜止点,该镊子置于巩膜止点内1mm,以便在巩膜止点提供用于缝针的空间。在肌肉止点处做深巩膜缝线,将肌肉固定到原来的止点处。肌肉止点前的巩膜厚度至少是止点后巩膜厚度的2倍。进行深巩膜缝针非常重要,这样在牵拉肌肉到位时缝线不会划开巩膜。图示中的针头正穿过锁定镊上方。(b)照片显示缝针正穿过前部巩膜的上方。注意,深度缝针对扎紧截除的肌肉是必需的。锁定镊呈交叉状,下方锁定镊朝向鼻侧,上方锁定镊朝向颞侧,使巩膜止点清晰可见。下方巩膜缝线时类似。

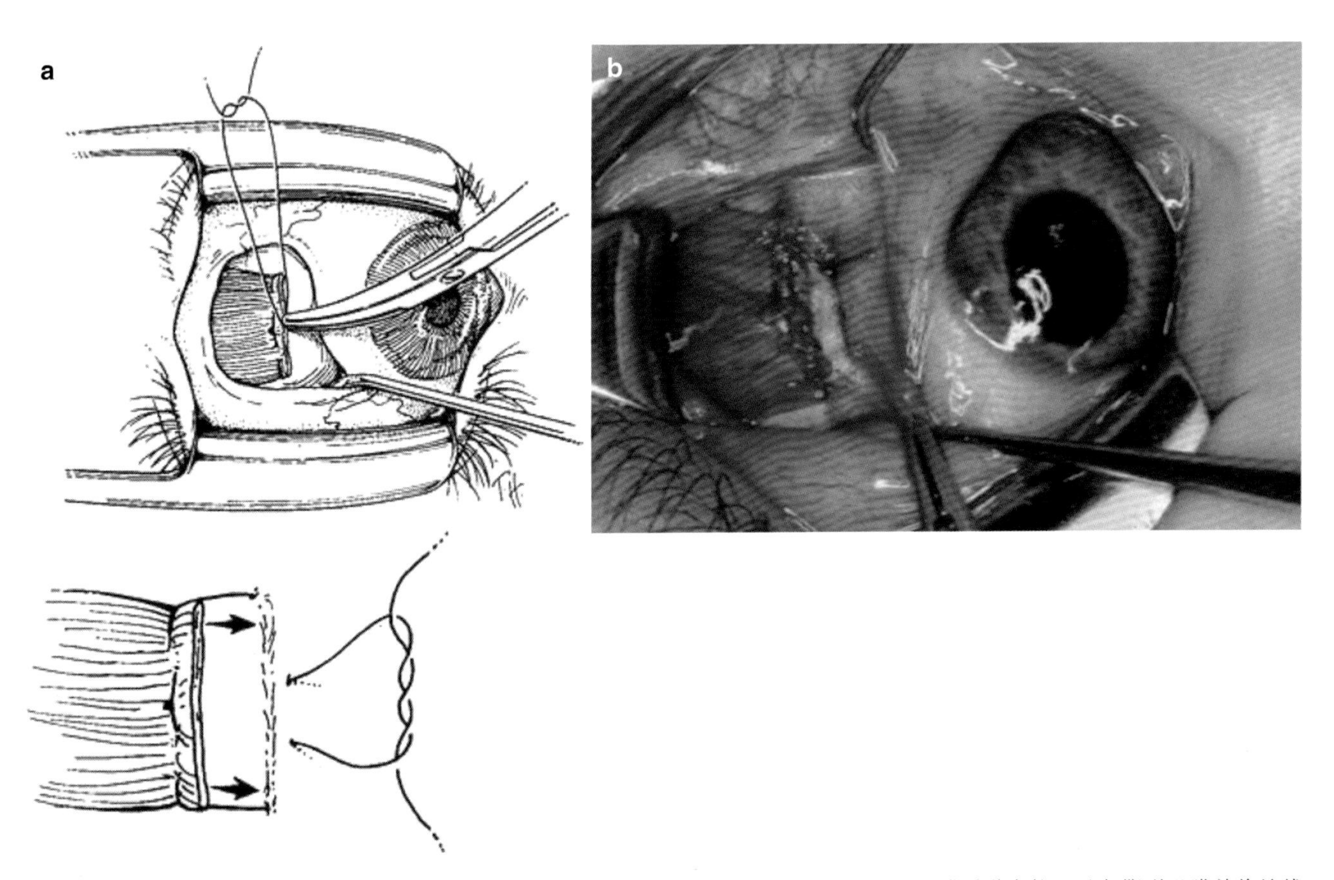

图14.7 (a)轻柔但稳固地牵拉缝线,将肌肉向巩膜止点前移。不要向上牵拉缝线;平行于巩膜隧道牵拉以避免撕裂巩膜并将缝线拉出巩膜(类似于用线切奶酪)。用双结将两根缝线系紧,前徙肌肉,使肌肉两个止点紧贴巩膜(下图)。打紧线结,用持针器夹住线结,以防止滑脱。将第2个结打在持针器表面。在第2个结扎紧之前不要松开持针器。这种技术类似于在打包系蝴蝶结时将手指放在结上。为了安全起见,应该打第3个结。(b)照片显示最终成果,肌肉贴紧巩膜止点。请注意,虽然手术是采用单根缝线技术完成,但是并没有中央肌肉下垂。关键在于广泛地展开肌肉,能够拉紧前部肌肉断端。

14.3 双缝线截除术

图 14.8 显示了双缝线截除技术。

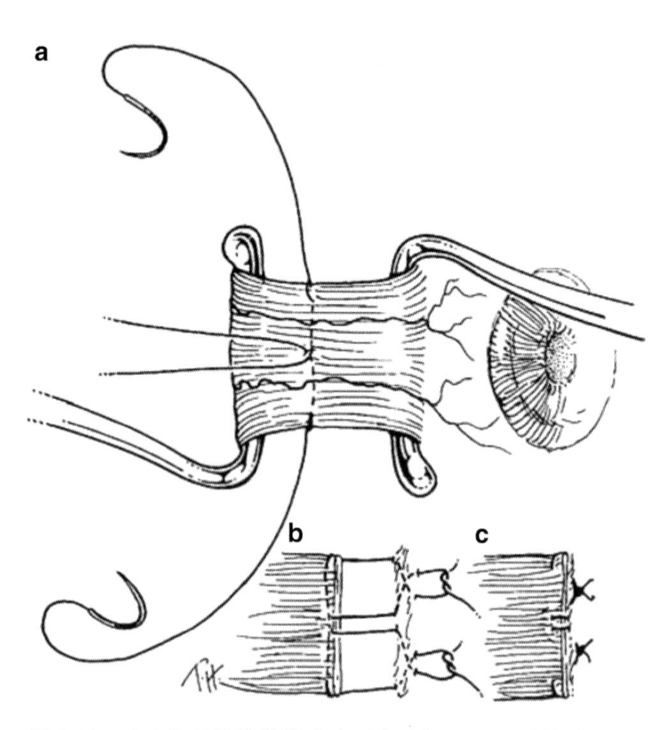

图 14.8 (a)在双缝线截除术中,用两个 Jameson 斜视钩钩取肌肉并展平,并暴露后部肌肉。用两根 5-0 Vicryl 双铲针缝线来缝合肌肉。第 1 根缝线从肌肉中央向一侧肌肉边缘做半层肌肉缝合。2 mm 全层厚度锁结用以扎紧肌肉边缘。第 2 根双铲针缝线沿另一侧以相同方式缝合。肌肉缝合固定后,按前述单缝线截除术部分标准方式截除前部肌肉。(b)截除的肌肉穿过巩膜 4 针缝合在巩膜止点。中央两针应该靠近,间隔为 1~2 mm。双针缝线用 3 个方结系在一起。(c)双缝线技术的最终结果,2 根双针缝线在巩膜止点前各自打结(注意,肌肉中央由两针巩膜缝线固定)。

14.4 Wright 折叠术:直肌—巩膜折叠术(分离血管)

另一种直肌紧缩的方法是直肌-巩膜折叠术。该方法由作者(KWW)设计(最初作为调整直肌折叠术)[1,2]。先缝合固定后部肌肉,如在单根缝线截除术中,但不截除前部肌肉,缝线在巩膜止点穿过巩膜,从而折叠肌肉。该折叠术可用于替代标准截除术。由于肌腱折叠,术后会立即出现小肿块,但肿块会在 3~4 周内消失。与截除术相比,直肌-巩膜折叠术最主要的优势在于可逆性。在肌肉黏附于巩膜之前,术后 2~3 天内可以通过简单地剪断并移除缝线来去除肌肉折叠。另一个优点是安全。因为没有离断肌肉,所以几乎没有滑脱风险。该手术的一个重要之处是保留了前睫状血管并降低了前节缺血的风险。作者(KWW)研究了直肌-巩膜折叠术后的前节血流灌注,发现该术式能够可靠地保留前睫状循环[1,2]。如果同一只眼上已行多条直肌手术,需要关注眼节缺血可能,应强烈考虑直肌-巩膜折叠术。用于直肌-巩膜折叠术的手术量与截除术相同,折叠最大量为 5.0 mm;超过该量的折叠会导致肿块,不推荐使用。

不应该将直肌-巩膜折叠术与常规肌肉折叠术混淆。常规肌肉折叠术将肌肉与肌肉缝合在一起,并且不能成功维持眼位,因为缝线易于在直肌的垂直方向纤维内滑动[3]。相反,直肌-巩膜折叠术(图 14.9)将肌肉纤维缝合在巩膜上,比常规直肌折叠术的肌肉与肌肉缝合有着更强的伤口愈合。对于斜视度较小的病例,作者(KWW)也设计了一种中央肌肉-巩膜折叠术,可以矫正约 8 PD(请参阅 22 章)。

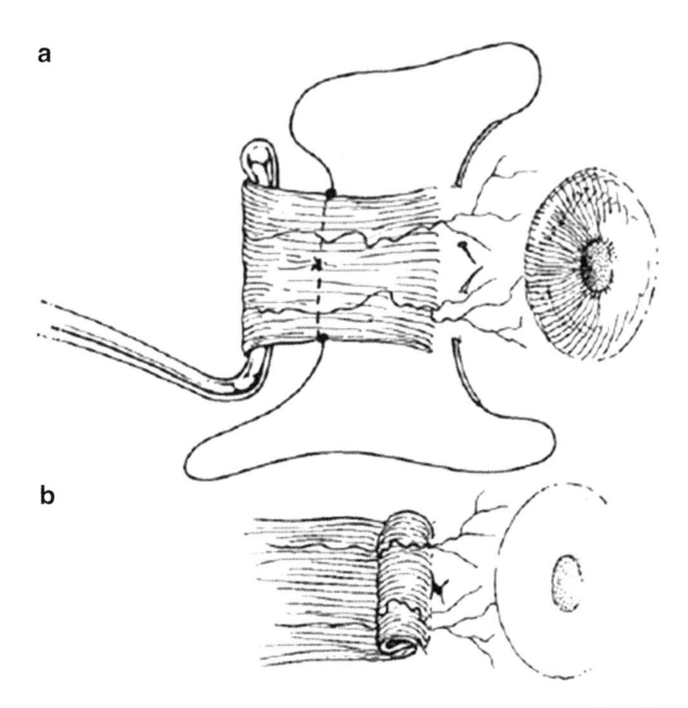

图 14.9 (a)在 Wright 折叠术中，肌肉用 5-0 Vicryl 双铲针缝线缝扎。根据标准手术量表，将缝线穿过后部肌肉，置于与直肌截除术相同的位置。针头穿过半层肌肉，从肌肉中央进针，垂直于肌肉纤维，朝向肌肉边缘。中央安全结可做也可不做，因为肌肉并不会离断。在肌肉边缘缝一个 2 mm 锁结。肌肉两侧缝针完全一致。避开前睫状动脉，这些动脉位于该区域的肌肉表面，可通过深层缝线避开。如果血管恰好在锁结位置，可以用平滑的器械轻轻将其移开，例如小 Stevens 斜视钩。针头紧贴肌止点前方穿过巩膜。再次避免损伤前睫状血管。（前睫状血管在肌肉前方有多个分支，几乎不可能全部避开。原则是尽可能多地保持分支完整。）(b)牵拉双针缝线可使后部肌肉前徙。打双结固定，并用持针器夹持线结，以便打第 2 个结时不会松脱。直肌-巩膜折叠术导致的局部组织隆起会在 6 周内平复，不会出现明显的美容问题。剪除缝线即可逆转，但必须在手术后 3 天内完成，否则肌肉已经愈合黏附至巩膜上。

14.5 左眼内直肌-巩膜折叠术：穹隆切口入路

图 14.10 至图 14.14 展示了采用穹隆切口入路的左眼内直肌-巩膜折叠术。

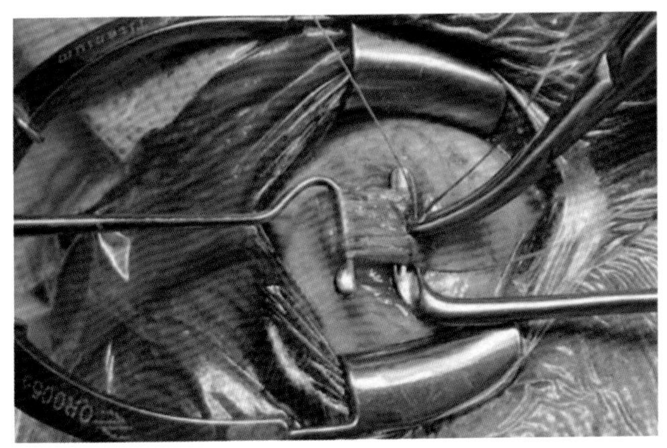

图 14.10 通过穹隆切口，左眼内直肌已被钩取，清楚分离翼状韧带和肌间隔。Wright 钩槽斜视钩置于肌止点后计划折叠部位。以标准方式用 5-0 Vicryl 双针缝线缝合肌肉，并在两侧肌肉边缘处缝合锁结。

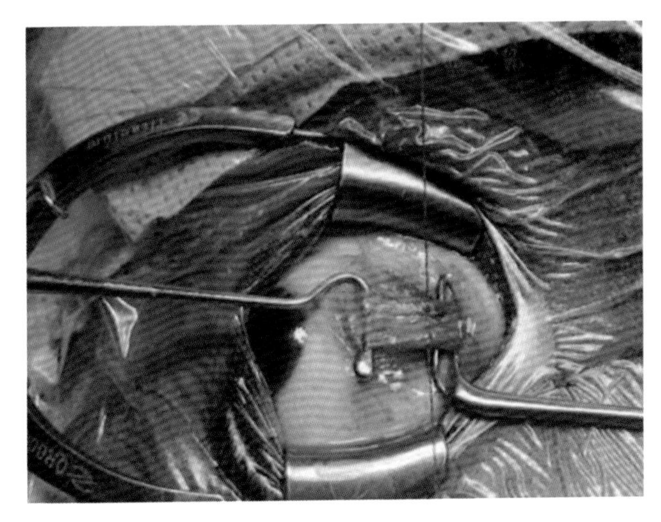

图 14.11 两点固定缝合，两侧肌肉边缘处各有一个锁结。为了保持前睫状循环，没有缝中央安全结。

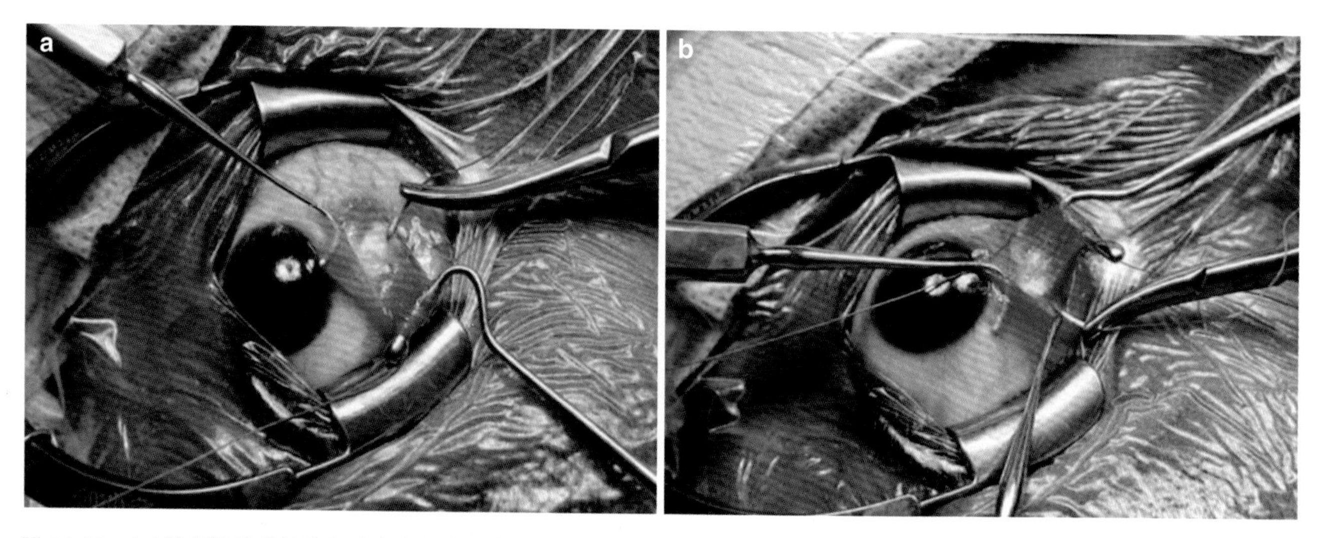

图 14.12　(a)肌肉缝线的针头穿过内直肌的下缘前 1 mm。巩膜缝线要牢靠，因为在折叠期间肌肉会处于紧张状态。用小 Stevens 斜视钩牵拉结膜暴露肌止点前巩膜。(b)照片显示，肌止点上缘缝针穿过内直肌肌止点前 1~2 mm 处巩膜。两个 Stevens 斜视钩牵拉结膜以暴露巩膜。

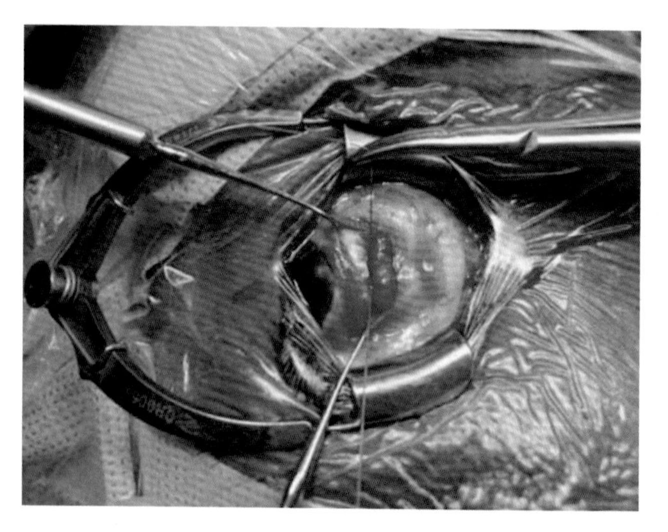

图 14.13　牵拉缝线使肌肉折叠。该技术首先将两根缝线向上牵拉，然后保持缝线紧张，向下牵拉使线结在巩膜上扎实。反复牵拉数次，直到肌肉折叠完全。一旦缝线拉紧且肌肉折叠，用持针器夹持线结，以便在打结时不会松脱。

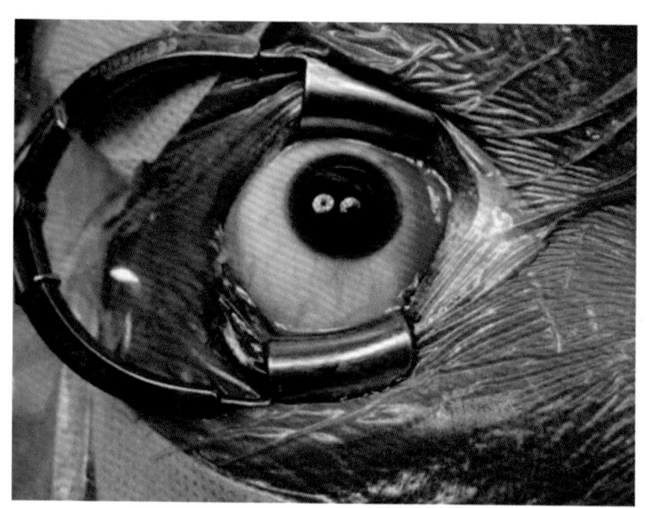

图 14.14　结膜已复位并缝合（注意折叠处并没有显著结膜隆起）。

参考文献

1. Wright KW, Lanier AB. Effect of a modified rectus tuck on anterior segment circulation in monkeys. J Pediatr Ophthalmol Strabismus. 1991;28:77–81.
2. Park C, Min B, Wright KW. Effect of a modified rectus tuck on anterior ciliary artery perfusion. Korean J Ophthalmol. 1991;5:15–25.
3. Leenheer RS, Wright KW. Mini-plication to treat small-angle strabismus: a minimally invasive procedure. J AAPOS. 2013;17:337. Letters to the editor: Reply: To PMID 22929447.

第 15 章

水平直肌垂直移位和“Y”字劈开术

15.1 水平直肌垂直移位治疗 A 征和 V 征

水平直肌肌止端垂直移位是治疗 A 征或 V 征的有效手段(图 15.1),但其应用的前提是不存在明显的斜向过度伸展。如果出现斜肌亢进的情况,应该酌情考虑进行斜肌手术。

垂直移位的基本原理基于这个发现,当眼睛垂直转动时,转到肌肉移位方向的对侧,则水平直肌的力量增强。例如,当眼球上转时,该水平直肌的作用增强。相反,水平直肌止端上移,在下转时肌肉的作用增强。因此,内直肌后徙并下移改善内斜 V 征,从而在上转时,内转作用多,下转时使内转作用少。类似地,截除的外直肌止端上移,上转时减少其外转作用,而在下转时增加其外转作用。结果是模式偏差的大小降低。在第一眼位,水平直肌止端垂直移位不会明显改变水平斜度。图 15.2 和图 15.3 显示了完整的肌腱下移位。

15.2 水平直肌移位治疗垂直斜视

内直肌和外直肌同时向上或向下移位治疗合并于水平斜视相关的小角度,共同性垂直斜视是有效的。在这个术式中,高位眼的水平直肌肌止端下移,或者低位眼的水平直肌肌止端上移。根据水平斜视的程度,每条水平直肌都进行相应的后徙和截除。

在同一眼,两条直肌向相同方向移位的情况下,水平肌每垂直移位 1 mm,大约矫正垂直斜度 1 PD。使用这种技术,肌肉垂直移位可以轻松得移位到 8 mm。当术者进行单眼“一退一截”手术时,两条肌肉都向同一个方向移位(图 15.4)。它也成功用于双眼手术,在双眼手术中,两条肌肉向反方向移位,不过这可能会引起旋转。如果存在垂直限制因素(如甲状腺眼眶病变),此术式无效。

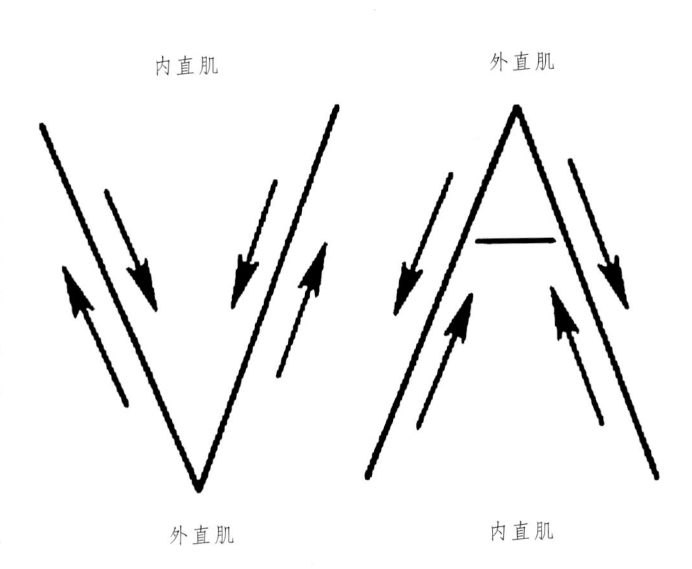

图 15.1 内直肌无论是截除、后徙还是单纯移位,始终移向 AV 征的尖端。因此,内直肌在 V 征中向下移位,在 A 征中向上移位。相反,外直肌总是向背离尖端的方向移位,在 V 征向上移位,在 A 征向下移位。通常,进行移位的幅度是肌腱宽度的一半(校正 10~25 PD 的 AV 征)或一个肌腱宽度(矫正超过 25 PD 的 AV 征)。

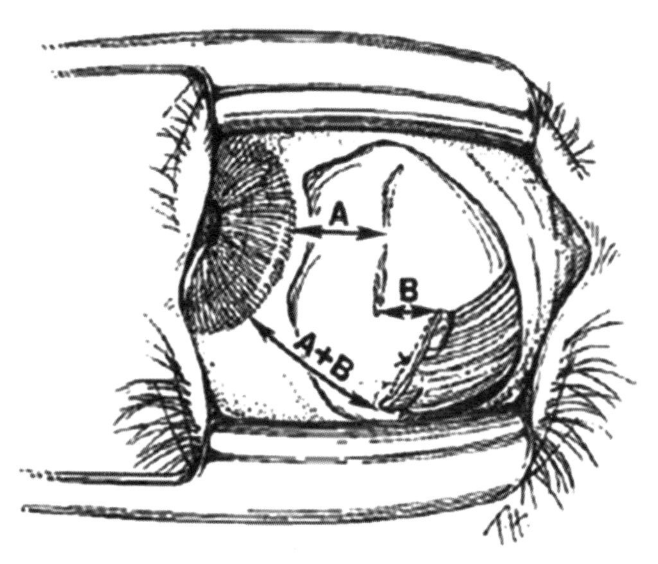

图 15.2 后徙联合一个肌腱宽度下移位。该术式最关键的部分是确定肌肉在巩膜的附着位置，确保适当的后移或前移肌肉。通过测量从角膜缘到肌肉的新附着端的放射方向距离可以确定这个位置。后徙的量等于计划后徙量(B)加上原肌止端至角膜缘的距离(A)。术者首先测量从角膜缘到最接近原肌止端的肌肉上方止点，测量后徙的量(A+B)。按照标准方法做巩膜缝线。将肌肉的另一止点与角膜缘(A+B)以相同的距离重新连接，两肌止点之间分开约 8 mm。然后将双针缝线在一起打结。重新附着的肌止端平行于弯曲的角膜缘。

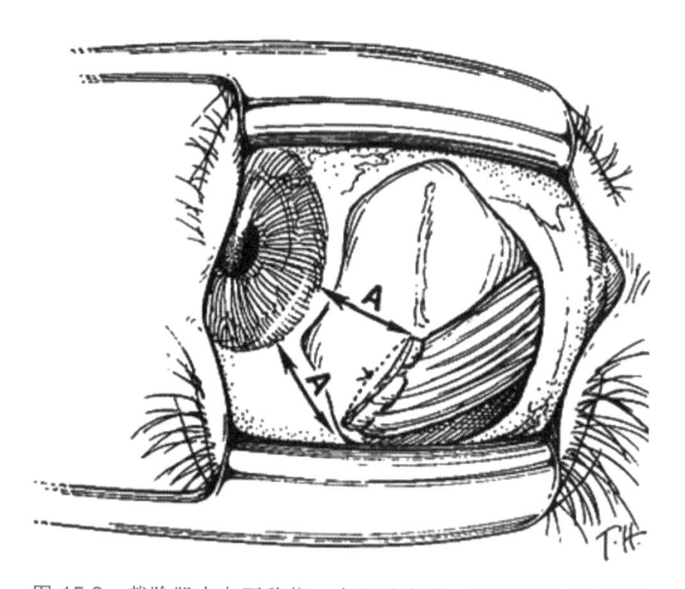

图 15.3 截除肌肉向下移位一个肌腱宽度。到角膜缘(A)的每个肌肉止点的距离是从角膜缘到原肌止端中点的距离。肌肉下移一个肌腱宽度。肌肉两个止点之间分开约 8 mm。

15.3 水平直肌移位治疗旋转斜视

垂直肌肉向鼻侧或颞侧移位可以改善旋转斜视。上直肌向鼻侧移位引起外旋(矫正内旋)；颞侧移位导致内旋(纠正外旋)。对于下直肌，情况正好相反，鼻侧移位产生内旋(矫正外旋)和颞侧移位产生外旋(矫正内旋)。一个肌腱宽度(约 8 mm)的移位将导致大 4°~5°的旋转斜视。移位肌肉的作用对矫正旋转的作用最大。如果上直肌在鼻侧移位 8 mm，下直肌向颞侧移位 8 mm，则会引起 8°~10°的外旋，从而纠正 10°的内旋。水平直肌移位也会产生一些旋转变化，但是比垂直直肌移位的效果少。内直肌向上移位引起内旋，向下移位产生外旋。对于外直肌而言，情况正好相反。注意，水平直肌的垂直移位很少引起明显的旋转。

大多数旋转斜视病例是由斜肌功能障碍引起的，如果存在斜肌功能障碍，则应通过斜肌手术矫正旋转。例如，双侧上斜肌麻痹、外旋，通常最好由双侧 Harada-Ito 手术来矫正，而不选择直肌移位手术。

15.4 外直肌“Y”字劈开治疗 Duane 后退综合征

外直肌“Y”字劈开适用于 Duane 后退综合征患者(图 15.5 至图 15.8)，当眼球内转时出现明显的上射和下射(第 7 章)。如果第一眼位存在内斜视，导致面转头位，则内直肌后徙，联合外直肌“Y”字劈开。对于外斜的 Duane 后退综合征的患者，应行同侧外直肌后徙联合外直肌“Y”字劈开。

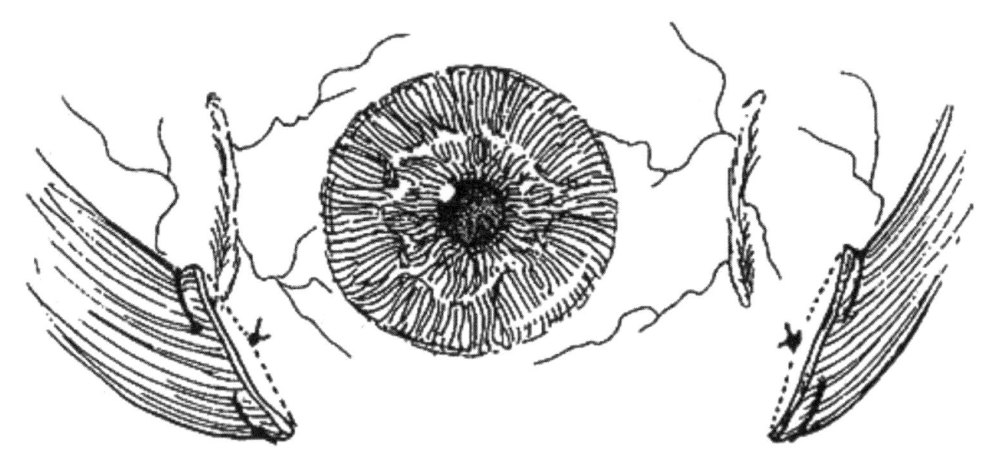

图 15.4 水平肌肉"一退一截"手术：两条水平肌向下移位半个肌腱宽度，并矫正水平斜视和上斜视。左侧肌肉截除并下移；右侧的肌肉后徙并下移。

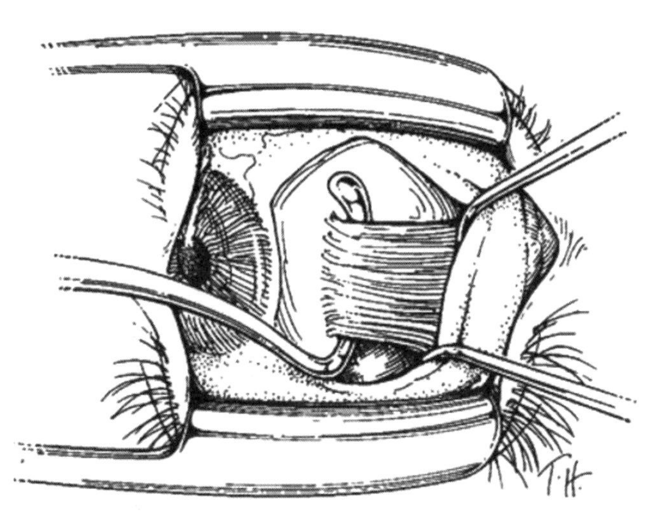

图 15.5 去除翼状韧带后分离并暴露外直肌。

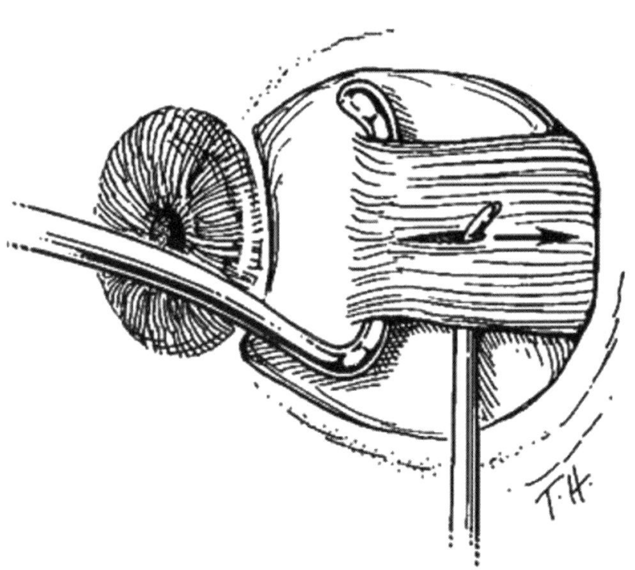

图 15.6 肌肉劈开分成两半，用 Stevens 斜视钩向后劈开至肌止端后 14 mm。

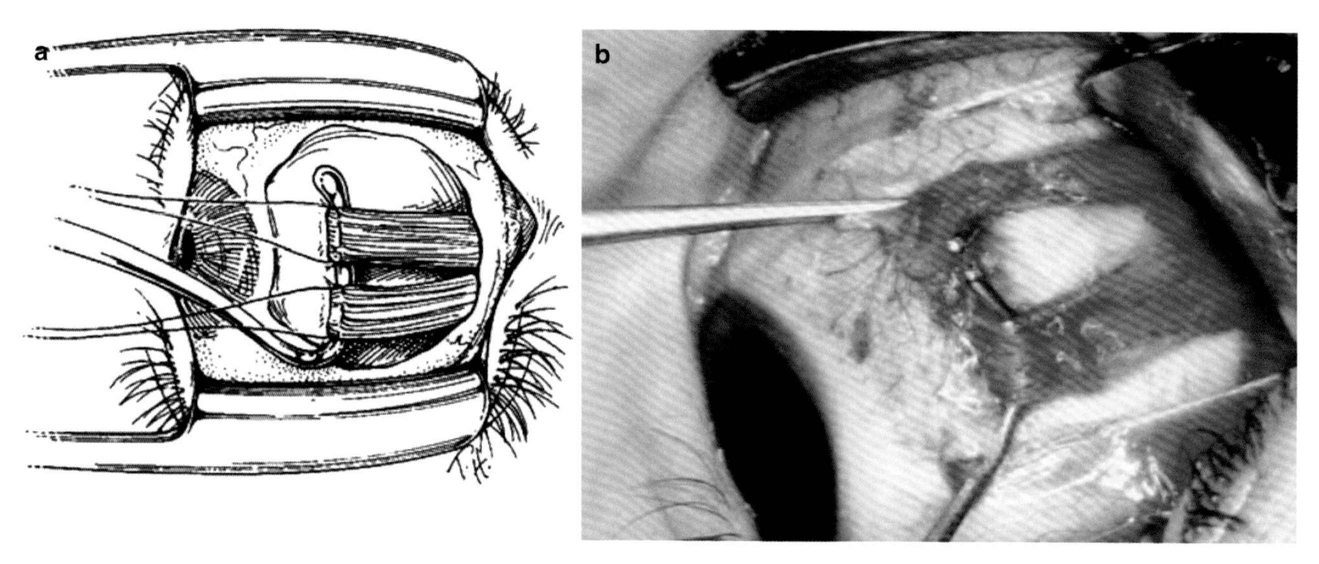

图 15.7　(a)可吸收缝线分别缝合上半部分和下半部分肌肉止端，方法如标准斜视手术。(b)用 2 个 Stevens 钩劈开外直肌。

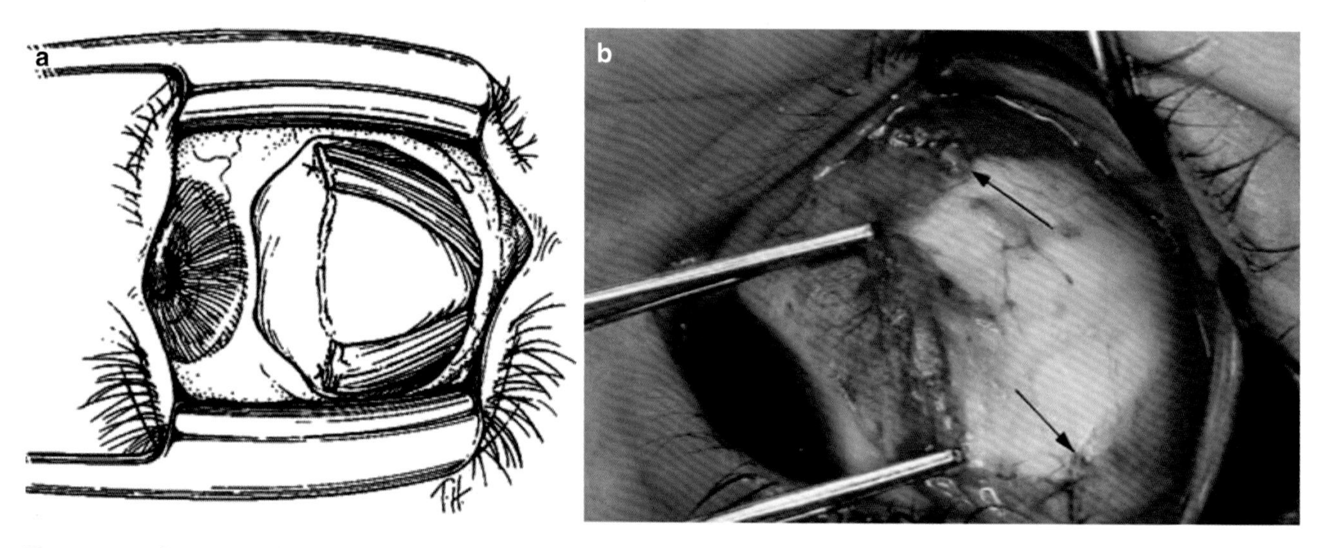

图 15.8　(a)该图显示外直肌不后徙"Y"字劈开。将外直肌的上、下各半侧肌肉，附着在外直肌止端上方和下方的巩膜。。肌肉的上半部分重新附着，其下缘与外直肌止端上缘相邻。上半部分肌肉的上缘缝于巩膜，保持从角膜缘到肌肉之间距离不变。肌肉下半部分附着时，其上缘邻近原外直肌止端的下缘。下半部分肌肉的下缘继续向下附着，维持其与角膜缘的距离不变。因此，重新附着的肌肉就形成一个"Y"字。(b)外直肌"Y"字劈开联合 4 mm 后徙治疗 XT Duane 后退综合征。上下半侧肌肉在白色巩膜上难以识别(箭头)。这张照片强调，矫正 Duane 回缩综合征的上射和下射时，劈开足够的宽度十分必要。

第 16 章 直肌麻痹的肌肉移位术

移位手术的原理是改变肌肉止端的位置，所以肌肉会沿着不同的方向转动眼球(即改变肌肉力这个矢量)。移位手术可用于治疗直肌麻痹、肌肉丢失、A 征和 V 征(第 15 章)、小角度垂直性斜视(第 15 章)和旋转斜视(第 15 章)。本章描述了 3 种移位方法：Knapp 手术、Jensen 手术和 Hummelsheim 手术。

16.1 Knapp 手术

全部肌腱的移位(图 16.1)最初用于双上转肌麻痹的治疗，但是此术式也可用于第 6 神经麻痹的治疗。手术成功的关键是对称的移位，以避免诱发新的垂直或水平斜视。广泛的后部分离，将肌肉从肌间隔和翼状韧带间游离，对肌腱移位是必需的。全部肌腱移位可能的并发症是前节缺血。作者建议采用 Hummelsheim 部分肌腱移位治疗直肌麻痹。(关于麻痹性斜视的治疗策略见第 8 章。)

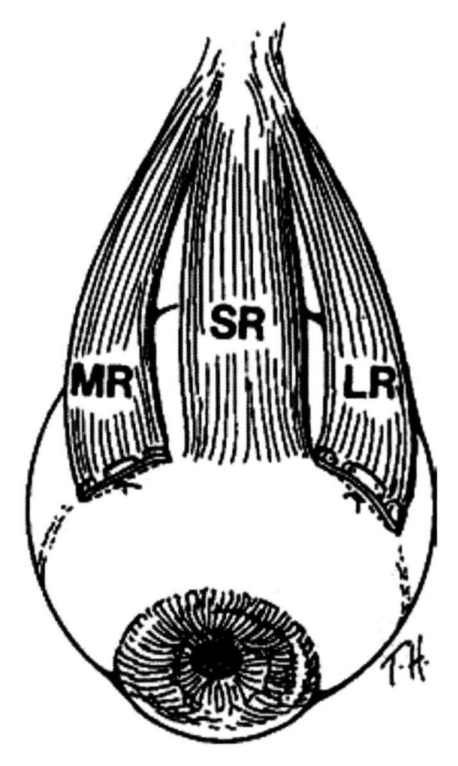

图 16.1 该图显示了 Knapp 手术、内直肌(MR)和外直肌(LR)向上移位至上直肌(SR)肌止端。该手术最早被用于治疗双上转肌麻痹。分别在颞上和鼻上象限做两个穹隆切口，为这一手术提供了良好的手术野。

16.2 Jensen 手术

Jensen 手术是一种劈开肌腱移位手术，将相邻肌肉联结，但不切断肌止端(图 16.2 至图 16.4)。该手术的优点是保留睫状前动脉并减少前节缺血风险。然而，即使采用 Jensen 手术，也会发生一些血管损伤，并且曾有报道前段缺血与此手术有关。在麻痹肌肉的两侧做两个单独的穹隆切口可以获得良好的暴露。

16.3 Hummelsheim 手术

Hummelsheim 手术是一种肌肉劈开移位术，旨在保护前部睫状动脉灌注(图 16.5 至图 16.7)。与 Jensen 手术相反，Hummelsheim 手术可用于治疗肌肉丢失。Hummelsheim 手术是作者对肌肉麻痹的手术选择。

16.3.1 移位术的改良术式

下面列出了 Hummelsheim 手术的 3 种改良术式，均增加了移位的效果。作者推荐肌肉联结。

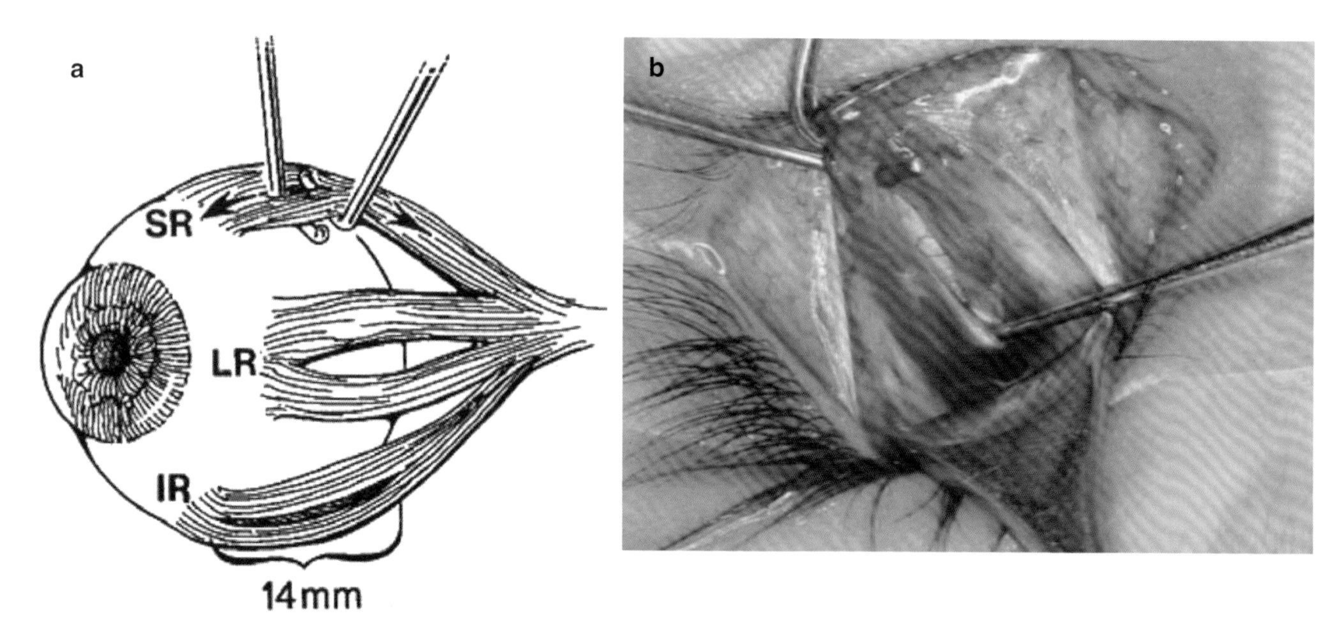

图 16.2 (a)Jensen手术用于左侧第6神经麻痹的治疗。分离出上直肌(SR)、下直肌(IR)和外直肌(LR)的肌间隔和翼状韧带。使用两个小Stevens斜视钩,将每块肌肉分割成1/10的宽度。当劈开上直肌和下直肌时,注意避开前睫状动脉。肌肉应劈开至肌止端后12~14 mm。(b)用两个小Stevens斜视钩劈开上直肌(术者视角)。注意,可以通过去除开睑器,并在上睑下方用Desmarres拉钩来增强后部肌肉的暴露。

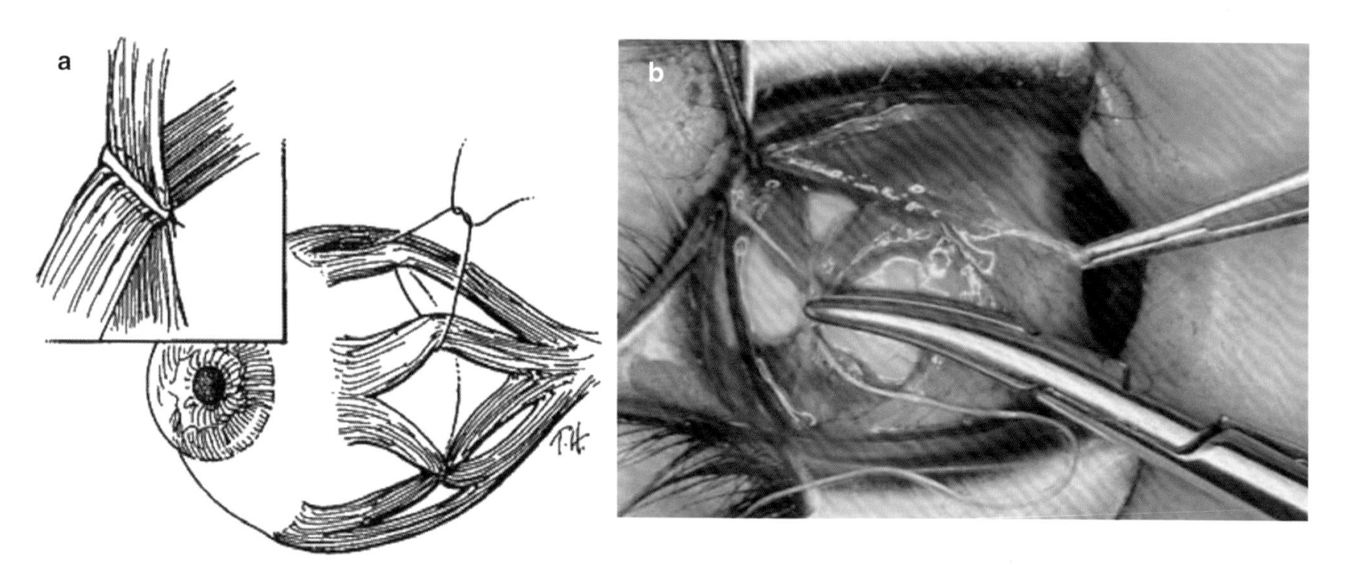

图 16.3 (a)5-0聚酯纤维缝线捆扎相邻的半侧肌肉(即上直肌/外直肌和下直肌/外直肌)。肌肉的联结应置于赤道部,距离角膜缘约12 mm。插图显示了正确的肌肉联结方法,联结的相邻肌肉之间留一个小空隙。应将肌肉结扎在一起,以避免睫状前动脉缺血。Mersilen缝线可穿过角膜缘后12 mm处,缝过板层巩膜,以确保联结在后部。(b)使用5-0 Mersilene缝线将上直肌和外直肌连接在一起。缝合时结扎线应稍松,使肌肉相互靠近,刚刚相贴即可。图中正在用持针器夹持第一个徒手线结。

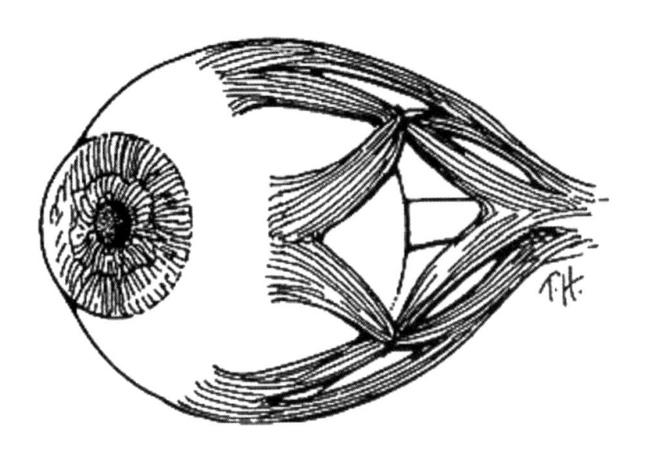

图 16.4　上直肌与外直肌，下直肌与外直肌的肌肉联结的最终结果。联结的位置很重要，需位于后部。缝线线结应至少应位于肌止端后 12 mm。联结线结位于前部会降低移位的效果。

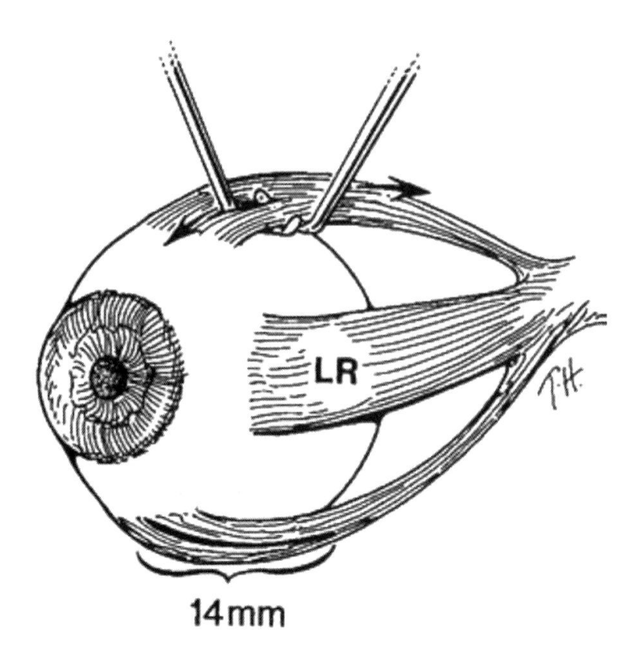

图 16.5　在 Hummelsheim 手术中，分离上直肌和下直肌，常规方法是分离翼状韧带和肌间隔。从肌肉正中分开，并用两个 Stevens 斜视钩钝性劈开。与 Jensen 手术类似(图 16.2)，肌肉劈开至肌止端后约 14 mm 处。

16.3.1.1　Brooks 截除改良(增强 Hummelsheim)

这个术式包括截除 4~6 mm 移位的半侧直肌。截除部分移位的肌肉，增加了肌肉的缰绳效应，从而增强了移位效果[1]。

16.3.1.2　Foster 改良(侧巩膜固定)

将 5–0 涤纶聚酯纤维缝线缝在角膜缘后 16 mm 处，邻近外直肌处巩膜，缝扎移位垂直肌肉的 1/4 宽度[2]。

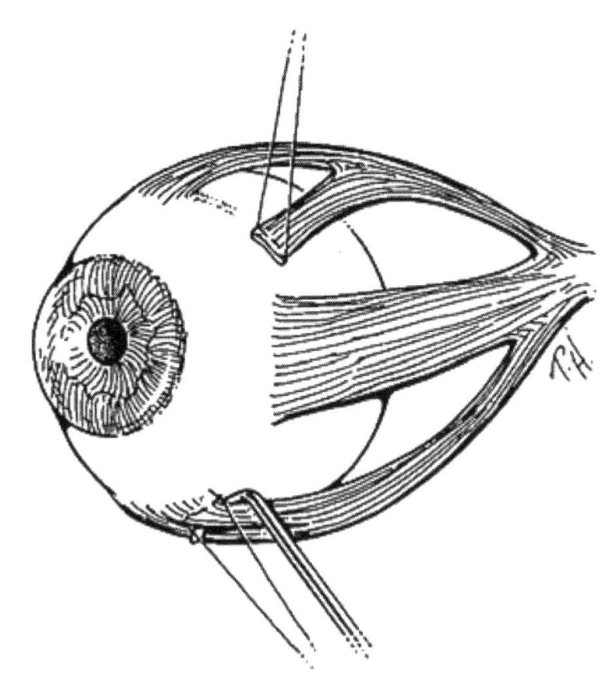

图 16.6　将 5–0 Vicryl 双针缝线缝合每条直肌颞侧的一半，肌肉的 2 个边缘各缝锁结一个。缝合的肌肉用 Westcott 剪从肌止端剪断。

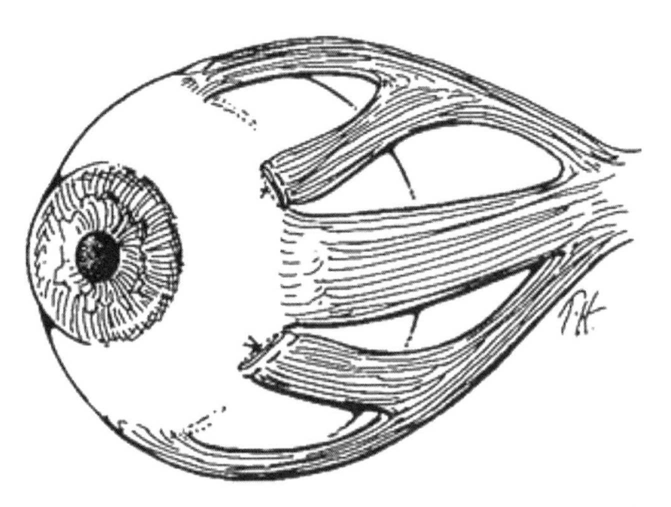

图 16.7　将上、下直肌各一半肌肉穿过并缝合到外直肌肌止端附近的巩膜。需注意移位的一半肌肉附着在外直肌肌止端缝线上。

16.3.1.3　Wright 改良(肌肉联结)

肌肉联结改良包括将移位的一半肌肉缝合于麻痹的肌肉（图 16.8），这样直接增加了麻痹肌肉的张力，保持移位肌肉的后部沿水平方向走行，从而使肌肉力量在侧方的矢量增加。这种改良对增加侧转的力

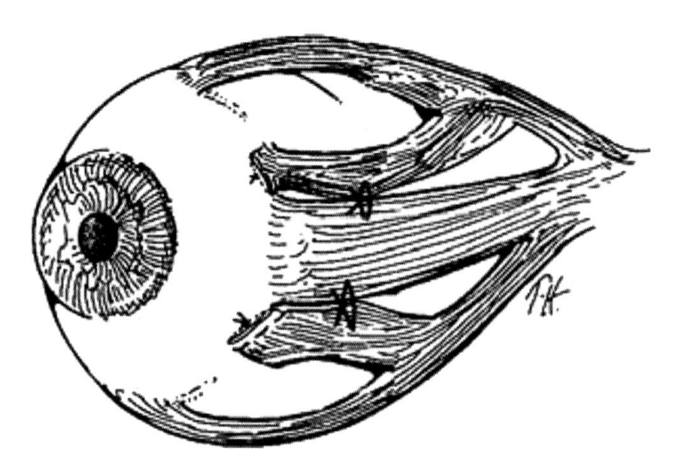

图 16.8 该图显示了 Wright 改良的 Hummelsheim 手术的肌肉联结。通过这个改良,将移位的一半直肌缝合到外直肌肌止端后 5~6 mm 的外直肌上,增加了移位的效果。

量非常有效。作者倾向于使用肌肉联结改良的 Hummelsheim 手术,而不选择全部肌腱移位手术(Knapp 手术),因为改良后的 Hummelsheim 手术可以保留睫状前血管,从而减少前节缺血的风险。作者在本书的第 2 版中对肌肉联结改良进行了介绍。

16.4 并发症

前节缺血是移位手术中的一种并发症。诸如 Jensen 手术和 Hummelsheim 手术之类的劈开-肌腱手术可降低风险,但即使这些术式也曾报道发生前节局部缺血的报道。最好的策略是保留尽可能多的前睫状动脉。角膜缘结膜切口可能破坏分支血管,增加前节缺血的风险,提示穹隆切口可能更为可取。

如果肌肉移位不对称,移位手术可能导致意外的斜视。在劈开肌腱手术中,重要的是保持劈开并移位等量的肌肉,以防止意外的斜视。

(刘康成 译)

参考文献

1. Brooks SE, Olitsky SE, de Barros Ribeiro G. Augmented Hummelsheim procedure for paralytic strabismus. J Pediatr Ophthalmol Strabismus. 2000;37:189–95.
2. Foster RS. Vertical muscle transposition augmented with lateral fixation. J AAPOS. 1997;1:20–30.

第 17 章 下斜肌减弱手术

在历史上，下斜视手术是非常困难的，并伴有诸多并发症，如脂肪粘连、睫状神经损伤、瞳孔扩张和术中出血等。然而，最近，下斜肌亢进的治疗已大大改善。Marshall Parks 博士开创了精细的手术技术，几乎消除了全部并发症。另一个重要的进展是前转位手术。

17.1 下斜肌亢进的量化

适当的外科手术的选择是基于下斜肌亢进的量。临床上估计下斜度亢进分为 4 等级，从+1 至+4。通过双眼运动来测试下斜肌功能亢进时，确保外转眼在注视，因此内收的从动眼可以自由地显示“上冲”。将外转注视眼越过外眦，观察内转眼的“上射”，并定量“上射”的程度(图 17.1)。

下斜肌亢进导致 V 征–Y 亚型，大部分发散发生于第一眼位向上凝视。下斜肌亢进的最终量化应结合 V 征的程度和上射的程度。

17.2 手术适应证

基本原则是：+2 及以上的下斜肌亢进患者是下斜肌手术的适应证，而那些+1 或更轻微的下斜肌亢进通常可以随访观察。下斜肌轻度亢进，但 V 征明显(>15 PD)的患者是例外情况。这些患者应考虑下斜肌减弱手术，即使是下斜肌轻度亢进。

原发性下斜肌亢进通常是双侧的，需要双侧手术。如果是不对称亢进，则只要一只眼表现为+1 亢进，就需要进行双眼手术，以避免暴露亢进程度小的眼。如果存在弱视(差异大于 2 个 Snellen 线)，则只对弱视眼手术更安全。这类患者可以只进行单眼手术，因为另一只好的眼睛较固定，不会出现上翻。

17.3 手术方式的选择

下斜肌亢进的手术治疗是基于减弱或改变下斜肌功能。最常用的手术包括肌切除术、后徙和前转位。单纯下斜肌切断术是无效的，因为肌肉的断端不可避免地与巩膜粘连或形成瘢痕，造成残余的下斜肌亢进。

部分切除因为去除了部分肌肉，减少了局部重新附着的可能，所以可以减弱下斜肌(图 17.2a)。另一方面，下斜肌后徙将肌肉的止端移近起点，沿着肌肉附着弧的方向，来诱导肌肉松弛(从而减少肌肉张力)(图 17.2b)。Fink 描述了后徙 8 mm 的巩膜位置。随后 Apt 和 Call[1]发现从下直肌止端颞侧缘测量，向后 4 mm，旁开 4.4 mm，可以获得与 Fink 测量相同的巩膜位置。Parks[2]建议对中度下斜肌亢进，将下斜肌后徙至接近涡静脉处。

一个新的术式，下斜肌前转位手术(以下所述)有效改善了手术结果，尤其是治疗重度下斜肌亢进。分级前转位手术是作者采用的术式，可以治疗从轻度至重度下斜肌亢进。

17.4 前转位手术

前转位手术将下斜肌止端前移至下直肌止端，改变了力的方向(图 17.3)。这减弱了下斜肌原来倾斜程度。

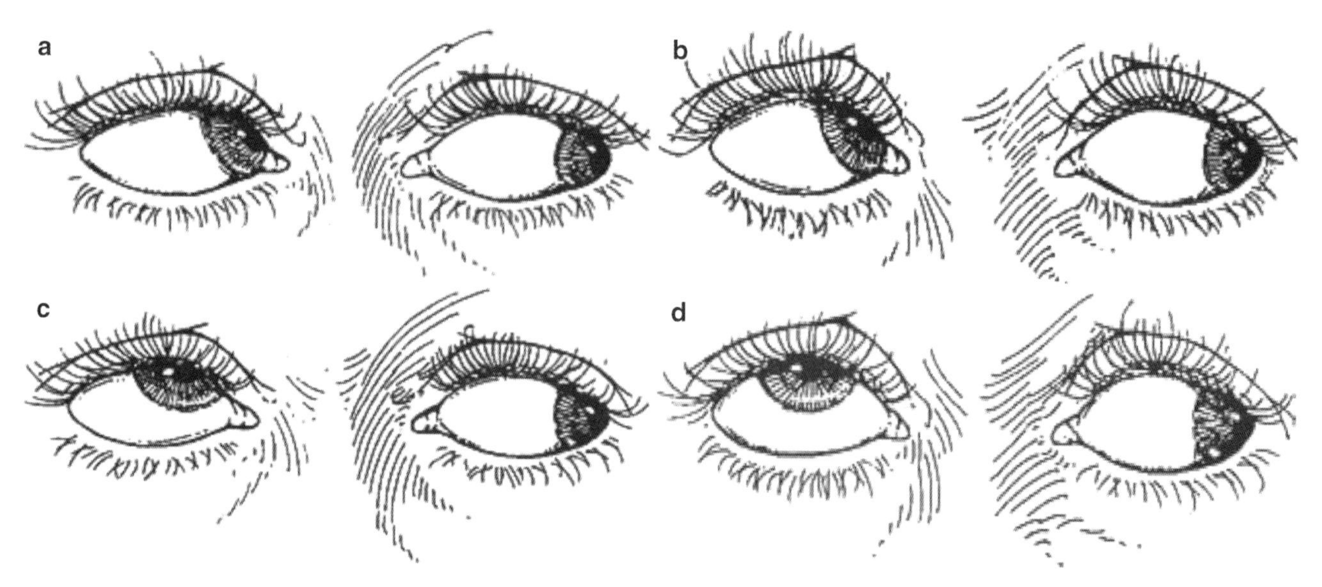

图 17.1 下斜肌亢进的量化。注意,外转眼(左眼)是注视眼,维持在外转位。内转眼(右眼)可自由地表现出亢进。可以用遮挡板或大拇指遮挡内转眼,来确定是外转眼在注视。从遮挡板后面观察亢进的程度。(a)水平侧转时,可见内转眼极轻微上射(+1),当外转眼向外上转时,内转眼上射更明显。(b)中度亢进(+2),当外转眼外转越过外眦时,内转眼上射明显。(c)重度亢进(+3),当外转眼外转时,可见内转眼的重度上射。(d)非常严重的亢进(+4),注视眼外转时,可见内转眼的重度上射。除了重度上射,当内转眼上转至下斜肌功能位时,还会有外转运动。

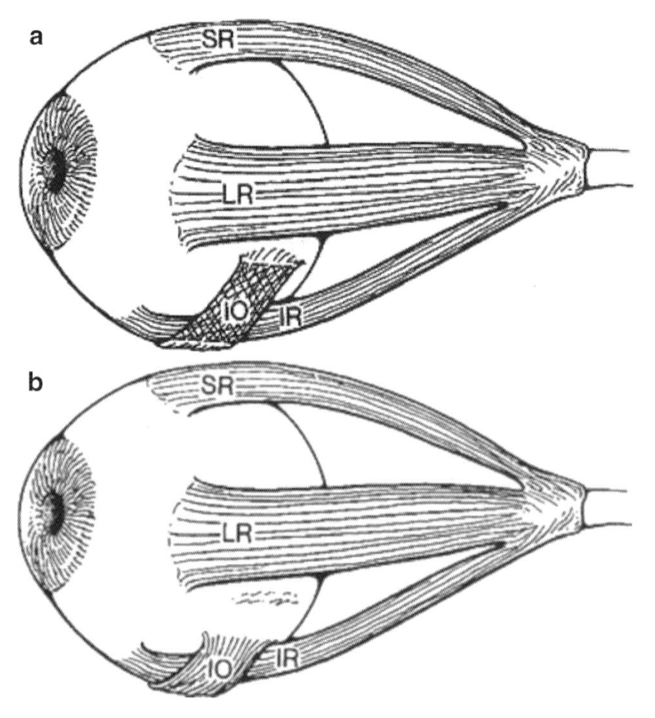

图 17.2 (a)部分切除。网格线标记的部分代表部分切除术中去除的下斜肌(IO)颞侧部分肌肉。(b)后徙。肌肉分离,从肌止端切断,沿下斜肌走行方向,重新附着于更靠近起点的位置。

17.4.1 分级后徙:前转位

分级前转位手术的原理是,下斜肌止端附着点越靠前,减弱的效果越强(图 17.4)。这一手术根据下斜肌亢进的程度调整前转位的程度。在 20 世纪 80 年代中期,资深作者(KWW)设计了改良的前转位手术,将

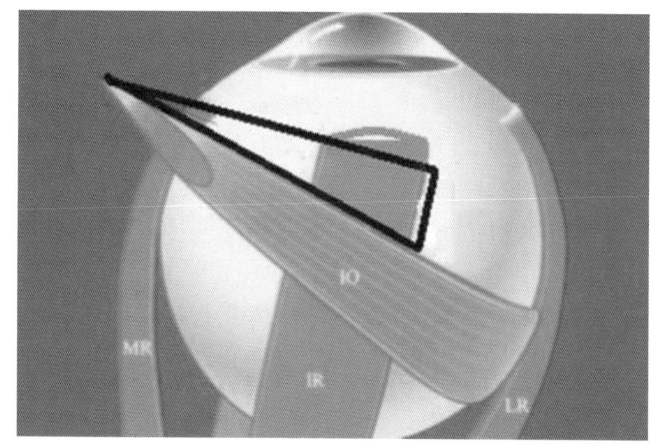

图 17.3 下斜肌(IO)前转位(黑色)是将肌止端移至下直肌(IR)颞侧边缘,贴近下直肌止端的位置。注意新的肌止端与下直肌平行。

下斜肌的后部纤维缝于下直肌止端之后，防止其对上转的限制，依据下斜肌亢进的严重程度，分级前徙下斜肌止端。这项技术被称为分级前转位，它曾在 1990 年的第 1 版书中介绍过。分级前转位手术效果优良，其治疗轻度至重度下斜肌亢进成功率超过 90%[3]。

表 17.1 列出了针对不同程度下斜肌亢进，下斜肌前徙的具体量。

虽然表 17.1 提供了处理下斜肌亢进的指导方案，但最终确定手术计划还要综合考虑各种因素，包括 V 征的程度，主位眼有无垂直斜视。如果主位眼没有垂直斜视，则考虑对称手术。如果存在上斜视，则考虑不对称分级前转位。高位眼一侧，下斜肌应做更多前转位。高位眼一侧做完全前转位（不伴“J”字畸形），对侧眼下斜肌前转位至下直肌止端后 4 mm，可矫正大约 6 PD 上斜视。单侧下斜肌亢进的患者（如伴有先天性上斜肌麻痹），前转位不伴“J”字畸形，可矫正最多 18 PD 上斜视。“J”字畸形前转位会产生上转受限[4]，所以除了双侧严重分离性垂直偏斜（DVD）合并下斜肌亢进（见下文“J”字畸形前转位），人们很少应用这种方法。

17.4.2 “J”字畸形前转位

将下斜肌后部纤维置于下直肌止端水平，或者位于下直肌止端前，就会产生“J”字畸形，从而限制眼球上转（图 17.5）。Mims 和 Wood[4]将此命名为“抗上转综合征”。Stager 通过解剖研究，指出下斜肌神经纤维血管束嵌入后部纤维，像一根系带一样，向下方拉住眼球。他发现当下斜肌的止端前转位后，神经纤维血管束的韧带结构成为下斜肌后部纤维的辅助起点。鉴于这些考虑，“J” 字畸形完全前转位手术仅保留应用于治疗严重 DVD 合并下斜肌亢进病例。Mims 认为资深作者（KWW）将后部纤维缝于下直肌止端之后，可以防止该并发症。

表 17.1　下斜肌亢进的处理

亢进	下斜肌位置
+1	下直肌止端后 4 mm，旁开 2 mm
+2	下直肌止端后 3~4 mm
+3	下直肌止端后 1~2 mm
+4	下直肌止端旁
DVD 和 IOOA	完全前转位伴“J”字畸形（通常为双侧）

DVD，分离垂直性偏斜；IOOA，下斜肌亢进；IR，下直肌。

17.4.3 下斜肌减弱对水平斜视的影响

如果下斜肌亢进合并水平斜视，则矫正斜肌异常的手术应与水平斜视手术一同进行。减弱下斜肌不会显著改变主位眼的水平斜视。如果同时设计水平肌手术和斜肌手术，水平肌的手术量应根据主位眼水平斜视度设计，不受下斜肌手术的影响。

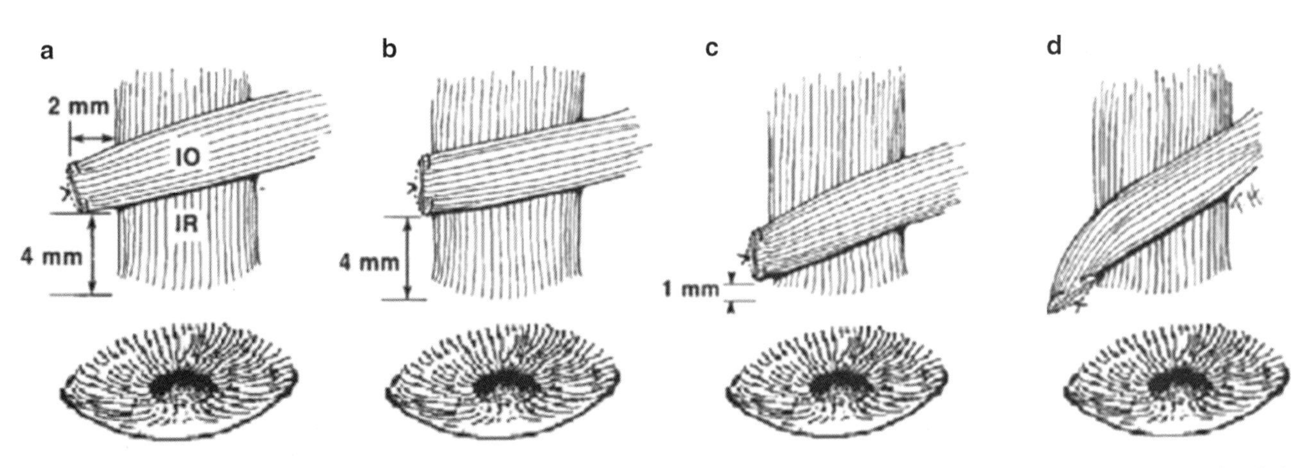

图 17.4　“分级前转位手术”：肌肉新止端的位置越靠前，减弱的效果越强。(a)显示轻度下斜肌亢进，最小量前转位。(b)对于中度亢进，肌肉在置于下直肌止端后 4 mm 处。(c)重度亢进的前转位手术如图所示。(d)全部下斜肌止端前转位，包括后部纤维。后部纤维的前转位形成“J”字畸形，限制了眼球上转。

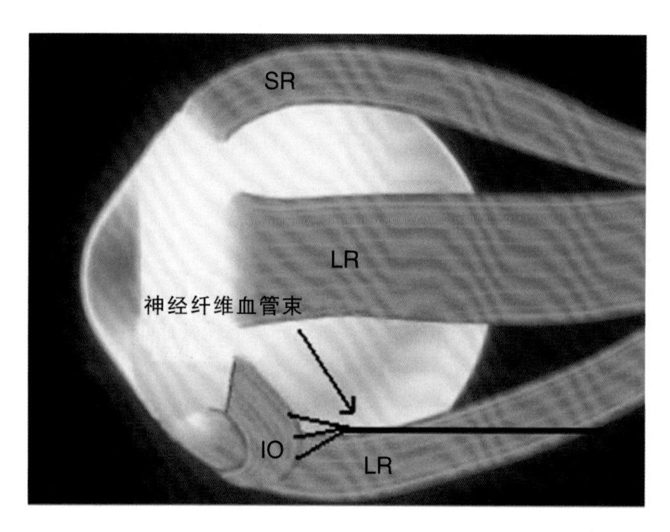

图 17.5 图片显示"J"字畸形前转位,神经纤维血管束(箭头)嵌入下斜肌(IO)的后部纤维。当后部肌肉纤维前徙超过下直肌止端时,神经纤维血管束就拉紧了眼球,导致眼球上转受限。

17.5 手术技巧

选择手术技术时,一个重要的解剖学考虑因素是下斜肌插入的位置与黄斑的距离。在这一部位发生意外事故可能会导致中心视力的丧失。我们现在缝合肌肉止端时,用 Wright 沟槽斜视钩保护黄斑区。

另外一个考虑是颞下涡静脉的走行,其走行在下斜肌之下,手术中容易损伤该静脉。环绕下斜肌的肌锥外脂肪需要重点注意,破坏这个区域的 Tenon 囊,可导致脂肪粘连综合征和手术后眼球运动受限。下斜肌位于下睑下面的"洞"中,常规聚光灯照明不充分,确定下斜肌位置时,可以用头戴聚光灯帮助照明。

17.5.1 左眼下斜肌前转位

本章中叙述的手术(图 17.6 至图 17.19)左眼下斜肌后徙伴前转位至下直肌止端后 4 mm 手术。为了钩取下斜肌可以使用多种手术,包括减弱、肌肉切除和摘除/去神经。本章对下斜肌部分切除和去神经/根除术进行了介绍。在图 17.4 中示出了下斜肌在分级前的插入位置。

17.5.2 部分切除

下斜肌部分切除术中,肌肉是分离和暴露的(图 17.20),正如本章前面所描述。

17.5.3 下斜肌去神经/根除术

去神经/根除术(图 17.21 至图 17.23)应仅在下斜肌严重亢进时进行,或在先前的肌部分切除术或前切除术失败时进行。作者很少使用这种方法。

17.6 并发症

下斜肌手术的最常见并发症是下斜肌持续亢进

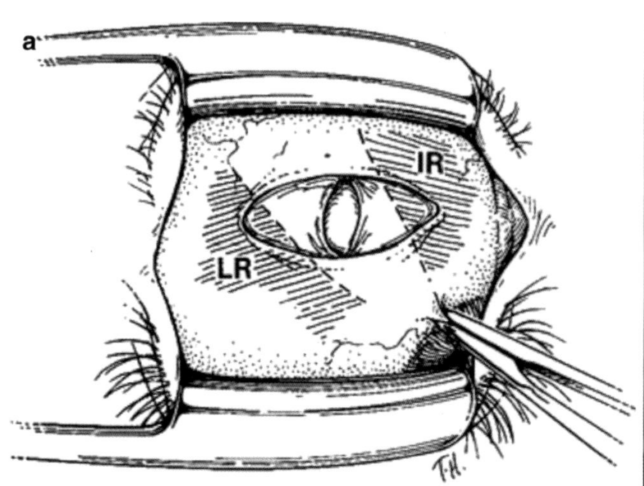

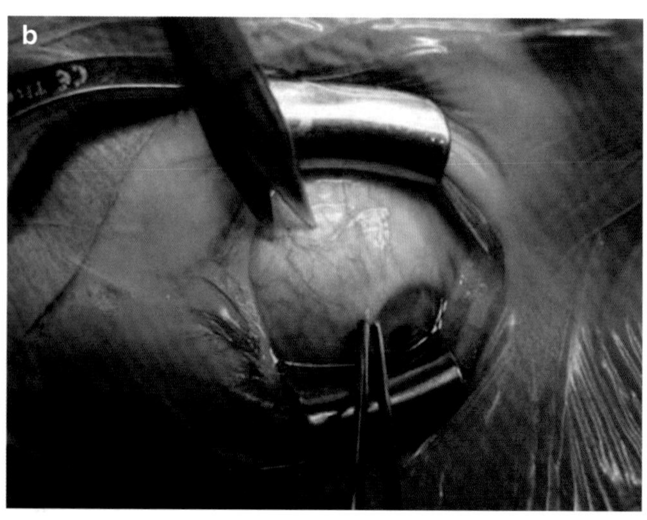

图 17.6 (a)结膜切口平行于开睑器,深部肌间隔切口垂直于结膜切口。切口位于下直肌(IR)和外直肌(LR)之间。(b)用钝 Westcott 剪子,做结膜切口,平行于开睑器。切口位于肌锥外脂肪垫前 2~3 mm 处。

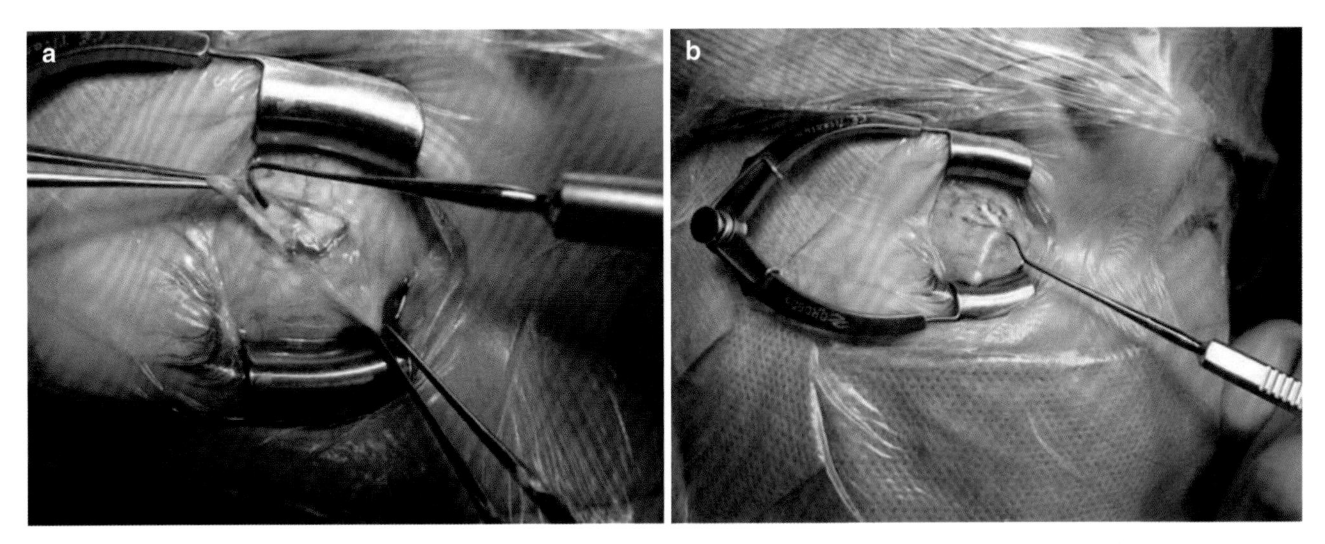

图 17.7 (a)小 Stevens 斜视钩钩取外直肌。开始时，斜视钩垂直巩膜，然后斜视钩向后滑行至外直肌后。(b)用大 Jameson 斜视钩替换 Stevens 斜视钩。用 Jameson 斜视钩向上向内(鼻侧)牵拉眼球，暴露颞下象限。照片显示钩取外直肌的 Jameson 斜视钩向鼻上方牵拉眼球。注意，照片中看不到角膜，因为角膜藏在鼻上象限，这样可以暴露颞下象限牵拉缝线。

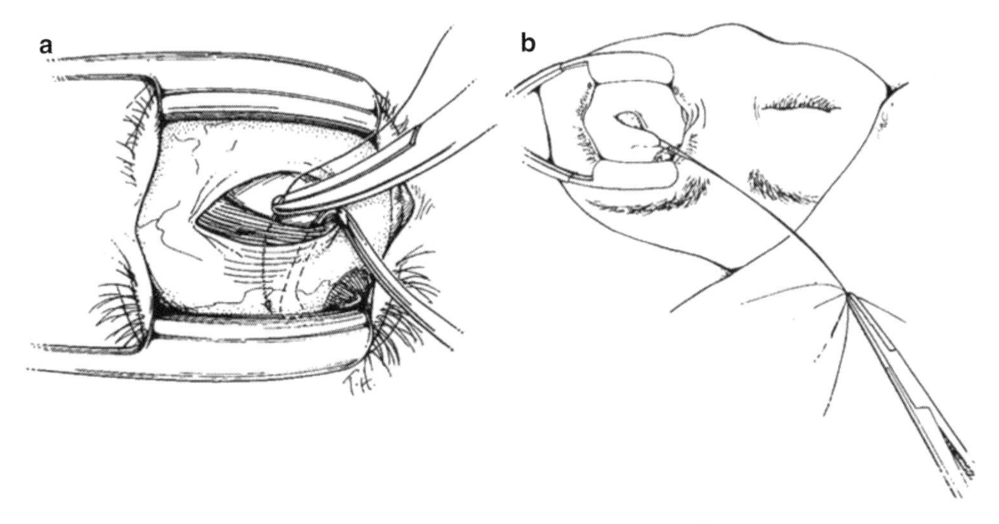

图 17.8 牵引缝线的选择。(a)将 4-0 黑色丝线置于外直肌止端后。(b)牵拉缝线向内上方转动眼球，暴露颞下象限。为暴露下斜肌的后缘，将眼球旋转至极度内上转位。将牵引缝线嵌夹在头巾上。

或者亢进复发。这种现象的一个共同原因是钩取下斜肌不完全，残余后部纤维(图 17.24)。重要的是沿球壁向后探查，如发现桥接的肌肉纤维，往往提示有肌肉纤维残留。

其他重要的并发症包括脂肪粘连综合征，最常见的原因是下斜肌被盲目地钩取和后腱囊被损伤。(Marshall Parks 医生最早在一名下斜肌手术的患者中发现了脂肪粘连综合征。)下斜肌手术的其他可能并发症包括眶前部出血，瞳孔散大，损伤或误切除外直肌，甚至包括黄斑区巩膜穿孔造成的视力丧失。避免这些并发症的首要原则是在清晰直视下钩取下斜肌。一定要避免盲钩。细致的手术分离和止血是解剖直视和暴露的关键。

原发先天性下斜肌亢进的减弱手术，极少会引起术后的旋转复视。即使这样，成年患者下斜肌减弱术后，仍会主诉一过性旋转复视。

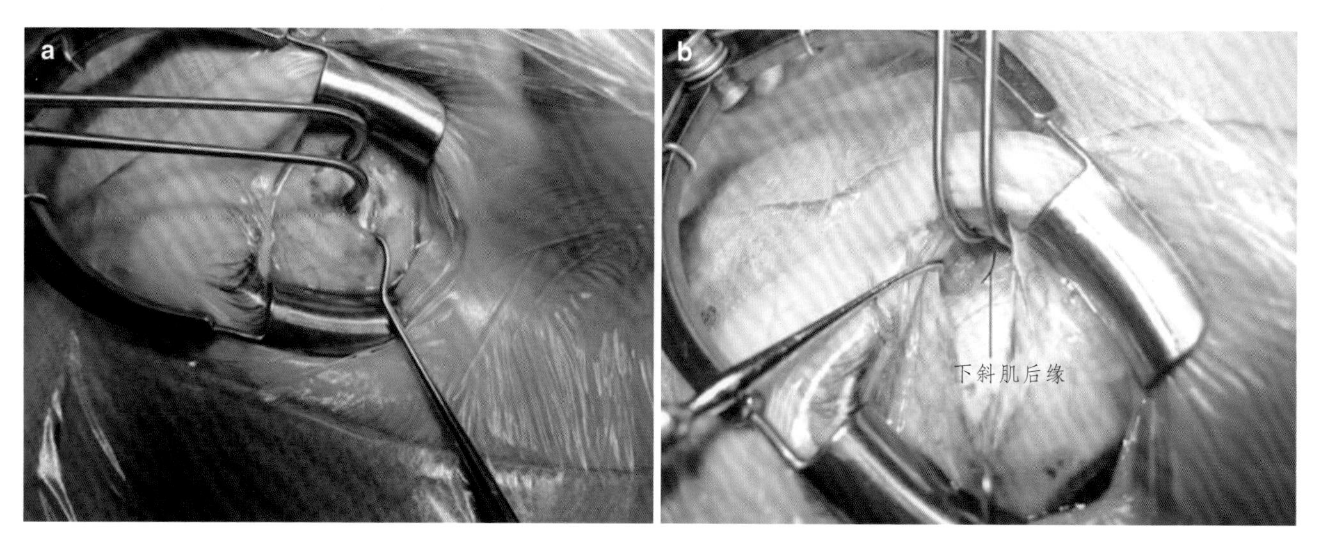

图 17.9 (a)将 Wright 双钩斜视钩置于颞下象限,暴露下斜肌。Wright 双钩斜视钩是由钛材料制成的,它将两个平滑斜视钩锚定在一个手柄上。两个钩之间有弹性,它可以从结膜切口进入,扩大了单一斜视钩暴露的范围。另一种方法是用 1~2 个 von Graefe 斜视钩,如图 17.10 和 17.11 所示。(b)图示下斜肌和其后缘。钩全全部下斜肌的关键是看到肌肉的后缘。

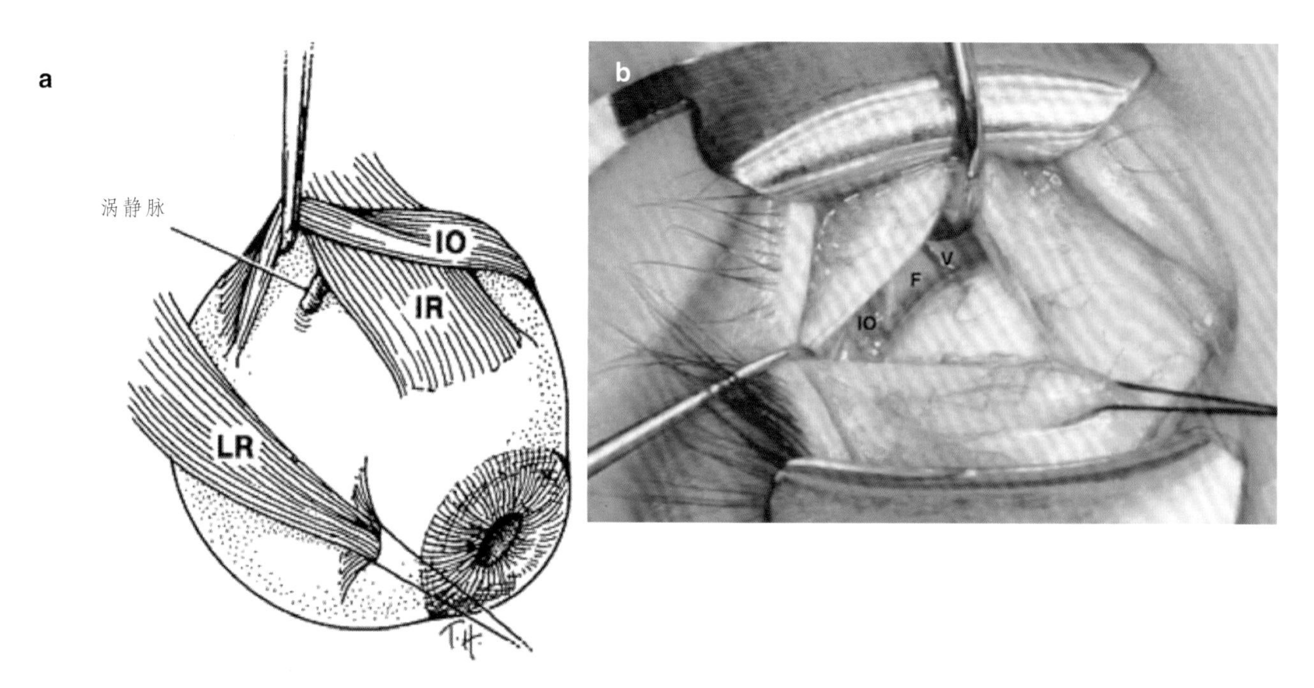

图 17.10 (a)下斜肌(IO)、外直肌(LR)、下直肌(IR)和涡静脉之间的解剖关系。注意涡静脉靠近下斜肌后缘,钩下斜肌时注意不要损伤它。(b)已暴露下斜肌。小 Stevens 斜视钩沿着外直肌下缘向后牵拉,将一个大的 von Graefe 斜视钩向后置于下斜肌之下。抬起 Wright 斜视钩(或者 von Graefe)露出下斜肌和巩膜之间的区域。同时标记 Tenon 囊后的眶脂肪(F)和涡静脉(V)。应该使用头灯照亮这个区域。

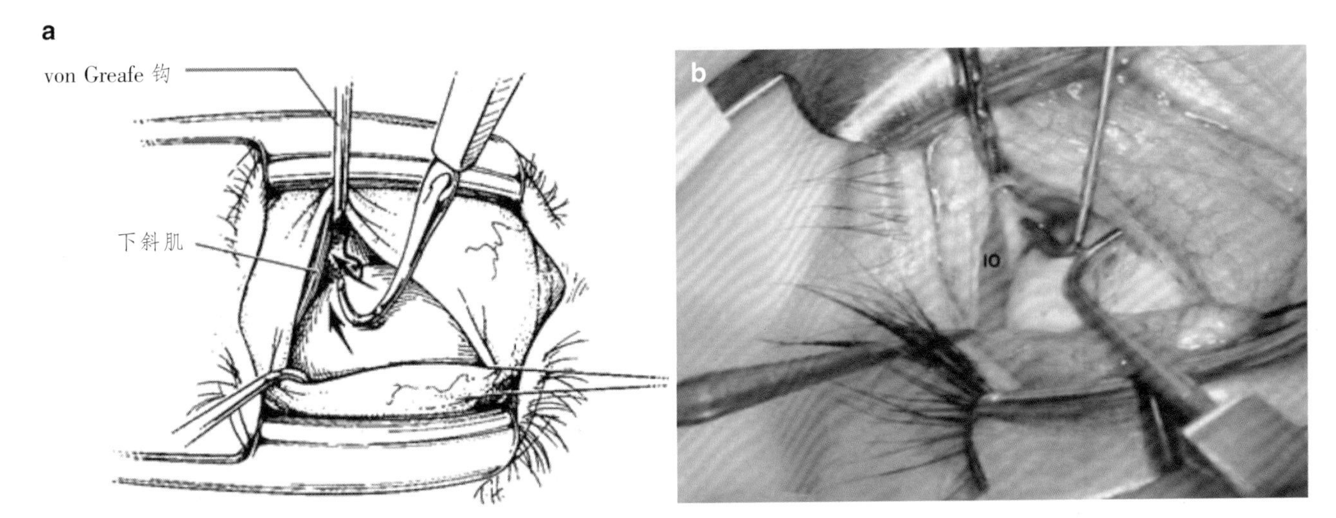

图 17.11　(a)一旦在直视下确定下斜肌的后缘，可用 Stevens 斜视钩从后缘之后，旋转钩全整个肌肉。将肌肉送至手术野内，保持 Stevens 斜视钩尖端向上，末端向下，防止肌肉从斜视钩尖端滑落。部分肌肉从斜视钩尖端滑落可以导致肌肉劈开和部分肌肉纤维残留。肌纤维残余是残余下斜肌亢进最常见的原因。(b)图示 Stevens 斜视钩在下斜肌(IO)的后缘。第 2 个小斜视钩轻压巩膜，暴露后部解剖。

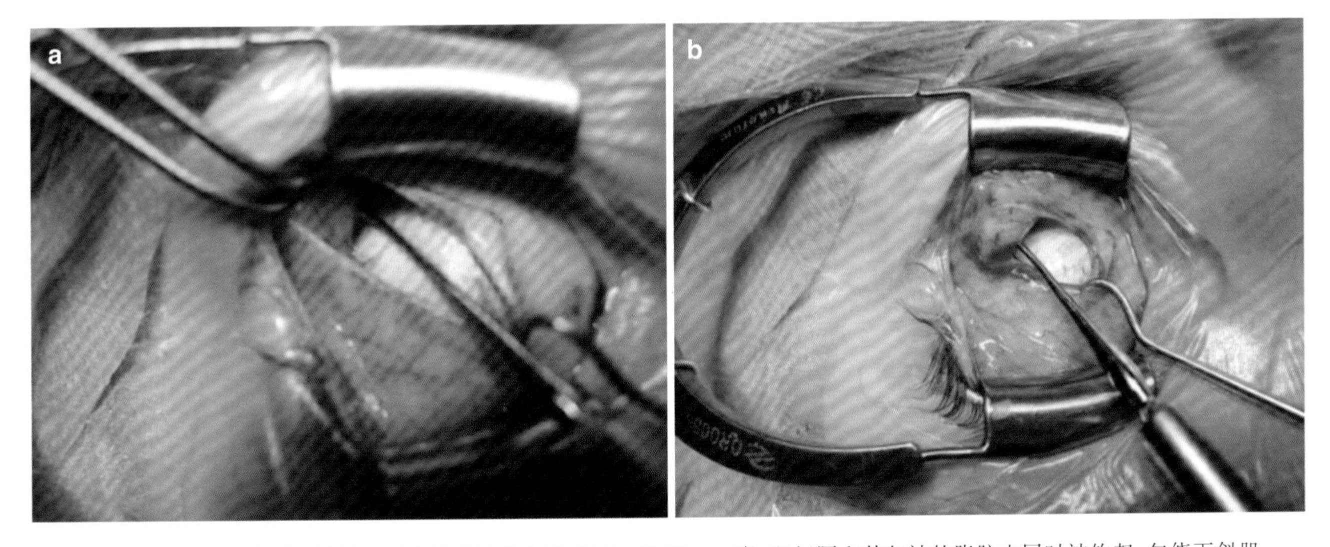

图 17.12　(a)已经钩全下斜肌，正在轻柔地拉向手术区。(b)Tenon 囊，肌间隔和其包被的脂肪也同时被钩起，包绕下斜肌。

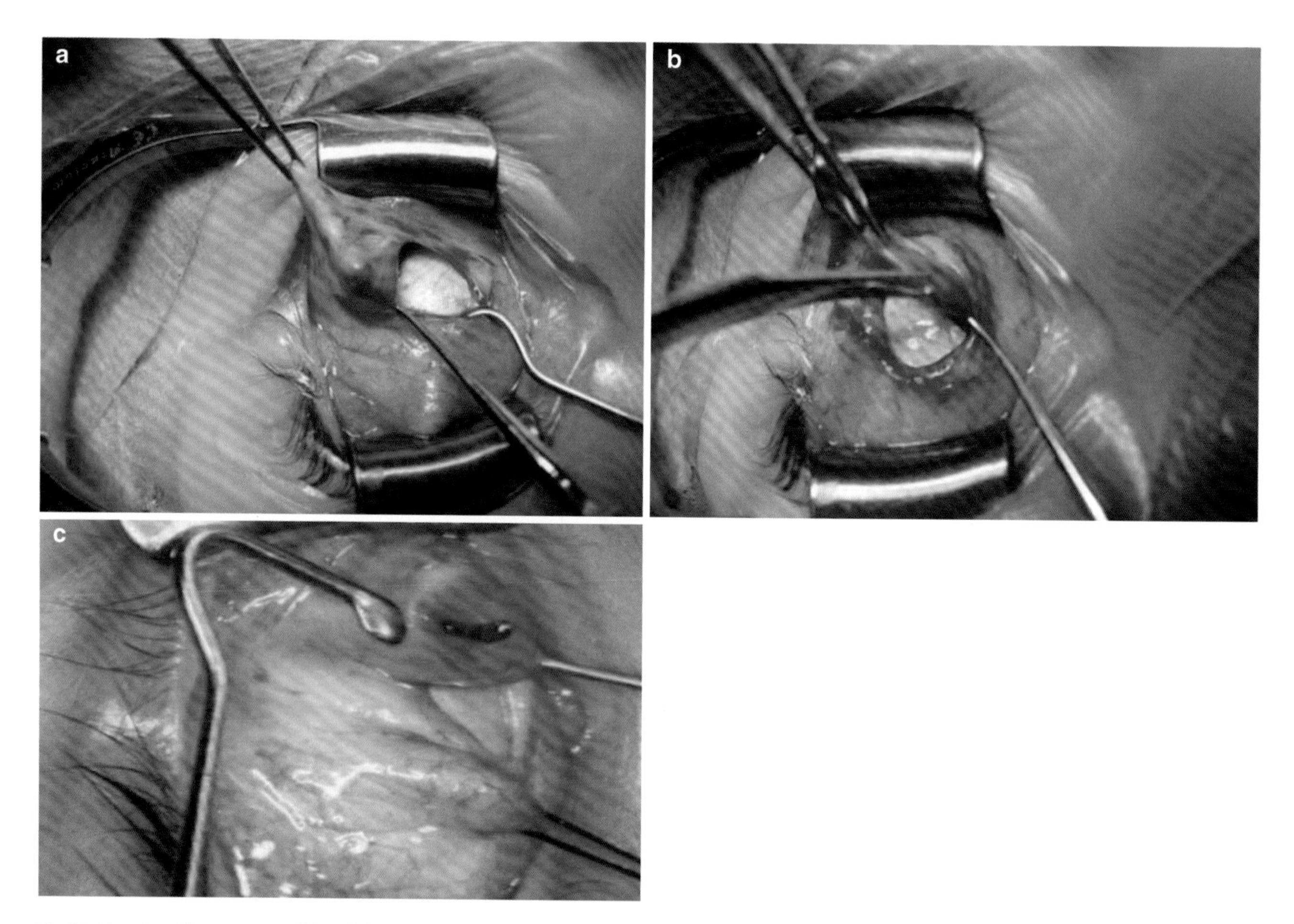

图 17.13 (a)用 2×3 Lester 镊子将斜视钩上多余的组织去除，方法是轻轻提起前端的组织，越过 Stevens 斜视钩尖端后放下。用镊子从斜视钩上提起筋膜组织时，Stevens 斜视钩的尖端应轻轻下落。(b)去除肌肉周围的筋膜组织后，用 2×3 Lester 镊子牵拉肌间隔越过 Stevens 斜视钩的尖端。用 Westcott 剪子贴近肌肉钩尖端剪开肌间隔。这样可露出 Stevens 斜视钩的尖端，暴露下斜肌的边缘。切口不要接近深穹隆部，那样会破坏后部 Tenon 囊，引起脂肪粘连和术后的限制。(c)Stevens 斜视钩钩全下斜肌。肌间隔已经去除，用 Jameson 斜视钩穿过肌间隔间隙，钩全下斜肌，替换 Stevens 斜视钩。

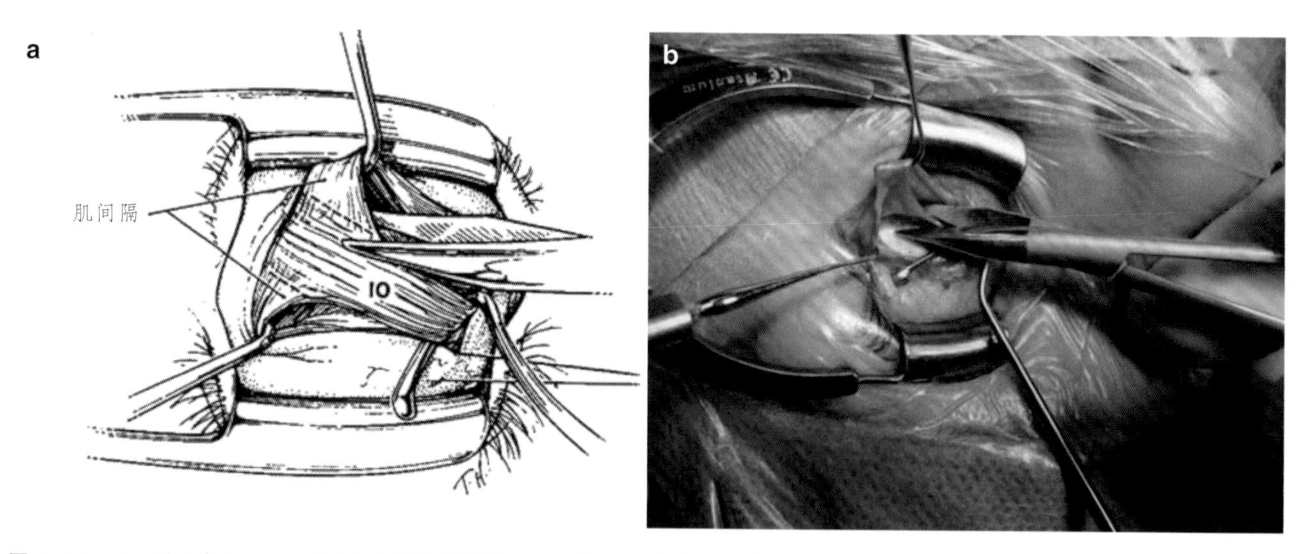

图 17.14 (a)用两个 Stevens 斜视钩分别在下斜肌(IO)的上、下两侧暴露并拉紧肌间隔。Jameson 斜视钩向鼻侧牵拉下斜肌，两个 Stevens 斜视钩向上向颞侧牵拉。沿下斜肌止端方向仔细分离。外直肌和下斜肌之间的韧带也应去除。(b)用钝 Westcott 剪子从下斜肌上分离肌间隔，要保持贴近肌肉，避开后部 Tenon 囊和脂肪。最好是结合钝性和锐性分离去除联结下斜肌的节制韧带。

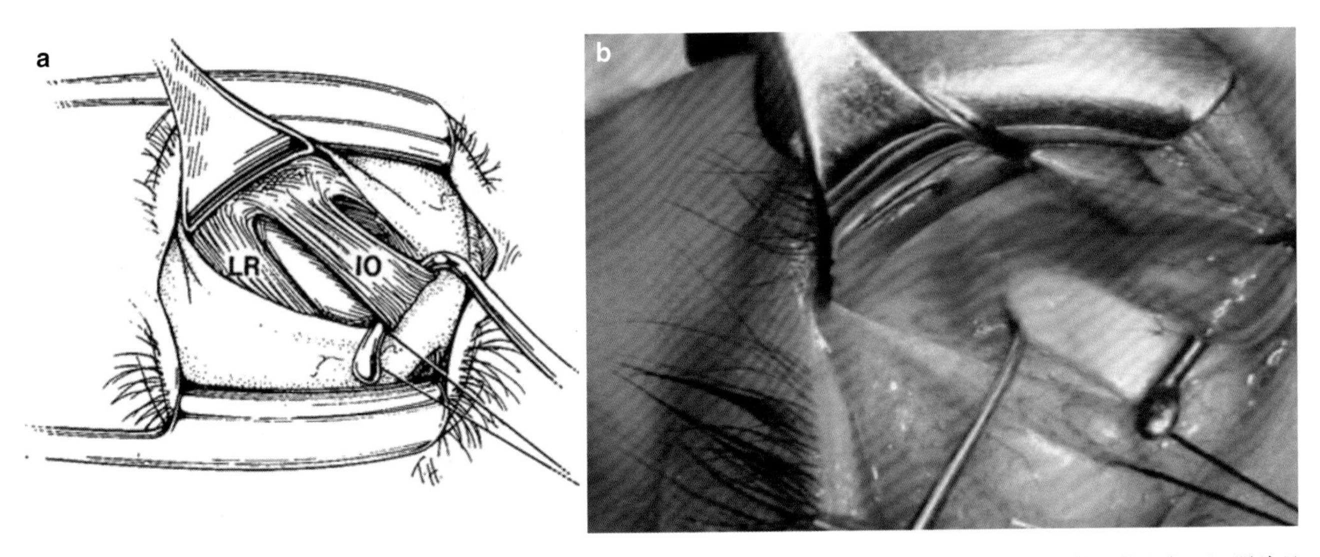

图 17.15　(a)在这一步,下斜肌钩取完整,暴露清晰,为各种下斜肌手术做好准备。注意外直肌(LR)就在下斜肌的上方。(b)照片显示下斜肌肌间隔分离清晰。Stevens 斜视钩向上牵拉外直肌,另外一个 Stevens 斜视钩经由中号 Desmarres 拉钩代替。下斜肌和外直肌之间的韧带已经被分离。

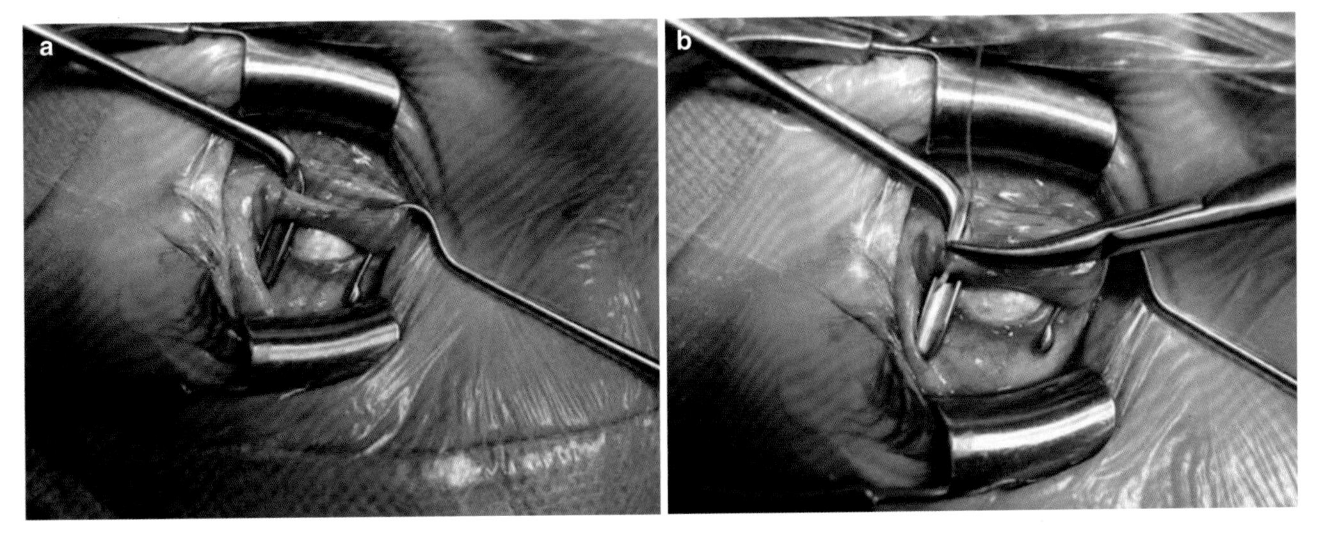

图 17.16　(a)Wright 沟槽斜视钩置于下斜肌之下,并向颞侧附着点方向牵拉。Jameson 斜视钩向相反方向(鼻侧)牵拉,这样 Wright 斜视钩可以紧紧贴住下斜肌止端。(b)下斜肌肌止端缝线,在 Wright 斜视钩上,距离巩膜止端约 3 mm。Wright 斜视钩可保护巩膜,防止巩膜意外穿孔。这个区域的巩膜穿孔尤其危险,因为它可导致黄斑的瘢痕。

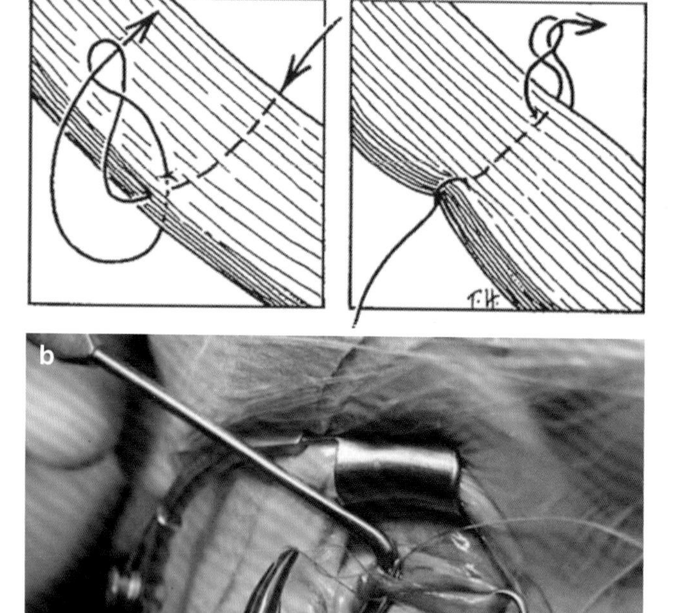

图 17.17 (a)5–0 铲针薇乔缝线缝合下斜肌。缝针先穿过板层厚度肌腹,肌肉两边各做一个锁结。(b)做扭转的锁结,这样肌肉离断以后缝线不会松弛。方法:一种替代方法是,先从肌止端切断肌肉,然后在远离巩膜的位置,再做肌止端缝线缝扎肌肉。

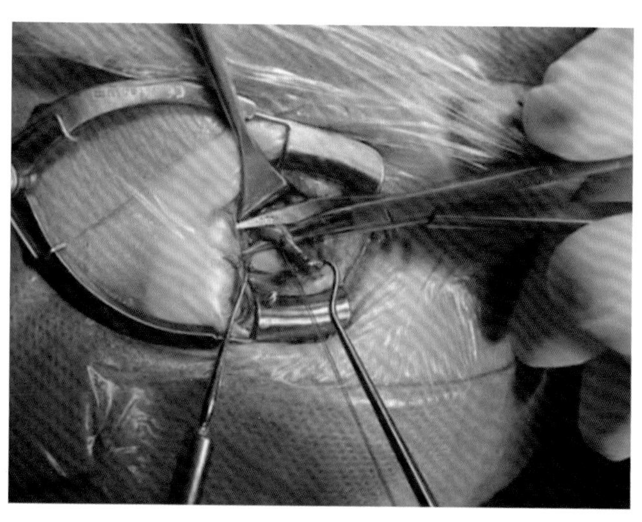

图 17.18 双针缝线已经将下斜肌缝合,用钝 Westcott 剪子从附着点离断肌肉。剪断时不要离巩膜太近。剪断缝线不会有大问题(下斜肌不可能丢失),但要离巩膜远一些,因为下斜肌止端是靠近黄斑的。从肌止端离断下斜肌不会引起大量出血,没有必要常规嵌夹下斜肌。下斜肌离断以后,去除外直肌后的 4–0 牵引缝线。

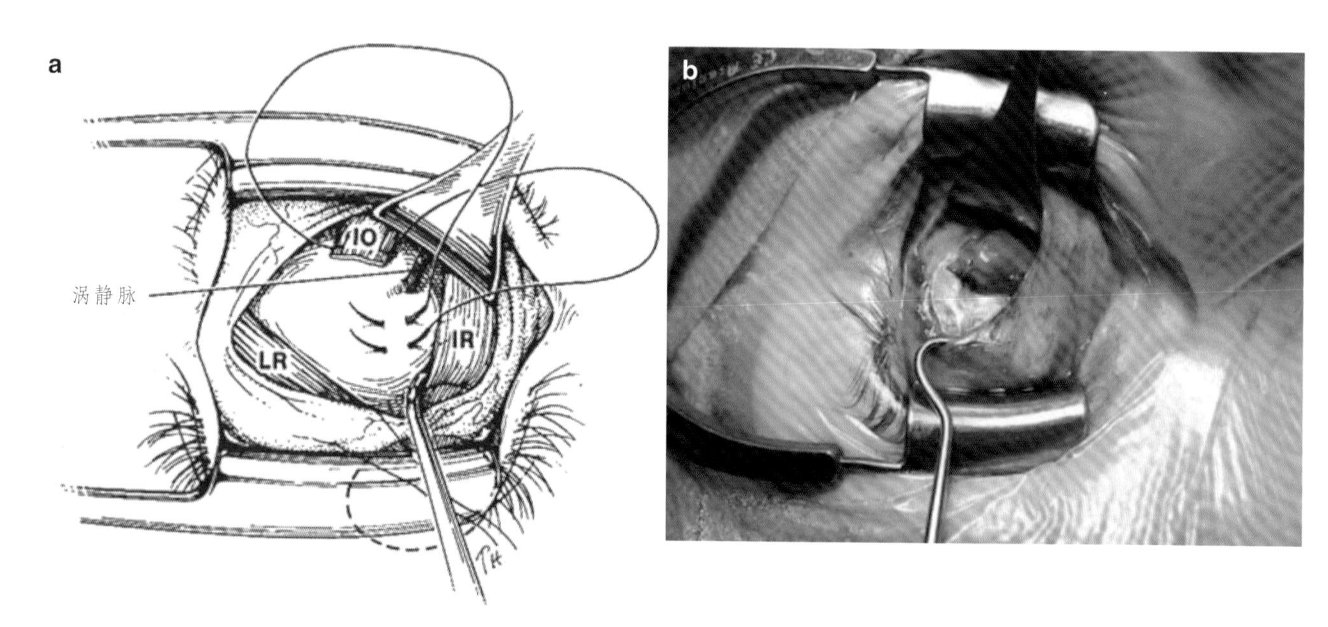

图 17.19 (a)将下斜肌(IO)重新附着于巩膜上预定的前转位位置。在这个病例,肌肉缝于沿下直肌颞侧边缘在肌止端后 4 mm 的位置。用 Desmarres 拉钩牵拉结膜和 Tenon 囊。注意缝针是垂直于下直肌的颞侧边缘,后面一针平行于前面 一针。(b)结扎固定后的下斜肌,其止端顺着下直肌颞侧边缘方向。用 6–0 肠线分层缝合肌间隔和结膜。

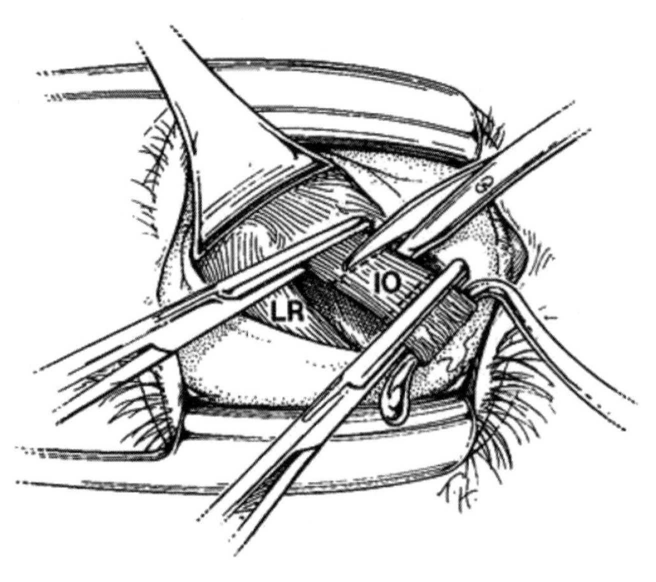

图 17.20　用两个小止血钳钳夹全部宽度的下斜肌(IO)。两个止血钳之间应分开约 8 mm，一个接近肌止端，另一个靠近下直肌颞侧缘。两个止血钳之间的肌肉用 Westcott 剪子剪除，剪的时候贴近止血钳。烧灼肌肉钳末端，去除止血钳。

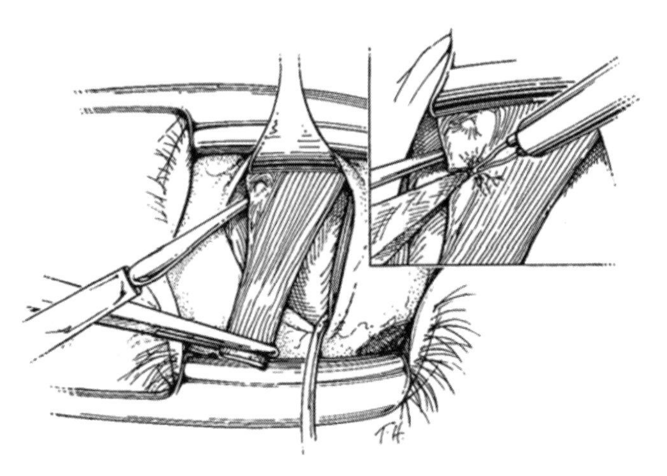

图 17.22　用小 Stevens 斜视钩钩起神经和血管，钩到紧绷的束带后，斜视钩会感受到很强的张力。用烧灼器切断这个紧绷的束带。一旦神经被切断，下斜肌就会松弛，这也可以证实神经已经切断。插图：放大显示应用烧灼器切断下斜肌神经和伴随血管。在肌肉下方放置一块海绵，以保护巩膜，防止其被烧灼。

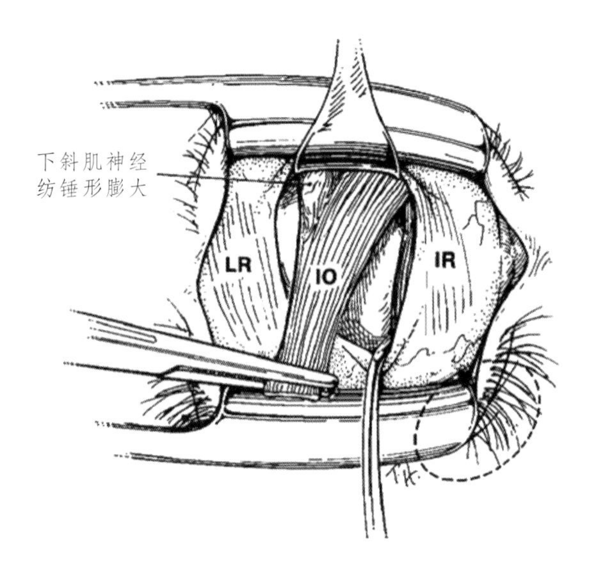

图 17.21　标准穹隆切口，下斜肌(IO)已经分离并自巩膜离断。用 Westcott 剪子沿下斜肌向其起点方向分离。向颞上方牵拉下斜肌，确认后部边界的一个纺锤形膨大处。这个纺锤形膨大是神经纤维血管束嵌入下斜肌的位置。

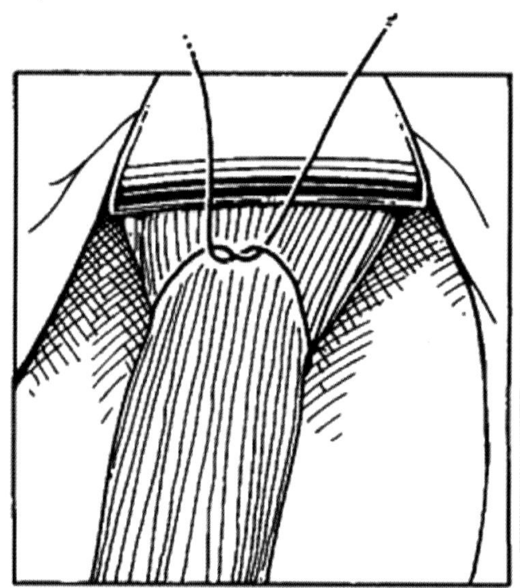

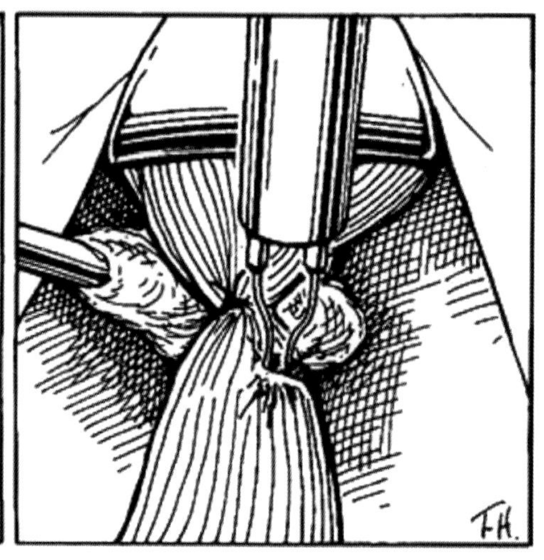

图 17.23 左图，用 4–0 薇乔缝线在接近起点处环绕整个下斜肌，并扎紧。右图，将一个棉签垫在肌肉下方，烧断肌肉，将远端肌肉去除后，用 7–0 薇乔缝线缝合 Tenon 囊，覆盖肌肉残端，将肌肉残端包埋于内。

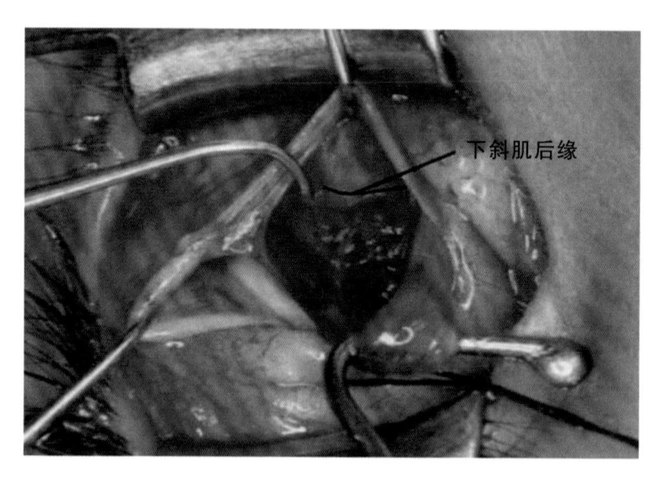

图 17.24 这是一个左眼下斜肌劈裂，伴后部肌肉纤维残余的病例。黑色丝质牵引缝线，从下方穿过并环绕外直肌，将眼球向上向内牵拉转动。前端的 Jameson 斜视钩已经钩起部分下斜肌，并向上提拉。残余的下斜肌可以在穹隆深部看到，小 Stevens 斜视钩正置于残余纤维的下面。

参考文献

1. Apt L, Call NB. Inferior oblique muscle recession. Am J Ophthalmol. 1978;85:95–100.
2. Parks MM. Inferior oblique weakening procedures. Int Ophthalmol Clin. 1985;25:107–17.
3. Guemes A, Wright KW. Effect of graded anterior transposition of the inferior oblique muscle on versions and vertical deviation in primary position. J AAPOS. 1998;2:201–6.
4. Mims JL, Wood RC. Antielevation syndrome after bilateral anterior transposition of the inferior oblique muscles: incidence and prevention. J AAPOS. 1999;3:333–6.
5. Stager DR. Costenbader lecture. Anatomy and surgery of the inferior oblique muscle: recent findings. J AAPOS. 2001;5:203–8.

第 18 章 上斜肌肌腱缩紧手术

18.1 上斜肌肌腱缩紧术的生理学

上斜肌肌腱可分为功能性前 1/3 位和后 2/3 位，前 1/3 负责旋转，后 2/3 的作用为下转和外转(图 18.1)。上斜肌肌腱缩紧术是基于这种生理结构，收紧整个肌腱(即全腱缝合)或收紧前部肌腱纤维(即 Harada-Ito 手术)。

18.1.1 全肌腱折叠

全肌腱折叠既缩紧前部又紧缩后部纤维，所以增强了上斜肌的 3 个功能。这个手术可以矫正外旋、上斜视和下方视野的内斜。整个上斜肌的紧缩可以导致内转时上转受限或医源性 Brown 综合征。术中肌腱折叠后，做上斜肌的牵拉试验，仔细寻找在上斜肌紧缩和布朗综合征之间的平衡。

18.1.2 Harada-Ito 手术

临床上的一些情况需要选择性矫正外旋，而不改变垂直或者水平斜视。全部肌腱的折叠在这种情况下就不合适，因为全部肌腱折叠会导致下斜视，还可能引起医源性布朗综合征。Harada-Ito 手术设计是仅仅紧缩前部上斜肌纤维，仅选择性地矫正外旋。“Harada-Ito 附加”手术在做 Harada-Ito 手术时，多加了几毫米后部肌腱，增加了后部肌腱的功能。这样该手术除了矫正外旋，还可以矫正小量的上斜视。

18.2 手术技巧：上斜肌肌腱的分离和暴露

图 18.2 至 18.6 描述了上斜肌肌腱的分离与暴露技术——注意术者视角是左眼。

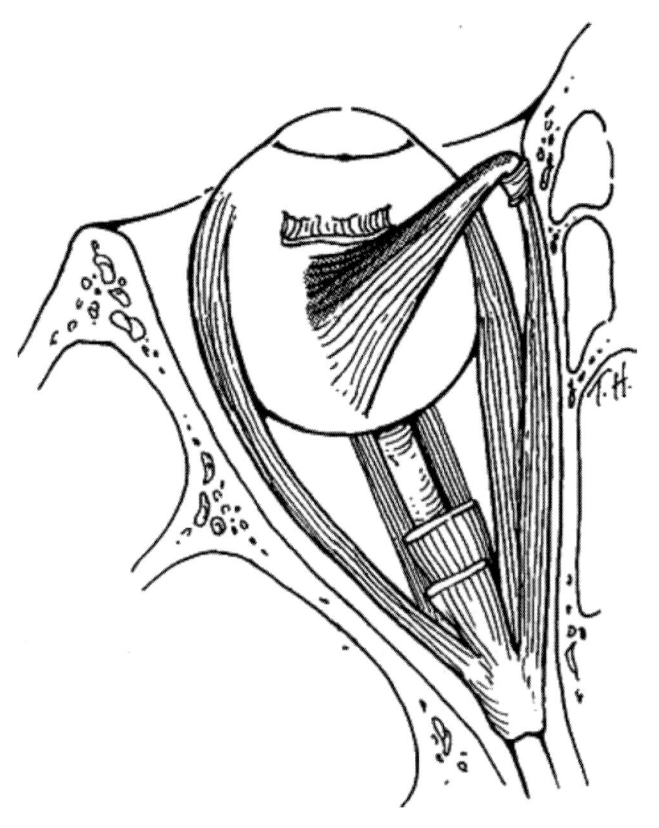

图 18.1 左上斜肌肌腱(阴影部分)的前纤维接近眼球赤道方向，负责内转。后部纤维位于赤道后方，抓住眼球的后部，向滑车方向牵拉，其效果是眼球的外转和下转。

18.3 Harada-Ito 手术

Harada-Ito 手术紧缩了前部上斜肌肌腱纤维，这样产生内旋，同时不会显著影响后部肌腱的外展和外转功能。下文描述的是紧缩前部纤维的两种技术：断腱技术和经典 Harada-Ito 手术(图 18.7)。

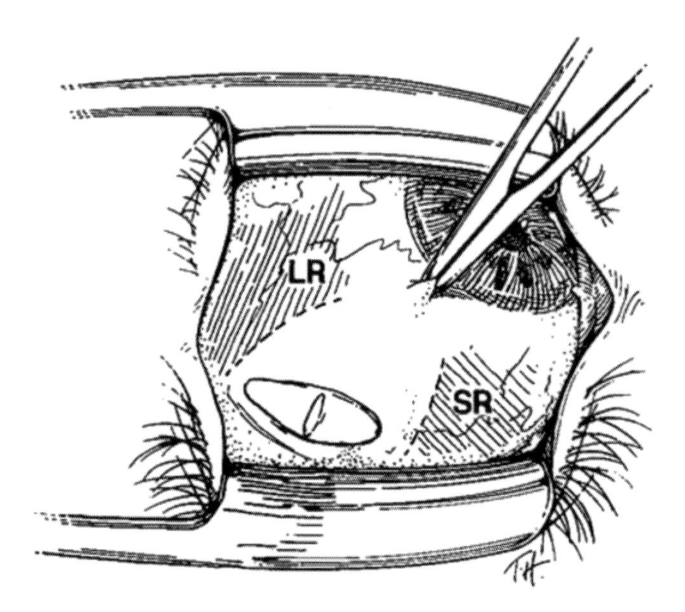

图 18.2 由助手压住并使眼球内收,在颞上象限角膜缘后 8 mm 做穹隆切口,如第 11 章所述。LR,外直肌;SR,上直肌。

18.3.1 肌止端断腱的 Harada-Ito 手术

通过颞上穹隆切口进行上斜肌肌腱前纤维的暴露和分离,如图 18.2 至图 18.6 所示。肌止端断腱术显示在图 18.8 至图 18.12。

18.3.1.1 术中旋转的调整(Guyton 技术)

术中调整旋转可以通过比较 Harada-Ito 手术前后,视网膜的客观旋转度来实现。在上斜肌前部肌腱纤维紧缩之前,先用间接眼底镜观察眼底旋转的状态。注意中心凹的位置和视盘的关系。在正常眼,从中心凹画一条水平线,须经过视盘的下部(从间接眼底镜中看是经过视盘的上部)。然后,紧缩前部纤维,产生内旋,缝线打蝴蝶结(活结)将前部纤维固定在位。用间接眼底镜重新检查眼底,注意中心凹位置的改变。因为间接眼底镜下物像是相反的,内旋会导致中心凹位置相对于视盘位置下移。移动 1/2 视盘直径会产生约 10°内旋改变。如果紧缩前部上斜肌肌腱纤维后,客观旋转改变不满意,重新钩住外直肌,前部纤维或者再紧缩或者再松弛,调整至理想的结果。重要的是观察中心凹位置改变的量,而不是中心凹的绝对位置,因为当患者清醒,麻醉的影响消失后,中心凹的位置肯定会改变。一旦达到预计的内旋矫正量,剪开蝴蝶结的线环,打成死结并扎紧。这个手术可以用于断腱 Harada-Ito 手术和经典 Harada-Ito 手术。

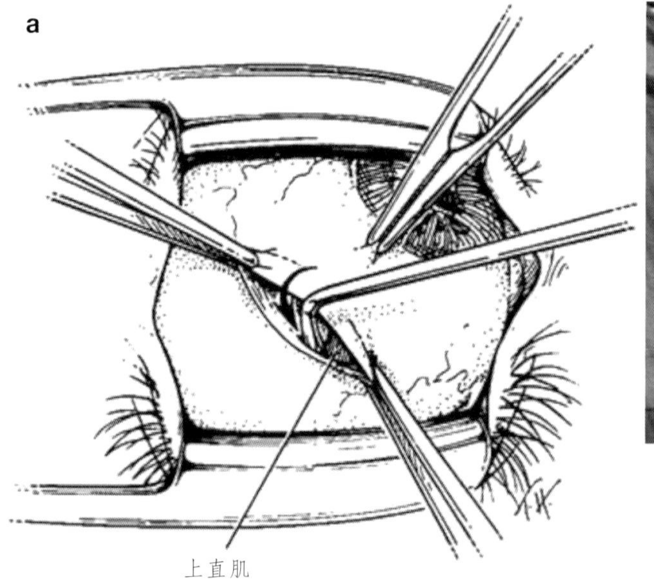

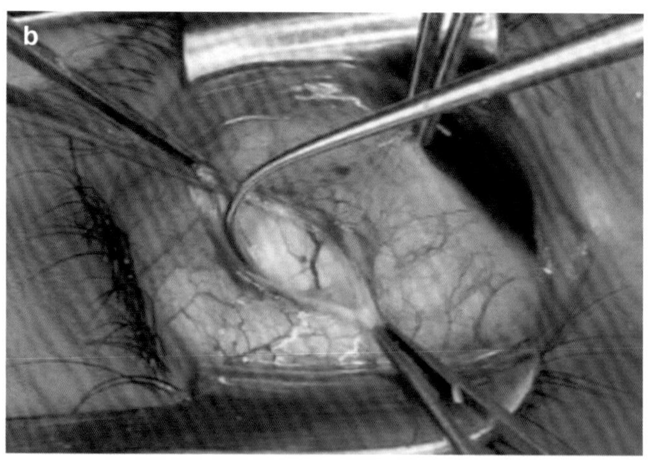

图 18.3 (a)直视下确定上直肌颞侧边缘,从附着点处钩取上直肌,先用小 Stevens 斜视钩,然后替换为大 Green 或 Jameson 斜视钩。钩取上直肌时,不要向后部扫划,否则可能无意中钩到上斜肌肌腱的前部纤维,甚至离断少许前部纤维。原则是保留全部上斜肌肌止端的完整性。(b)Stevens 斜视钩贴住巩膜表面,准备钩取左眼上直肌止端的颞侧缘。图中可以看到上直肌的一个小三角形,位于斜视钩尖端和右侧镊子之间。

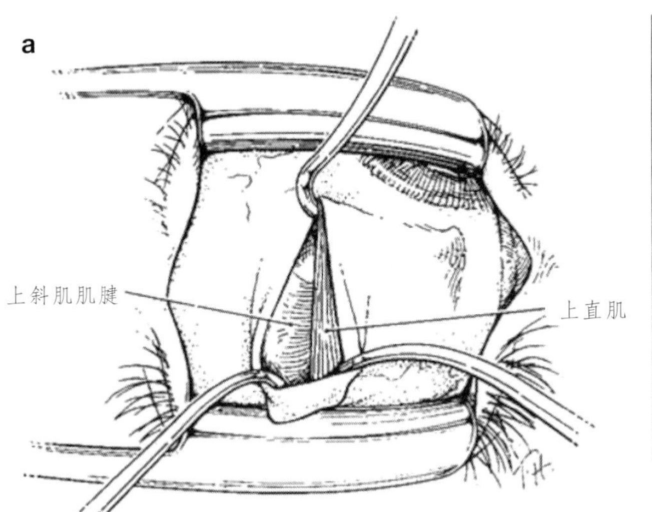

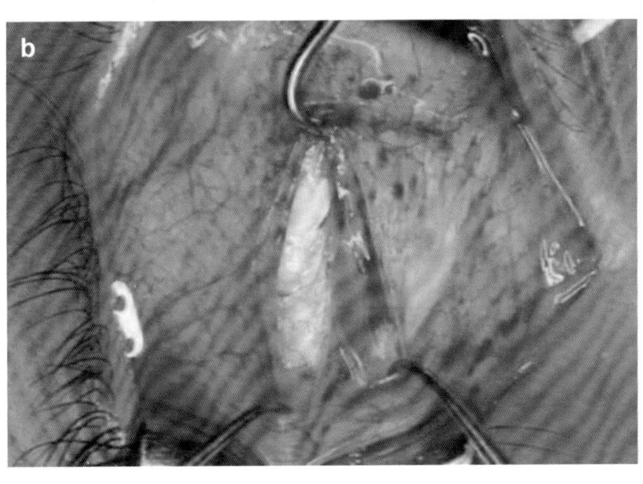

图18.4 (a)用Jameson斜视钩牵拉上直肌,眼球极度下转,用两个小斜视钩打开切口,暴露上直肌的颞侧缘。有限分离上直肌颞侧1/3上面的节制初带即可获得后部的暴露。分离时保持在肌肉上面,不要分离贴着颞侧巩膜的筋膜组织。(b)上直肌的颞侧缘用大斜视钩牵拉上直肌以向下旋转眼球。可以清晰看到上直肌的颞侧缘。上直肌颞侧缘旁边附着在巩膜上的精细组织即为上斜肌肌腱扇形展开部分,其上覆盖着薄薄一层肌间隔。不要清理上直肌颞侧部分,更不要切除颞侧的这些肌间隔。因为肌间隔紧密的黏附在上斜肌肌腱扇形展开的部分上,在这个区域去除肌间隔,经常会将部分上斜肌肌腱一起去除。

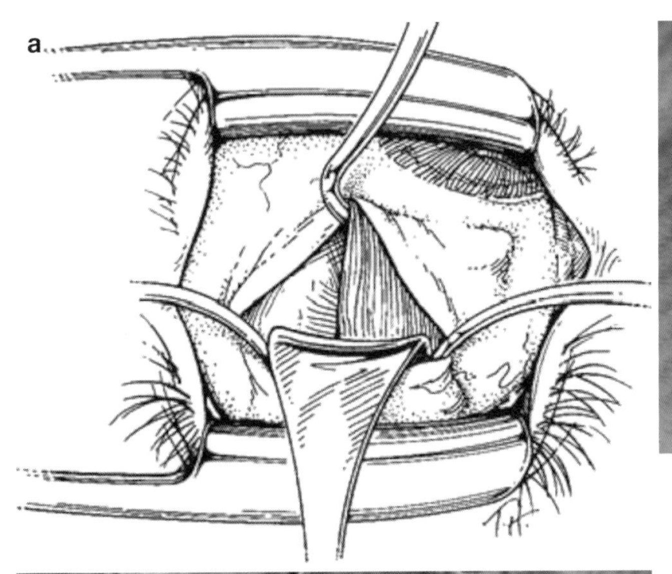

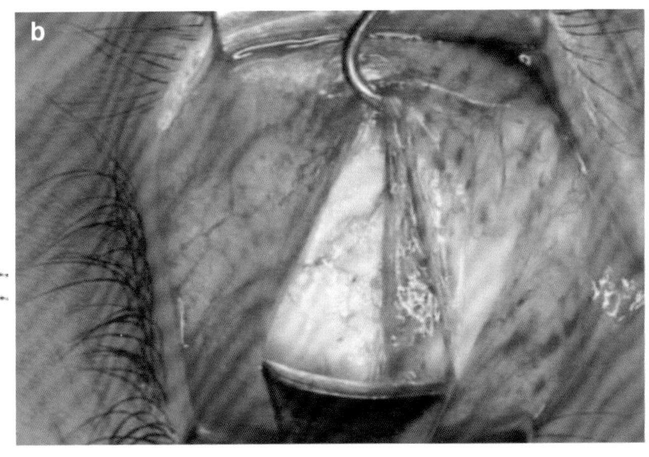

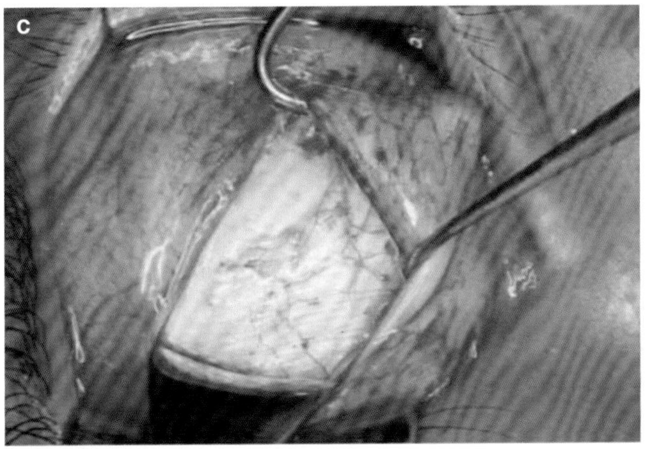

图18.5 (a)将Desmarres拉钩置于切口中,然后去除开睑器更好地暴露后部巩膜。(b)照片显示上直肌颞侧缘和上斜肌肌腱,其上覆盖有肌间隔。注意,看清上斜肌止端纤维是困难的,上直肌颞侧的组织容易被误认为是肌间隔。(c)小斜视钩置于上直肌肌腹之下,向鼻侧牵拉,暴露上斜肌肌腱的纤维。上斜肌肌腱纤维的特点是呈平行状,白色、光泽的外表,通过这些特点可以确定上斜肌肌腱。这些纤维在上直肌肌纤维之下,并和上直肌肌纤维垂直。

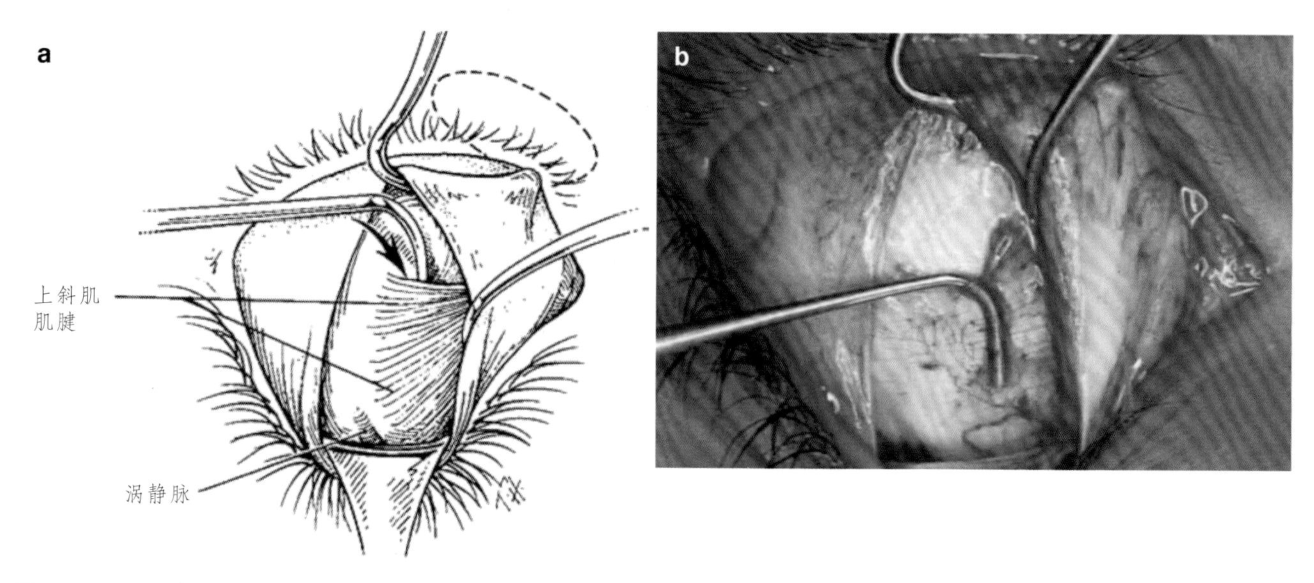

图 18.6 (a)用小 Stevens 斜视钩沿着上直肌的颞侧边缘，钩取上斜肌的前部纤维。肌腱已经暴露，为下一步操作做好准备。(b)小 Stevens 斜视钩在上斜肌和前部纤维之后。可以看到巩膜上呈紫色的涡静脉，恰在 Desmarres 拉钩下面，切口的最后部。

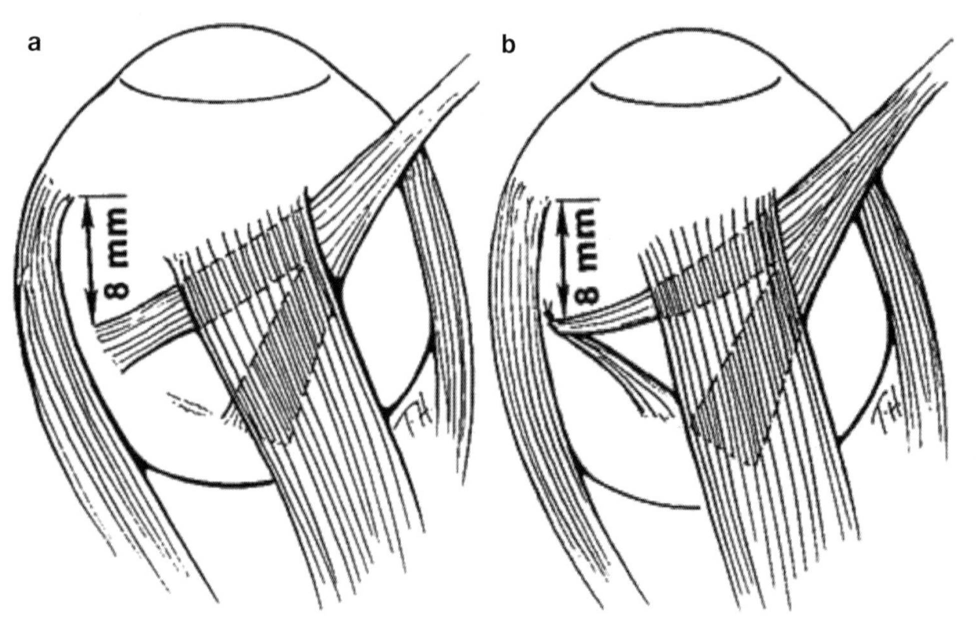

图 18.7 (a)用 Harada-Ito 手术拆分上斜肌肌腱的前纤维，然后从附着点离断，向前向外侧移位。在外直肌止端上缘向后 8 mm 的巩膜位置上缝合。向外侧移位前部纤维可内旋眼球，这样可矫正外旋。(b)在经典 Harada-Ito 手术，上斜肌肌腱前部纤维用缝线环绕，不离断肌肉纤维，向侧方移位。将上斜肌肌腱前部纤维缝于巩膜，定位于外直肌止端上缘后 8 mm 巩膜处。

18.3.1.2 调整缝线技术

Harada-Ito 手术也可以在斜肌的两根缝线离开巩膜的位置，应用调整缝线技术打一个套索线环套在缝线上(图 18.13)。套索技术和标准直肌调整技术是一样的。调整的终点是消除旋转复视，特别是要矫正下方视野的外旋。通过前徙或者后徙前部纤维达到预计的结果。调整的过程对患者而言往往是困难的，很难平衡调整的终点，所以高级作者(KWW)放弃了调整缝线的 Harada-Ito 手术。最终采用固定缝线，经典 Harada-Ito 手术的结果很好。

18.3.2 经典 Harada-Ito 手术

该手术的优势是易于复原，因此这项技术是作者的选择。复原经典 Harada-Ito 手术，只要简单地剪断缝线，肌腱会自行恢复正常。但是复原一定要在术后 24~48 小时内进行，否则肌腱会产生瘢痕固定在前徙位置。图 18.14 和 18.15 是假定上斜肌肌腱前 1/4 已被识别和分离的情况下进行的，如本章前文所述。

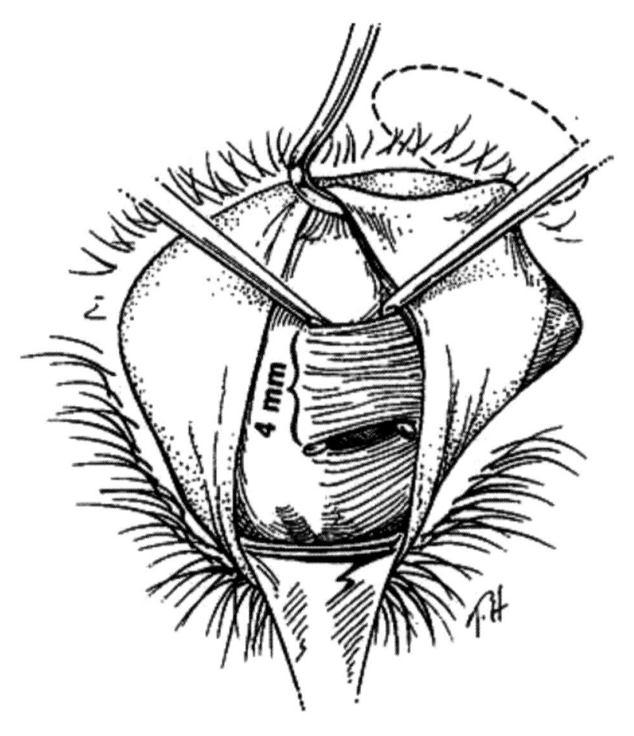

图 18.8 用两个小斜视钩分离上斜肌肌腱的前部纤维，向相反方向分开两个斜视钩 6~8 mm，将前部与后部纤维分开。只钩取前部 1/4 宽度的肌腱（约 4 mm 宽肌腱）。

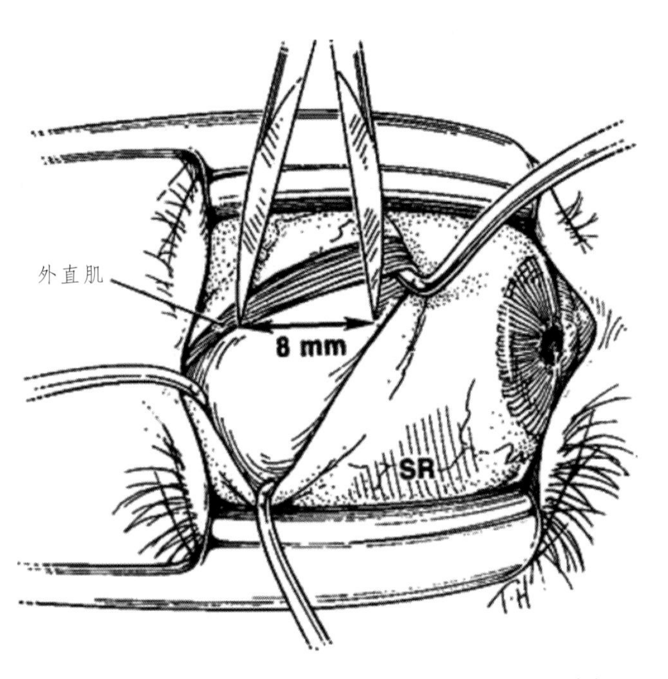

图 18.10 释放上直肌（SR），大斜视钩置于外直肌之下，牵拉眼球至内转位。用卡尺从外直肌止端上缘向后测量 8 mm，将前部肌腱纤维在此预计缝合。将前部纤维移位至外直肌止端后 8 mm，可以避免前徙上斜肌纤维，否则可能产生继发内斜。

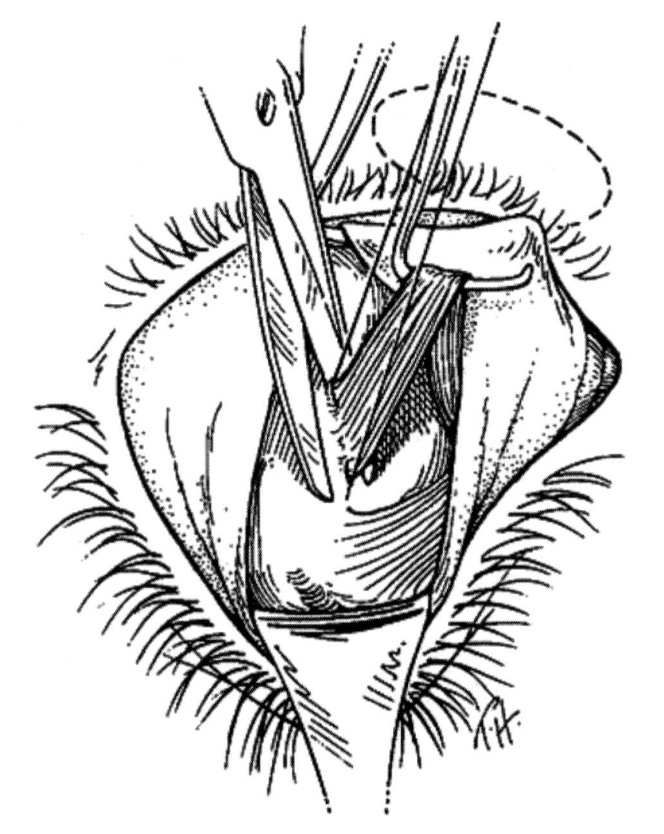

图 18.9 用 5-0 聚酯纤维（不可吸收缝线）双铲针缝线缝合上斜肌肌腱的前部纤维。前部肌腱纤维的两侧各做一个锁结。用 Westcott 剪子贴近巩膜离断前部肌腱纤维。

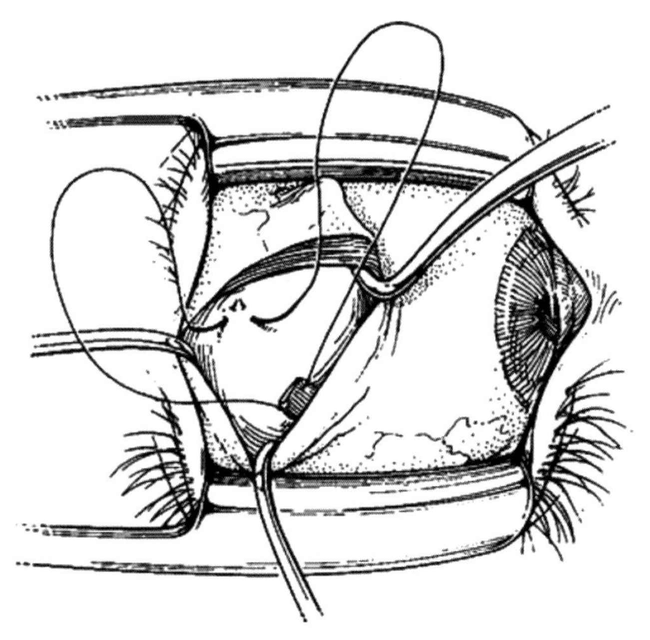

图 18.11 双针缝线正在穿过板层厚度巩膜，位置在外直肌止端上缘后 8 mm，贴近外直肌的上缘。两针缝针出针的位置非常接近，几乎相互接触。

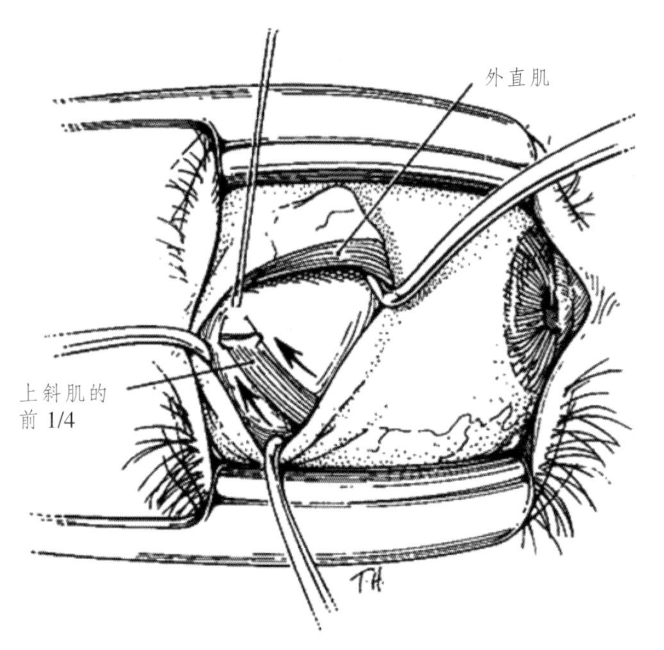

图 18.12 针体已从巩膜拔出，牵拉缝线，向侧方前徙前部肌腱，同时向上旋转大斜视钩，眼球内旋。拉紧肌腱，将缝线在一起打结。如果要根据间接眼底镜检查，做术中旋转斜度的调整，可打一个蝴蝶结，以临时扎紧肌腱。

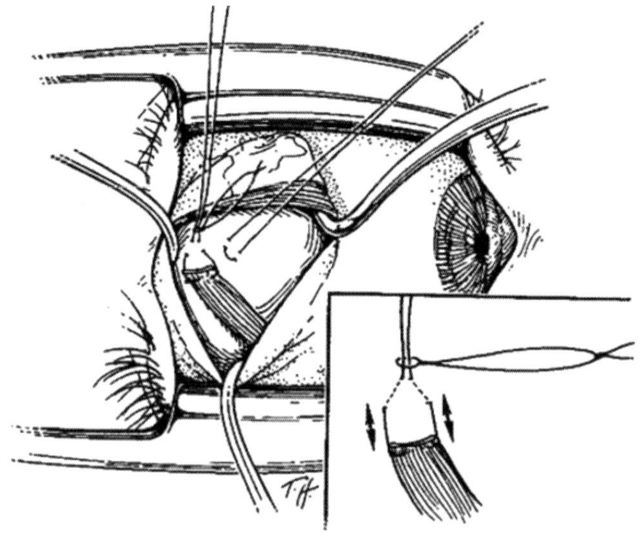

图 18.13 示意图显示调整缝线设置，用一个套索线环环绕从巩膜伸出的两根缝线(插图)。注意，牵引缝线缝在巩膜上，就在调整缝线几毫米前的位置。在调整的时候，牵引缝线帮助拉回结膜，控制眼球的位置以获得后部暴露。

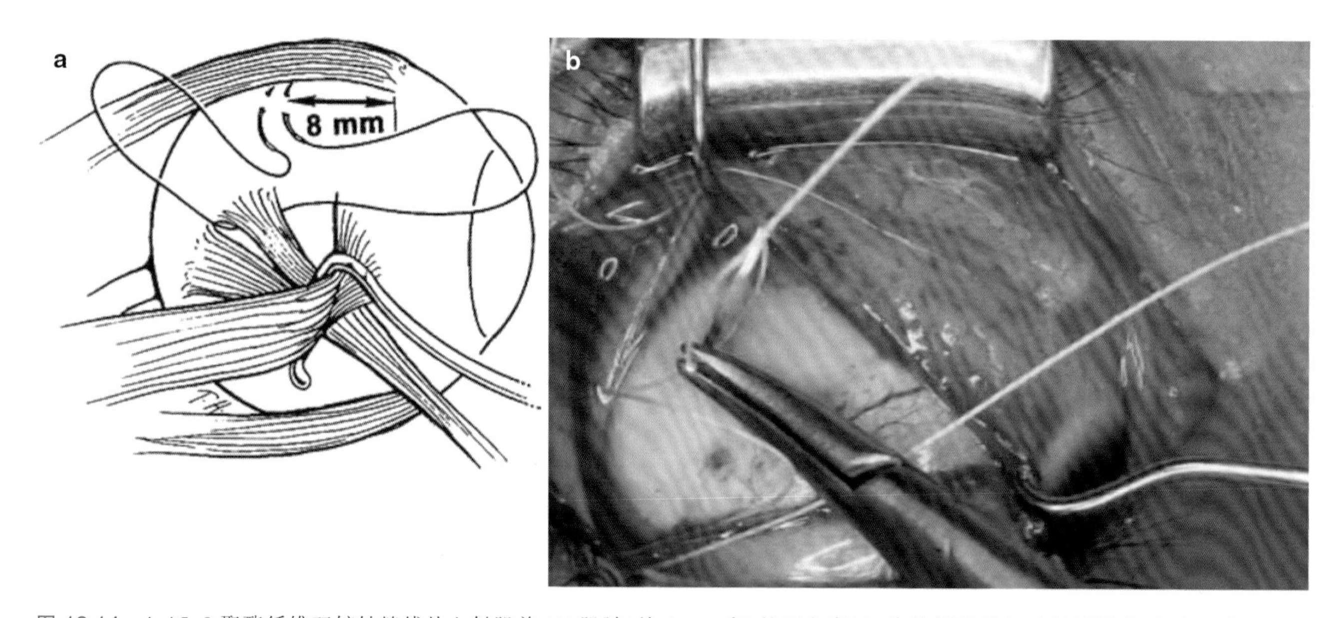

图 18.14 (a)5–0 聚酯纤维双铲针缝线从上斜肌前 1/4 肌腱(约 4 mm 宽)的下方穿过。将前部纤维和后部纤维分开，向后分至肌止端后 6~8 mm。缝线是从前部肌腱的下面穿过，而不是从肌腱层间穿过。两个缝针穿过外直肌止端上缘后 8 mm，贴近外直肌上缘处板层巩膜，缝针方向平行，出针位置相互靠近。(b)缝针方向朝向外直肌，位置在外直肌止端后 8 mm。大斜视钩在外直肌之下，牵拉眼球内转。将巩膜缝线置于外直肌止端后 8 mm 很重要，因为前移上斜肌肌腱纤维，可能导致内斜。

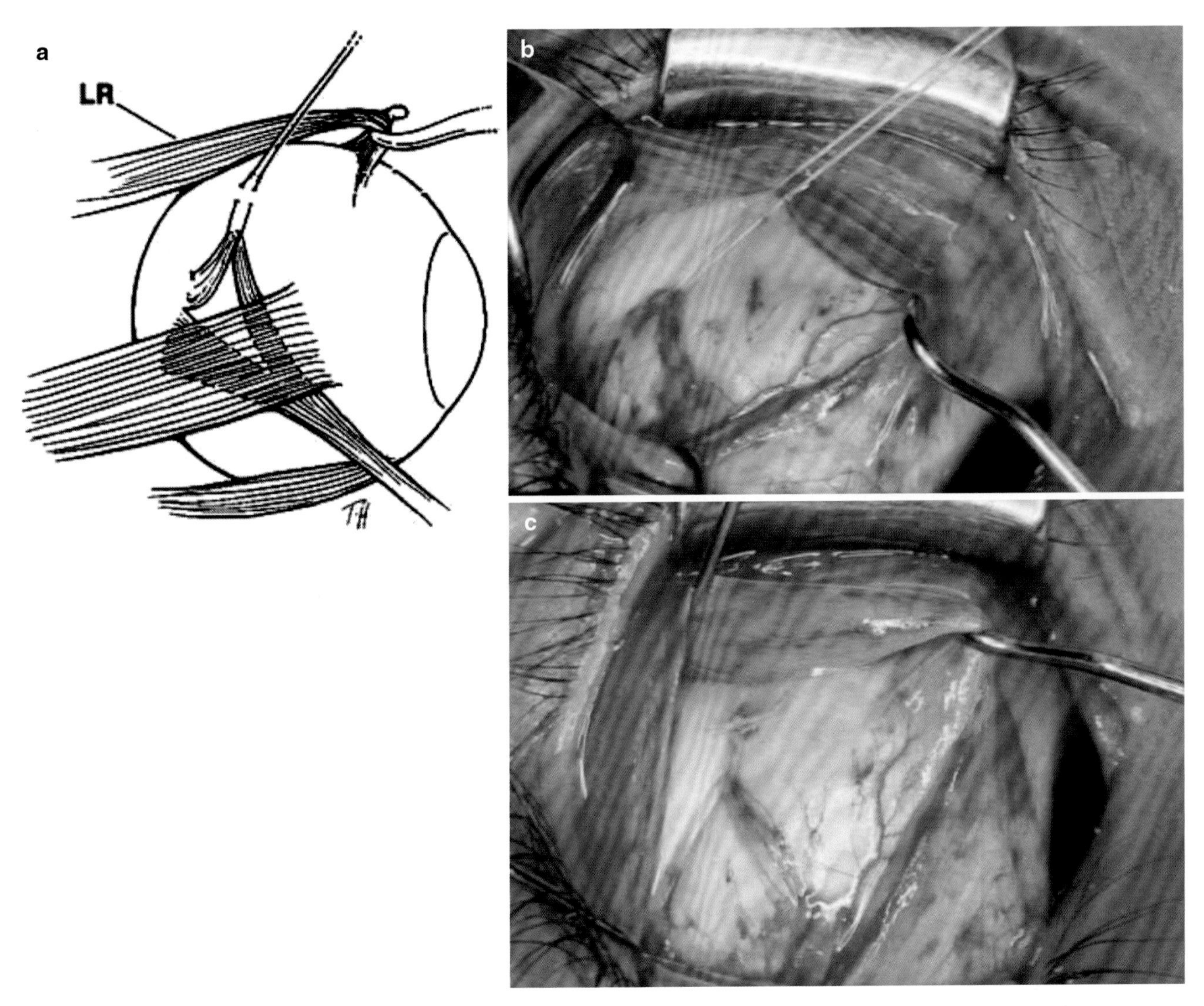

图 18.15　(a)朝向外直肌(LR)方向牵拉缝线,从而紧缩前部肌腱。一旦肌腱前徙到位后,就地扎紧缝线(固定缝线),如果做术中旋转斜度调整或调整缝线可打蝴蝶结(见上文)。(b)缝针已从巩膜上去除,向侧方牵拉缝线,加强前部肌腱。向外侧牵拉前部纤维时,用外直肌下的大斜视钩内旋眼球。(c)将前纤维放在外直肌上,缝合巩膜缝线。注意将大钩放置在外直肌后面。

18.4 全部上斜肌肌腱折叠

另一种用于收紧上斜肌肌腱的技术涉及全部肌腱(通常使用肌腱托架,如图 18.16 至图 18.21 所示)。左上直肌的颞侧纤维通过颞上穹隆切口分离，如图 18.2 至图 18.6 所示。在上直肌后面的大斜视钩向下转动眼睛，而用 Desmarres 牵开器使结膜回缩以获得后部暴露。

18.5 上斜肌肌腱折叠

图 18.22 显示不使用折叠器的情况下完成全部上斜肌肌腱折叠。左上斜肌已被分离和钩住,如前文所述。

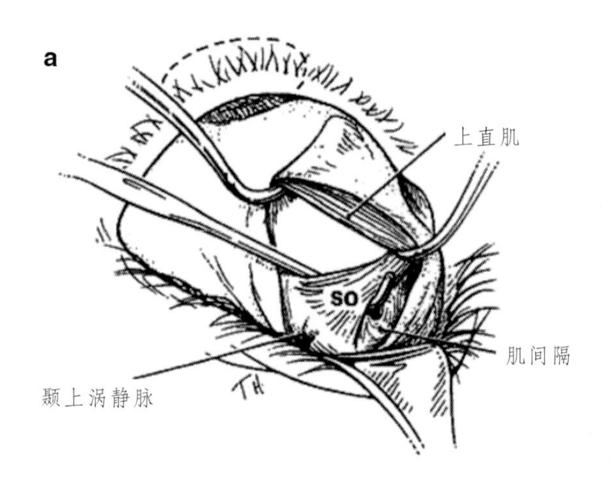

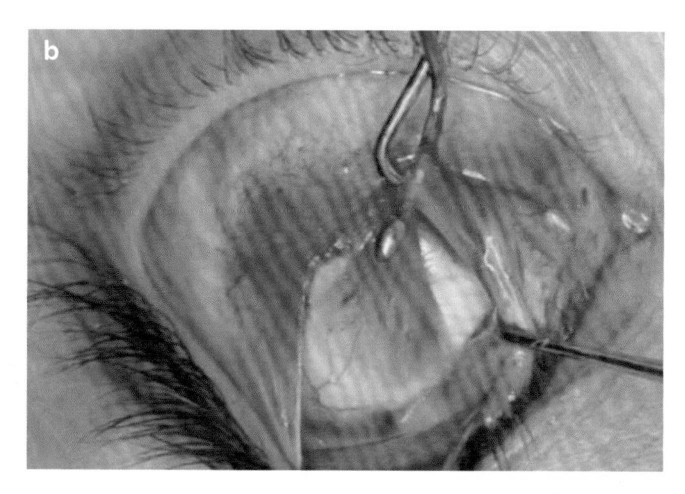

图 18.16 (a)已经去除开睑器。Stevens 斜视钩从上斜肌(SO)肌腱下方穿过,直到直视下可以确认上斜肌后缘,肌腱整个扇形展开的肌止端均置于肌肉钩上。因为颞上涡静脉经常从肌腱止端后 1/3 和前 2/3 结合处的附近巩膜穿出，所以建议在钩取肌腱后部之前,要在直视下确认这个静脉,以避免血管破裂。向前部和后部剪开肌间隔,清理肌腱的远端,为折叠做准备。(b)上斜肌肌止端,肌腱在 Jameson 斜视钩上。可以看到宽阔的呈扇形展开的肌腱,肌间隔已经清除。颞上涡静脉在 Desmarres 拉钩下方,几乎看不到。

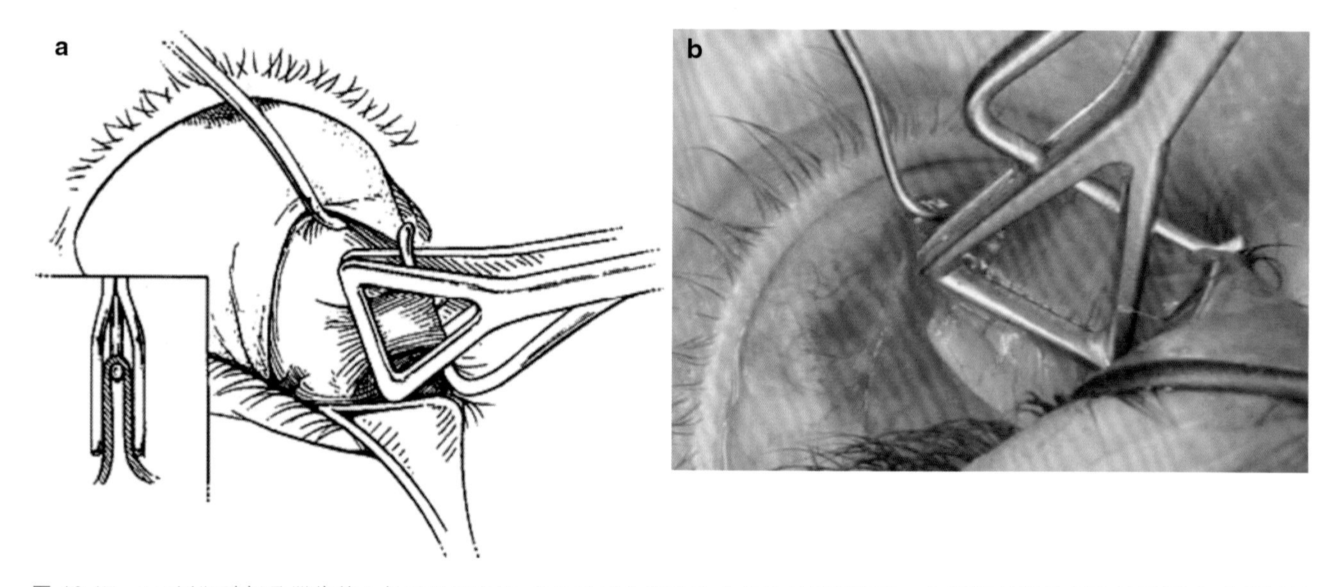

图 18.17 (a)用肌腱折叠器代替上斜肌的肌肉钩,折叠器可收紧以防止折叠时肌腱松弛。插图显示肌腱折叠的侧视图,大斜视钩在折叠器之内。斜视钩将肌腱牵拉入折叠器(实现这一目的的折叠器有很多种,此图显示 Greene 折叠器)。根据肌腱的松弛程度,折叠的总量为 6~15 mm。根据牵拉试验,确定恰当的折叠量。(b)颞侧视角显示上斜肌肌腱在折叠器中对折。折叠器中的斜视钩收紧,将肌腱拉入折叠器的入口。

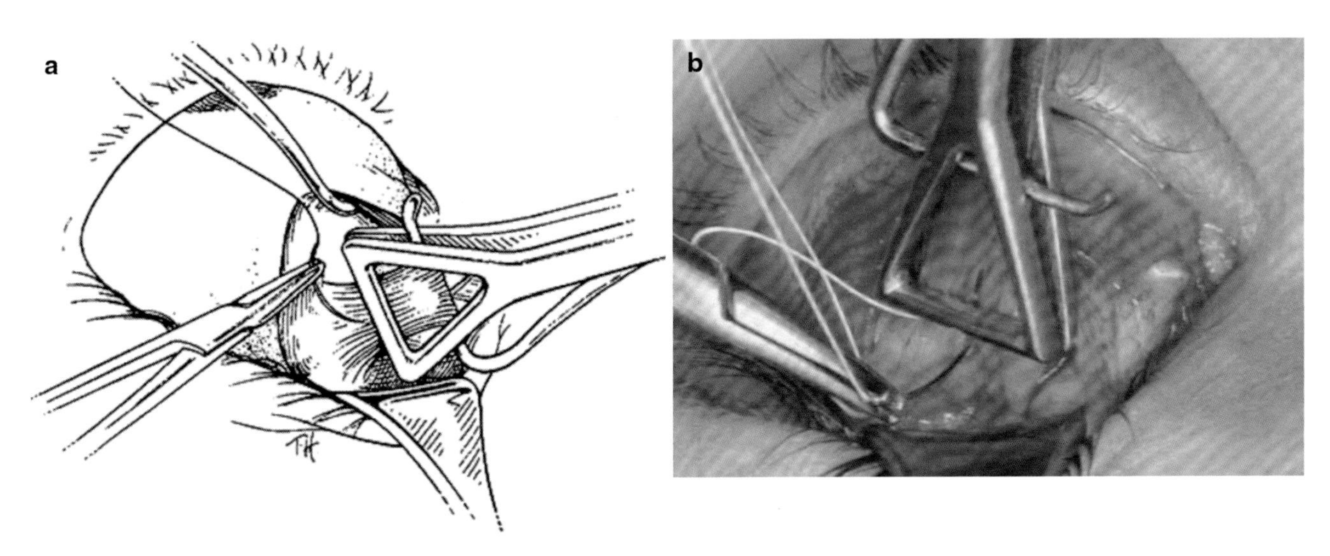

图 18.18　(a)用 5–0 聚酯纤维双针缝线将对折的肌腱用双褥式缝合法缝合在一起。首先,缝针穿过对折肌腱的中央,贴近巩膜,从颞侧向鼻侧方向缝合。(b)另外一个缝针在折叠器下方,从颞侧向鼻侧方向将肌腱纤维折叠的部分缝扎在一起。

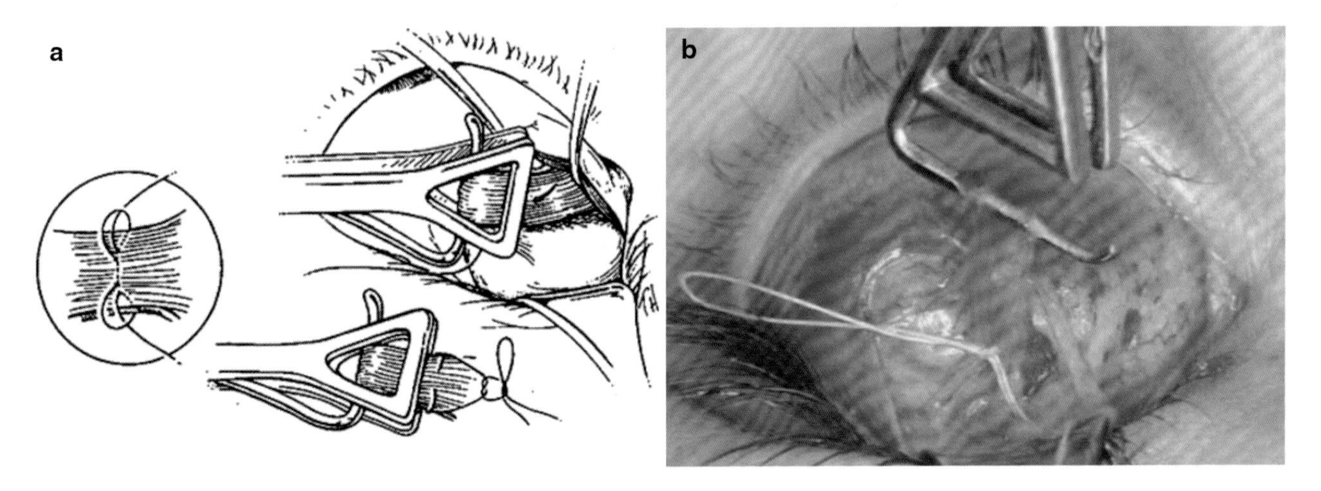

图 18.19　(a)缝针在 Greene 折叠器钳子下方,从折叠肌腱的鼻侧穿出。圆圈:从鼻侧显示缝线穿过折叠肌腱的样子。中央褥式缝线,连接至肌腱两边的两个锁结。底部:双针缝线打结在一起的样子,打一个单环蝴蝶结。(b)在接近巩膜止端位置,将对折的肌腱在一起打结,打单环活结。图中显示线结在肌腱的颞侧。肌腱折叠器内的斜视钩下降以放松折叠的肌腱。

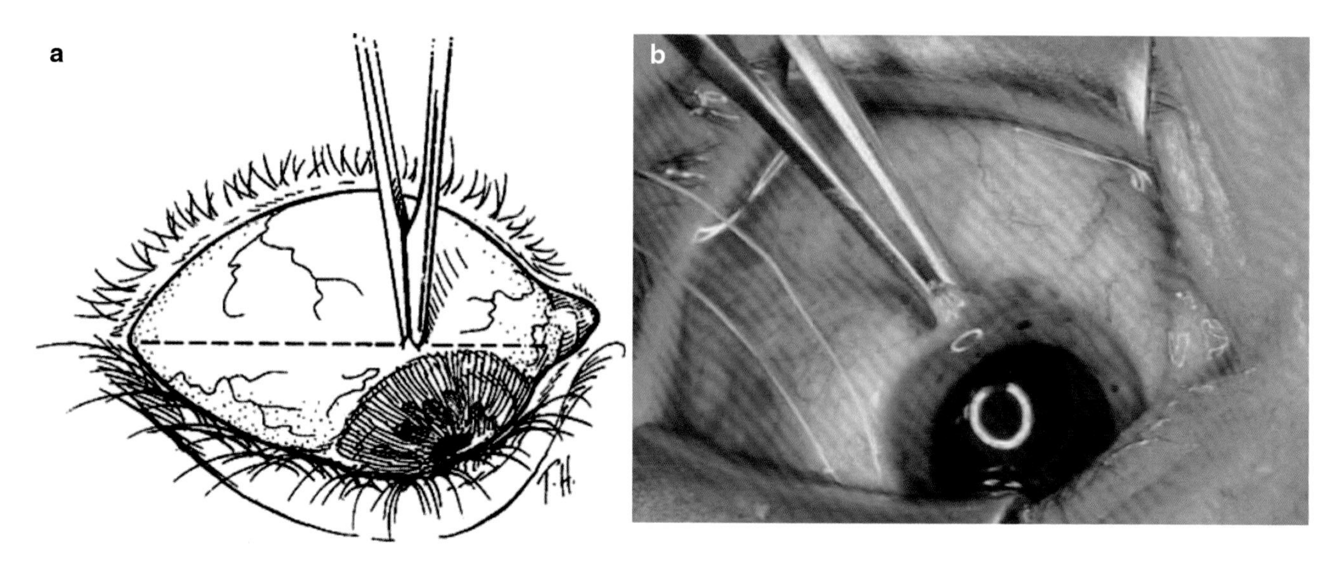

图 18.20 (a)牵拉试验在颞下象限(7:30 位置)抓住眼球角膜缘,轻柔转动眼球至内上转位置。当角膜下缘达到内外眦连线位置时,术者应感受到上斜肌肌腱紧缩带来的阻抗力。如果角膜下缘在内外眦连线之下,就会遇到明显阻抗,折叠就太紧了,会导致明显的医源性布朗综合征。如果角膜下缘超过内外眦连线后,才感受到阻力,则折叠不够紧,会矫正不足。在做上斜肌牵拉试验时,保持眼球前/后位置的适当很重要。不要过度下压眼球或上提眼球,因为这种情况下牵拉试验会变得不准确。(b)该图显示布朗综合征。角膜下缘在内外眦连线水平,此时应感受到明显阻抗。图中下方的白色缝线是打活结扎紧折叠肌腱的 5-0 聚酯纤维缝线。如果牵拉试验证实折叠的量过大,则可松开聚酯纤维缝线临时打的活结。重新调整折叠器,增加或者减少折叠的量,按照前文描述的方法,重新固定聚酯纤维缝线。

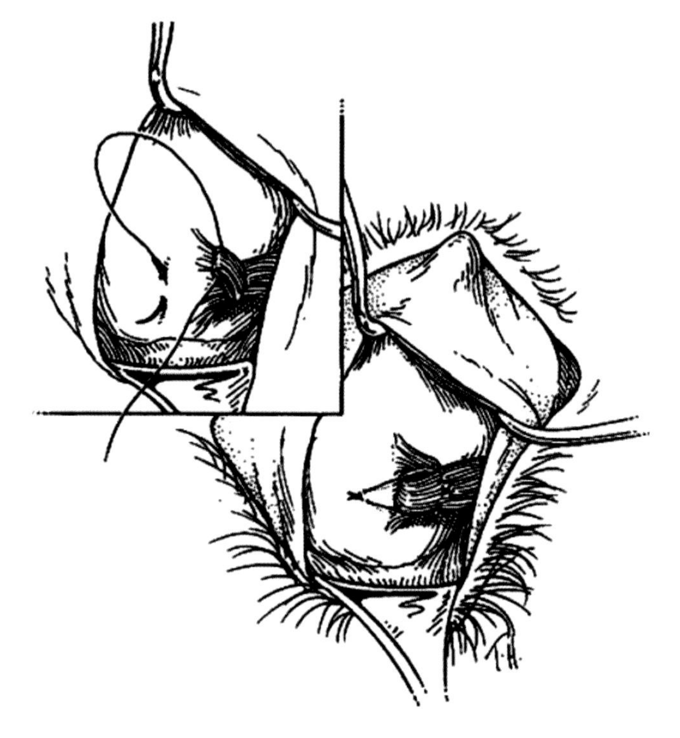

图 18.21 牵拉试验证实上斜肌折叠的程度适当后,将大斜视钩置于上直肌下,向下转动眼球,重新置入 Desmarres 拉钩,暴露折叠肌腱。将先前打好活结的聚酯纤维缝线固定为死结。一个好方法是剪断单环,把多余的线头从线结中去掉。这样就留下一个打好的方结,不需要解开活结,可以避免缝线松脱。该图的两部都显示折叠好的肌腱和折叠后多出来的肌腱隆起。左上图:先前去除的单针聚酯纤维缝线,沿着肌腱作用的方向,穿过颞侧肌腱。右下图:将折叠后多余的隆起肌腱固定在相应巩膜(如图所示),这种做法是可选择的,对于小量的折叠不是必需的。

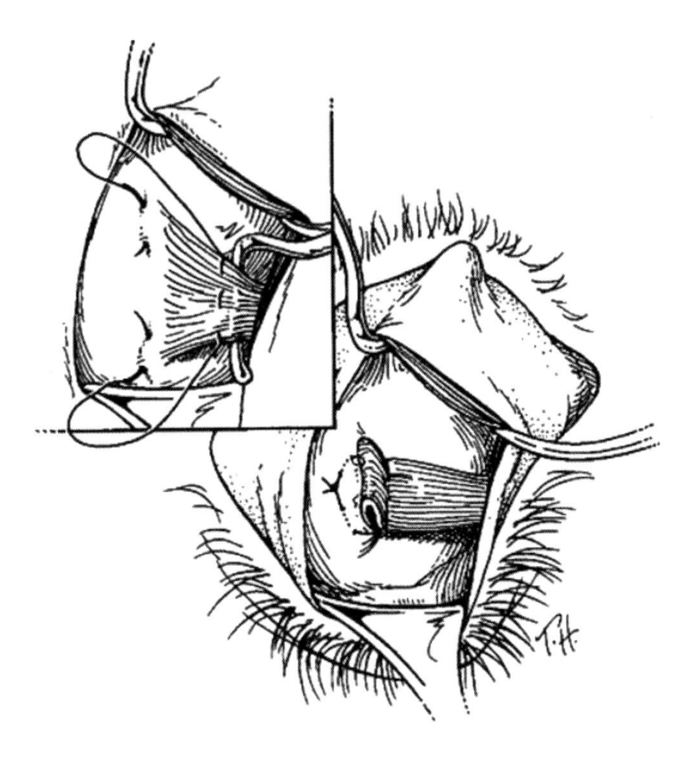

图 18.22　左上图：沿着上直肌的颞侧缘，用 Jameson 斜视钩钩起全部宽度的上斜肌肌腱。用 5-0 聚酯纤维双铲针缝线在预计折叠的位置缝合肌腱，缝合位置通常在肌止端后 8~10 mm。第一针在中央缝合全层肌腱厚度，跨度小，用方结（中央结）将缝线打在一起。双针缝线的每一个缝针分别从肌腱后部穿过，从中央开始，至肌腱边缘出针。肌腱每个边缘做一个锁结，缝针即在上斜肌止端上下肌止点的侧方，缝合板层厚度巩膜。右下图：从巩膜上撤出缝针，拉紧缝线，折叠肌腱，用活结将缝线打在一起。做牵拉试验，评估是否有布朗综合征（见图 18.21）。缝线打在一起，扎紧折叠的肌腱。折叠后多余的肌腱可以固定在巩膜，但这一步是可选择的。

第 19 章 上斜肌肌腱减弱手术

上斜肌肌腱减弱手术应用于多种类型斜视，包括上斜肌亢进、下斜肌麻痹和 Brown 综合征（见第 7 章）。大多数减弱手术是通过松弛肌腱来实现的。不受控的手术包括断腱和断腱并部分切除。不可控手术的特点是切断肌腱后，任其断端自由分开或瘢痕回缩。这些不受控制的手术不应用于有双眼视的患者，因为继发上斜肌麻痹的发病率超过 50%。

可控的肌腱延长可以不同程度地松弛肌腱。两个最有效的可控肌腱延长术是 Wright 硅胶肌腱延长[1-3]和肌腱劈开延长术。这些手术显著降低了继发上斜肌麻痹的并发症，并取得了良好的效果。上斜肌硅胶延长术和肌腱劈开延长术可以保证肌腱断端之间距离恒定，所以作者们更喜欢这两种手术。

上斜肌后徙也是一种可控的减弱手术，但是它的缺点是改变了上斜肌肌止端的特点。通常，上斜肌横跨上直肌止端到视神经旁 6 mm 处。上斜肌后徙后术者做了一个新的附着点。原来宽阔的肌止端变窄，并且相对于原来止端的位置，新止点向鼻侧、向前移位。新止点位置极大地改变了上斜肌的功能，从原来的下转和外转，转变为上转和内转。关于上斜肌后徙术后下转受限的并发症已有大量描述。

另一种可控的延长手术是用缝线做桥延长，也称为“小鸡缝线”。悬吊缝线连接切断肌腱的两个断端，可以调整两个断端之间的距离，提供分级延长。桥接缝线的问题是缝线为纤维化提供了一个支架，纤维增生组织可最终将两个断端连接起来。两个断端重新连接可导致术后远期欠矫。

另一种类型的上斜肌减弱手术是选择性去除后部肌腱纤维（见图 19.15）。目的是减少下转和外转的功能，但是保留前部纤维，防止术后外旋。相对而言，该手术作用较弱，因为后部断腱的纤维是在上直肌的颞侧。当颞侧的纤维从巩膜离断后，它们不会退缩；相反，会在上直肌下形成瘢痕，固定在巩膜上。后部断腱手术可能适用于轻度上斜肌亢进，但对于显著的亢进和布朗综合征，则需要全肌腱延长术治疗。

19.1 上斜肌肌腱减弱手术的术中暴露

上斜肌肌腱减弱手术，例如断腱术、Wright 硅胶肌腱延长术和劈开肌腱延长术应在上直肌鼻侧进行。颞侧断腱一般效果有限，因为上斜肌像三明治一样，是夹在上直肌和巩膜之间的。颞侧断腱的另外一个缺点是，肌腱在肌止端处广泛展开，使得钩全上斜肌后部肌腱纤维非常困难。最后，鼻侧手术保留了颞侧正常的扇形展开的肌止端，保持了上斜肌 3 个重要的功能，即外转、下转和内旋。

首选暴露肌腱的手术，由 Marshall Parks 医生设计，是从颞侧结膜做切口，从上直肌鼻侧行上斜肌手术。在上直肌颞侧做结膜切口，然后向鼻侧反转切口，可以保持鼻侧肌间隔完整，减少巩膜–肌腱之间的瘢痕。此外，完整的鼻侧肌间隔对于保持上斜肌肌腱的解剖关系非常重要，还可以降低术后上斜肌麻痹或下转受限的发生率。

19.1.1 手术步骤：颞侧切口–鼻侧上斜肌肌腱手术

图 19.1 至图 19.6 展示在进行断腱术、Wright 硅胶肌腱延长术和劈开肌腱延长术前的上斜肌肌腱暴露的过程。

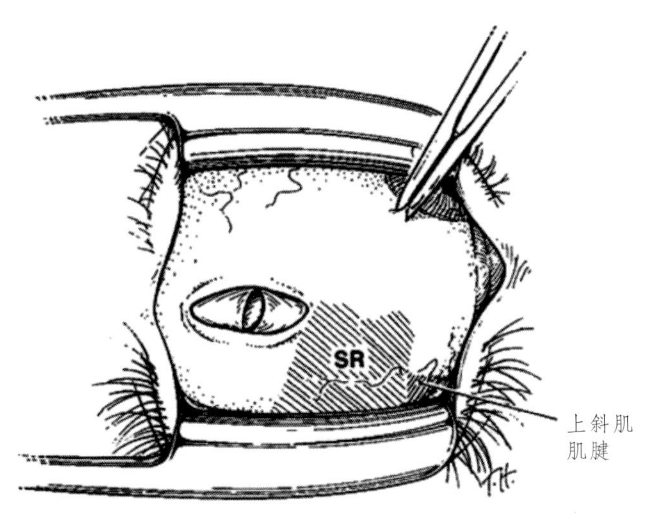

图 19.1　左眼颞上穹隆结膜切口，Tenon 囊独立切口。结膜切口紧靠上直肌颞侧。

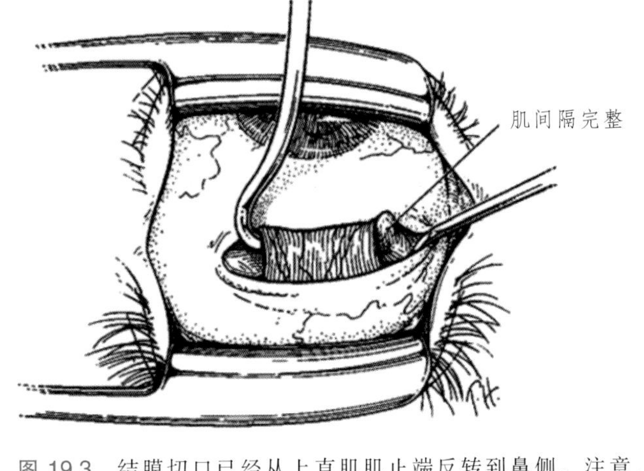

图 19.3　结膜切口已经从上直肌肌止端反转到鼻侧。注意，Jameson 斜视钩的球形尖端上包被的是肌间隔。不要露出 Jameson 斜视钩的尖端；相反，要保持肌间隔完整。

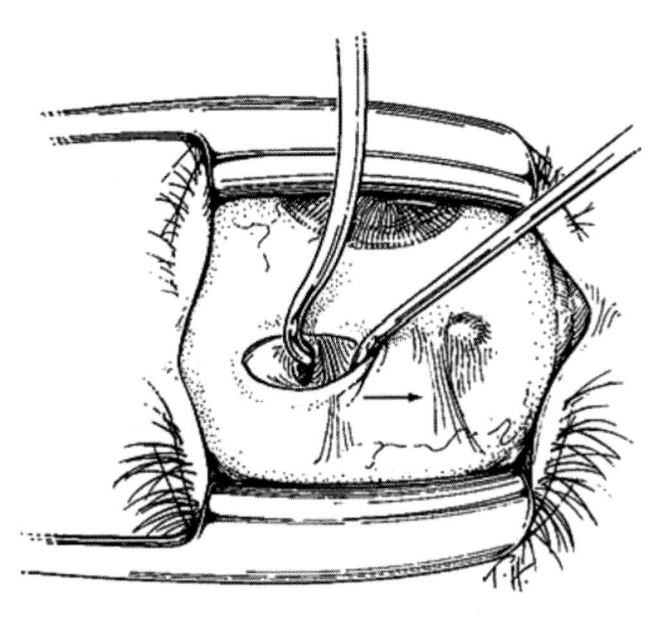

图 19.2　Jameson 斜视钩置于上直肌下，牵拉眼球向下转。在旁边钩住上直肌，避免拉起上斜肌。小 Stevens 斜视钩向鼻侧牵拉切口，越过 Jameson 斜视钩的尖端。

19.2 上斜肌断腱术

图 19.7 和图 19.8 描绘了一种上斜肌断腱术。

19.3 硅胶肌腱延长术(Wright 手术)

19.3.1 上斜肌硅胶肌腱延长术

这个手术可以保持肌腱的两个断端分离，并且可以定量控制断端分开的距离。将一段 240 号硅胶带或 40 号硅胶环扎带嵌入上斜肌肌腱两个断端之间。硅胶的长度由上斜肌亢进的程度决定(表 19.1)。量化上斜肌亢进时，检查双眼运动，要记得考虑 A 征和下射的程度。

19.3.2 手术步骤

用颞侧结膜切口和鼻侧钩取并分离上斜肌肌腱，如前文所述(图 19.1 至图 19.6)。必须保持鼻侧肌间隔的完整。图 19.9 至图 19.12 说明了硅胶肌腱延长术的位置。

19.4 劈开肌腱延长术

劈开肌腱延长术的优势是可以分级延长肌腱，且不用植入外来物，例如硅胶带。虽然肌腱的缝合需要一些技巧，但也是可以掌握的。应用上述相同的技巧来暴露肌腱(图 19.1 至 19.6)，然后再按照图 19.13 和 19.14 的过程做。

19.5 后部肌腱切除

选择性去除后部 2/3 肌腱纤维可以改善轻度上斜肌亢进。因为上直肌覆盖在上斜肌上面，单纯的后部断腱效果不明显。切断的肌腱纤维不会退缩，因为它们会被其覆盖的上直肌固定在原位。

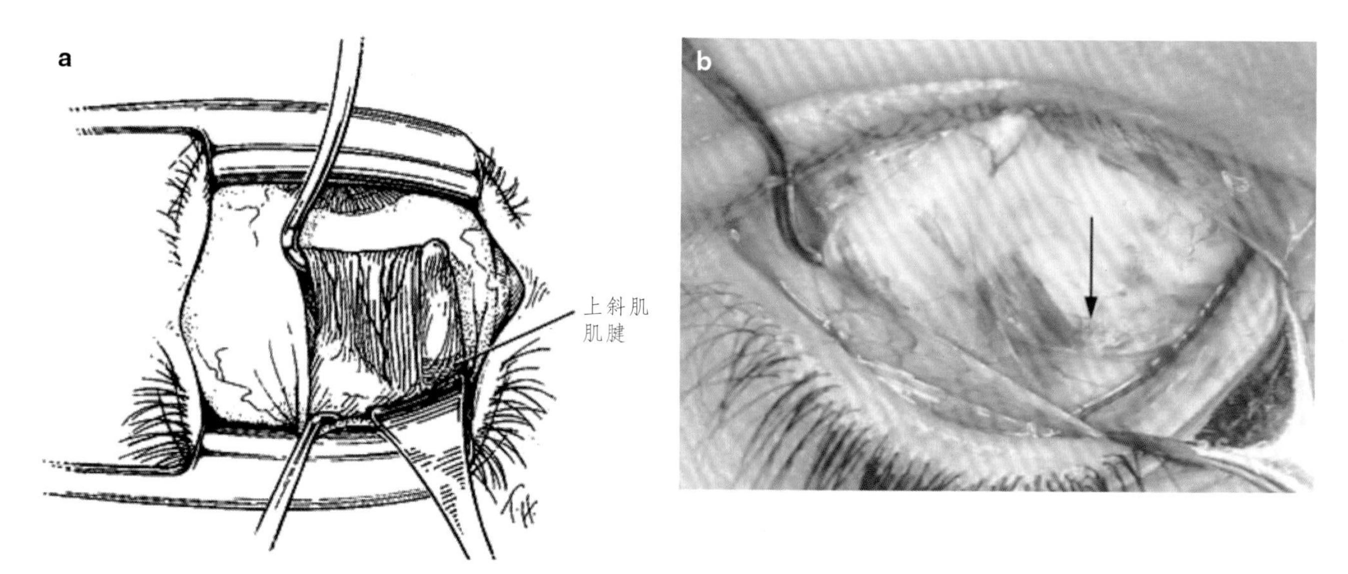

图 19.4 (a)沿上直肌的鼻侧缘置入 Desmarres 拉钩，去除开睑器，以获得后部暴露。透过覆盖的筋膜，可以看到上斜肌肌腱，如珍珠白样纤维，其走行与上直肌走行方向垂直。(b)显示上直肌鼻侧。上斜肌位于上直肌鼻侧，上直肌止端后约 12 mm。因为上斜肌肌腱由筋膜(箭头)包绕，有时候不够清晰。

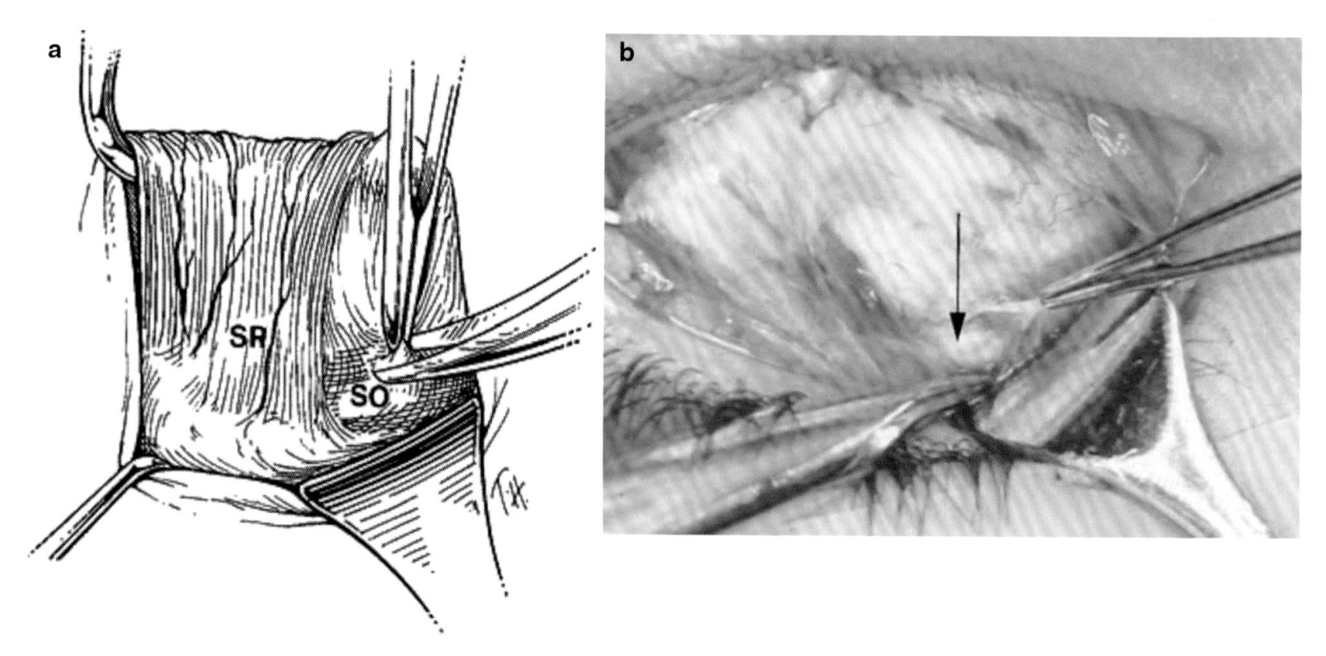

图 19.5 (a)在上斜肌(SO)表面覆盖的筋膜上做一个小的切口，切开筋膜。上斜肌表面覆盖的筋膜常被称为上斜肌肌鞘或肌腱包裹。切口大小限制在肌腱宽度之内，可保持鼻侧肌间隔完整。(b)已经用 Westcott 剪子切开上斜肌肌腱筋膜，并暴露肌腱本体。图中的小镊子抓持着肌腱筋膜切口的边缘。镊子左侧的珍珠白样束带是裸露的上斜肌(SR)肌腱(箭头)。

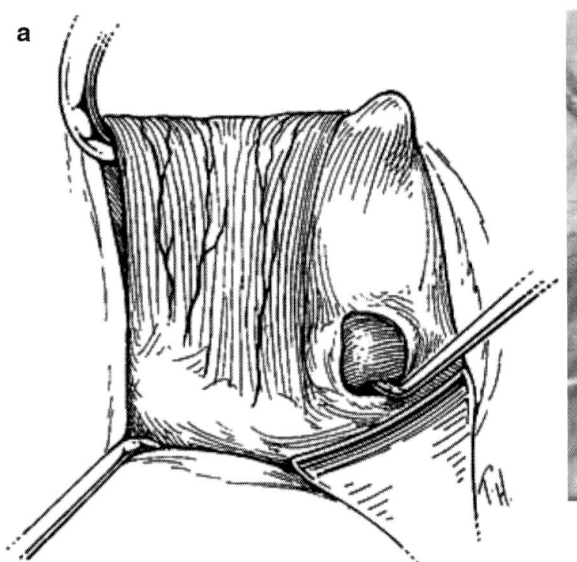

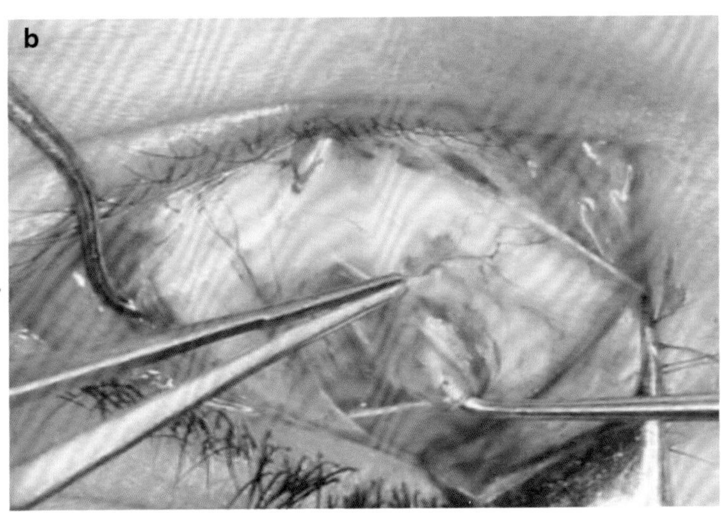

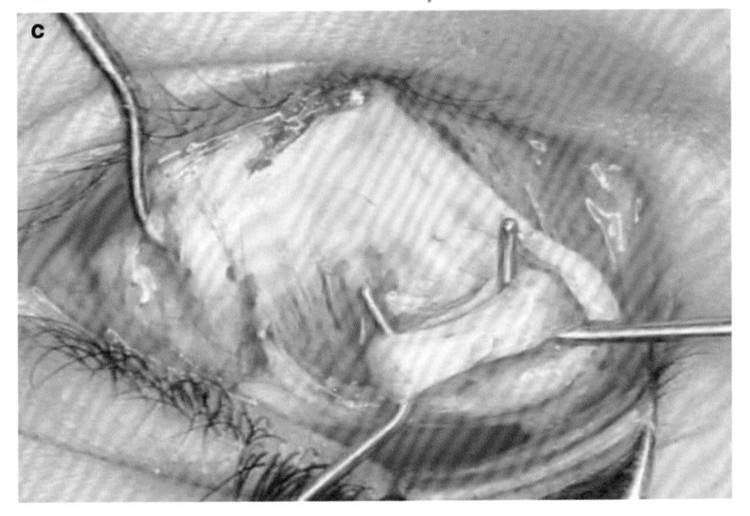

图 19.6　(a)用小 Stevens 斜视钩穿过上斜肌筋膜内剪开的小洞,钩取上斜肌肌腱。(b)如图所示,用 0.3 齿镊提起筋膜囊,越过 Stevens 斜视钩的尖端,暴露肌腱并清理筋膜。(c)用两个小 Stevens 斜视钩将肌腱展开,为下一步手术计划做准备:断腱术、Wright 硅胶肌腱延长术或劈开肌腱延长术。注意,肌腱周围的包裹筋膜和肌间隔保持完整。

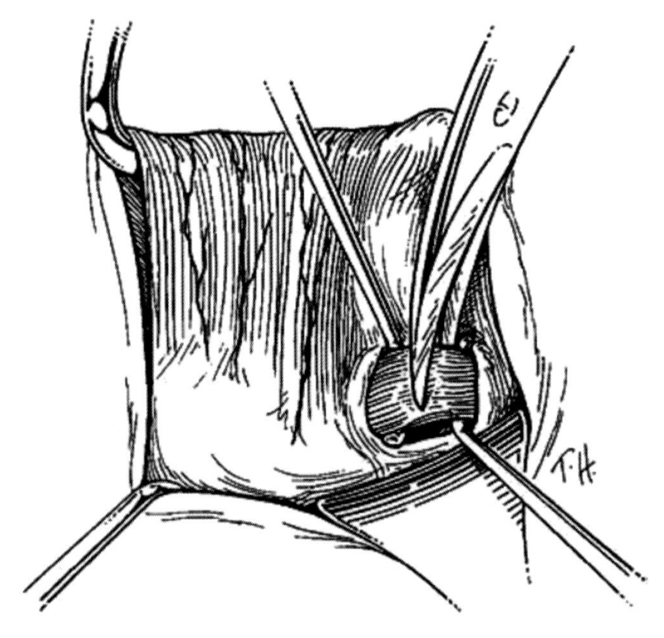

图 19.7　用 Westcott 剪子在两个小 Stevens 斜视钩之间剪断上斜肌。要确保完全断腱。

19.6 并发症

残余上斜肌亢进可能是上斜肌减弱手术最常见的并发症,通常是因为残余上斜肌肌腱导致。上斜肌断腱后应该按照 Guyton 介绍的方法做强化的牵拉试验,以确定全部肌腱已经被切断(见第 10 章)。如果存在残余肌腱纤维,即使很少量,强化牵拉试验也会呈现阳性结果。常规的牵拉试验不是总是能够确定是否存在残留的上斜肌肌腱纤维。

一种罕见的并发症是误把上直肌当作上斜肌。当钩起上直肌并用力向后牵拉的时候,上直肌颜色变苍白,看起来同上斜肌十分相似。

当进行 Wright 硅胶肌腱延长术时,需要保留上斜肌肌腱的底部腱鞘和鼻侧肌间隔的完整。如果底部腱

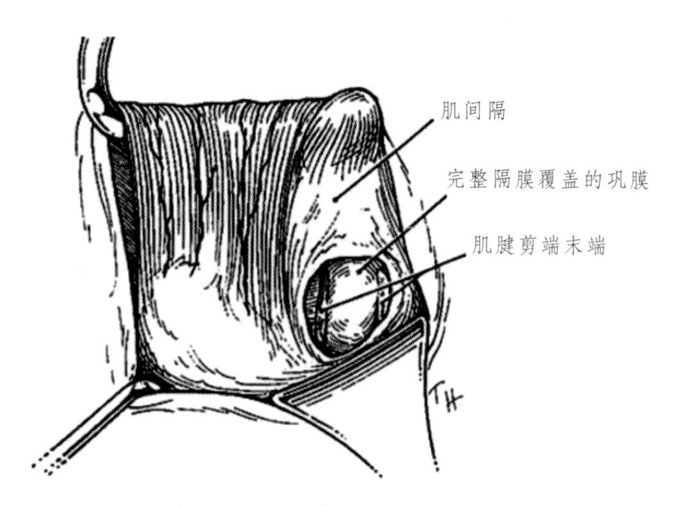

图 19.8 在上斜肌筋膜包囊内可以看见上斜肌切断的断端。注意,上斜肌周围和下面的筋膜是完整的。上斜肌切断后,要做 Guyton 强化的牵拉试验,确定全部肌腱已经被切断(见第 10 章)。这一方法十分关键,因为残留肌腱会产生明显的欠矫。如果存在残留肌腱纤维,找到并切断它们。

表 19.1 Wright 硅胶肌腱延长术:不同上斜肌亢进程度所需的硅胶长度

上斜肌亢进	硅胶长度
+1	4mm
+2	5mm
+3	6mm
+4	7mm(最大量)
布朗综合征	6mm

鞘被破坏,硅胶植入物会与巩膜粘连而留下瘢痕,产生一个异常的附着点。如果硅胶瘢痕在眼球赤道前,则可以引起术后下转的限制。

上斜肌断腱后的上斜肌麻痹也是一种潜在的并发症。如果包绕肌腱的肌间隔保持完整,继发的麻痹通常是轻度的。然而,对于布朗综合征患者,断腱后继发的上斜肌麻痹的发生率则非常高。双侧上斜肌亢进且融合较好的患者应该避免上斜肌肌腱断腱,因为术后可发生旋转斜视。继发上斜肌麻痹和复试风险较高的患者应采用 Wright 硅胶肌腱延长术,该手术可以更好地控制上斜肌减弱的量。

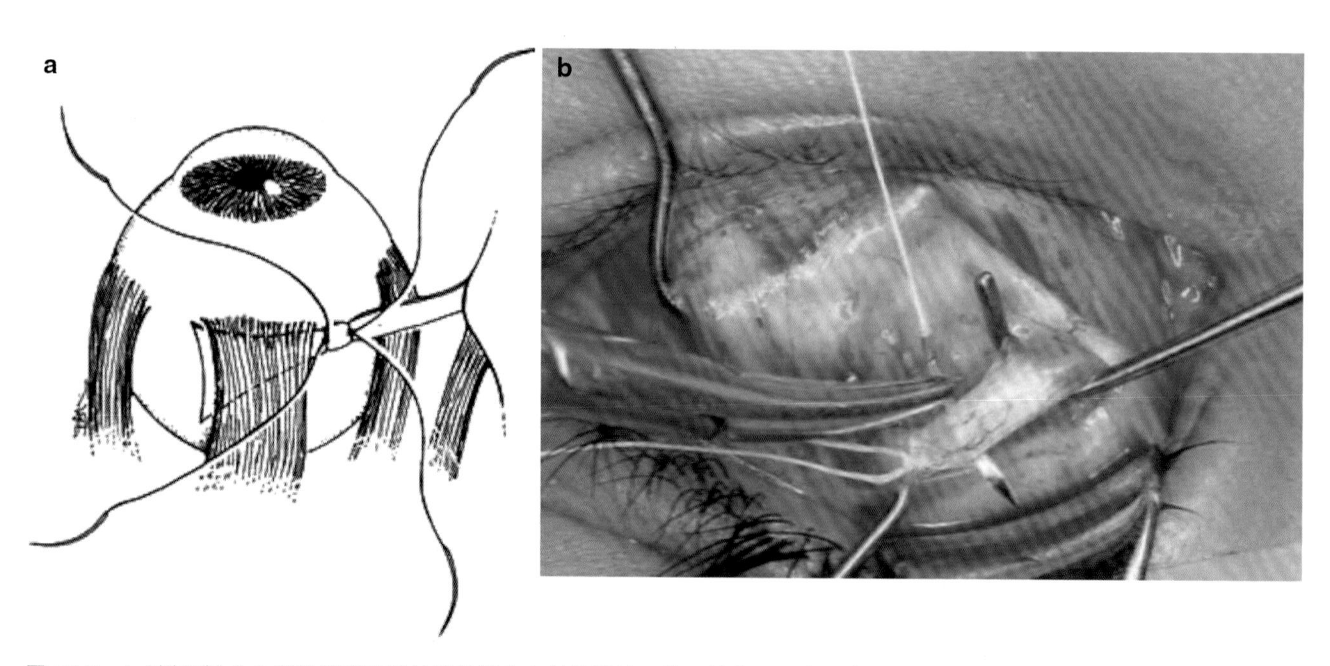

图 19.9 (a)用两根 5-0 聚酯纤维双铲针缝线缝合上斜肌肌腱。第 1 针位于上直肌鼻侧 3 mm 处,缝合上斜肌全部肌腱宽度,板层肌腱厚度穿过上斜肌肌腱。肌腱的两个边缘各做一个锁结,最后打方结将双针缝线打在一起。第 2 根 5-0 聚酯纤维缝线缝合方法相同,缝在第 1 针鼻侧 2 mm 处。(b)该图显示,缝针正在穿过上斜肌肌腱,用第 2 根 5-0 聚酯纤维缝线缝扎肌腱。此时,在放置聚酯纤维缝线前,置于上直肌下的 Jamison 钩可以被移除。

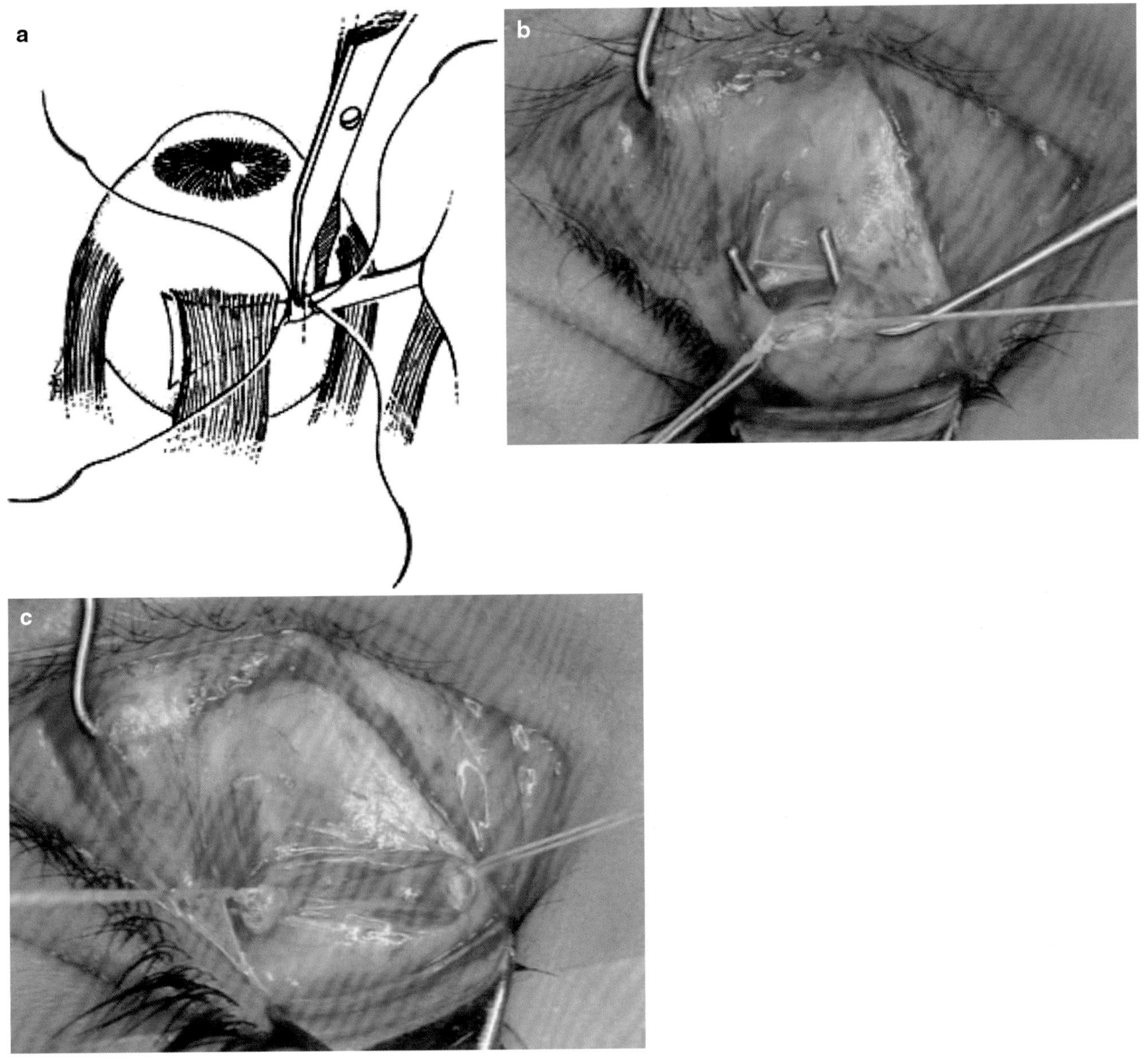

图 19.10　(a)在预置的两根 5-0 聚酯纤维缝线之间,用 Westcott 剪子剪断肌腱。做强化的上斜肌牵拉试验确认全部肌腱已被切断(见图 10.23)。(b)牵拉缝合肌腱的两根 5-0 聚酯纤维双针缝线,暴露缝线之间的肌腱。(c)上斜肌肌腱切断后的断端,已经由 5-0 聚酯纤维缝线扎紧。注意肌腱的断端位于上斜肌筋膜包裹之中。鼻侧肌间隔和上斜肌肌鞘的底部均保持完整。

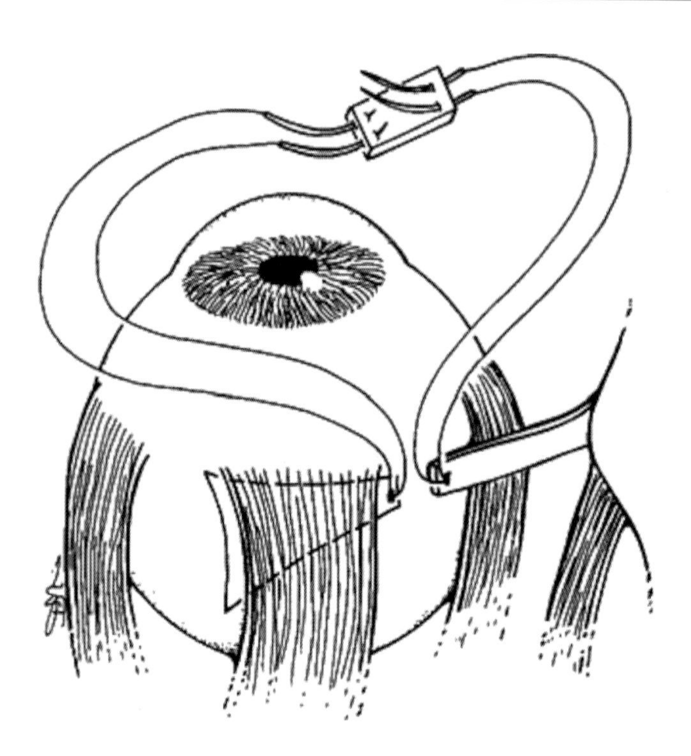

图 19.11 医用 240 号硅胶带或 40 号环扎硅胶带先用抗生素溶液浸泡，按需要的长度切好。然后，用水平褥式缝合方法，将上斜肌肌腱断端的双针缝线缝至硅胶带植入块。

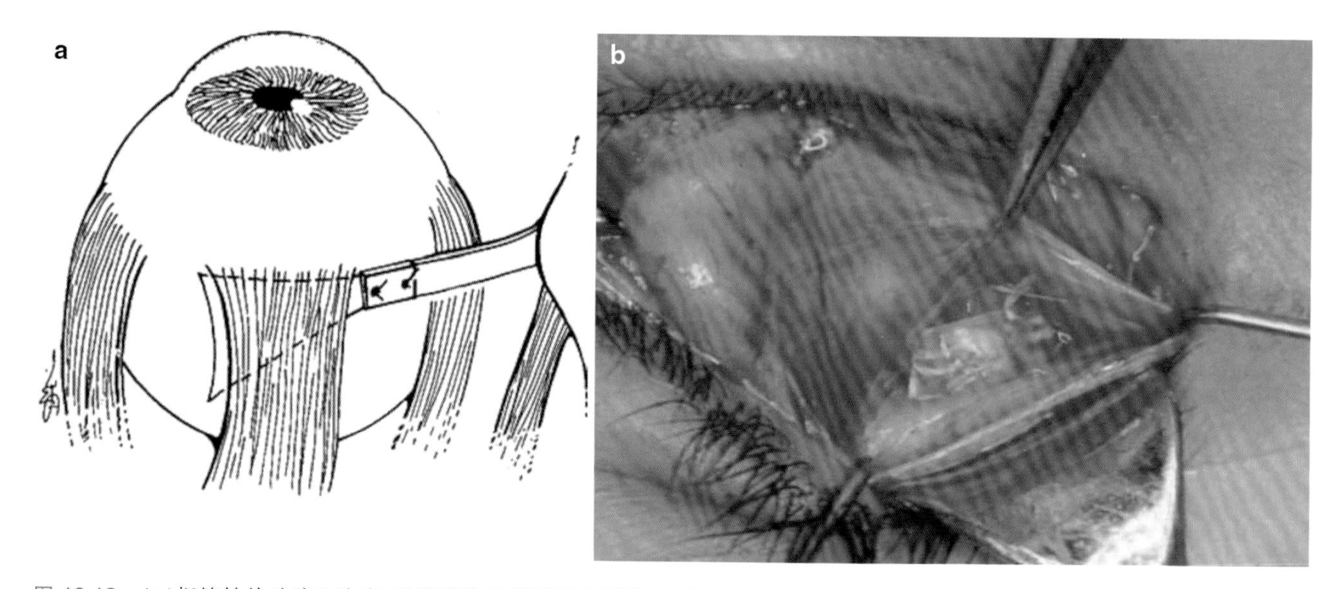

图 19.12 (a)把缝针从硅胶上取出，硅胶带位于肌腱两个断端间。将双线缝针打结在一起，去除多余的缝线。(b)硅胶带结扎在位。在硅胶下面的肌鞘是完整的。用 6–0 肠线分层缝合硅胶带上方的肌鞘和结膜。细致地缝合关闭筋膜囊很重要，这样可以防止植入物被挤出。

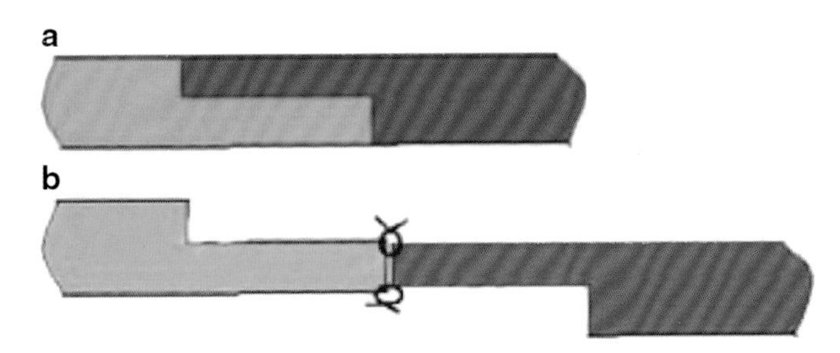

图 19.13　这张图展示了在肌腱劈开延长术的过程中，肌腱已经被劈开，切断的两个断端结扎在一起。肌腱劈开 3 mm 长，可以延长肌腱 3 mm。(a)肌腱劈开 3~4mm。(b)用 5-0 聚酯纤维缝线缝合劈开肌腱的每个末端，然后把两个末端结扎在一起使肌腱延长。

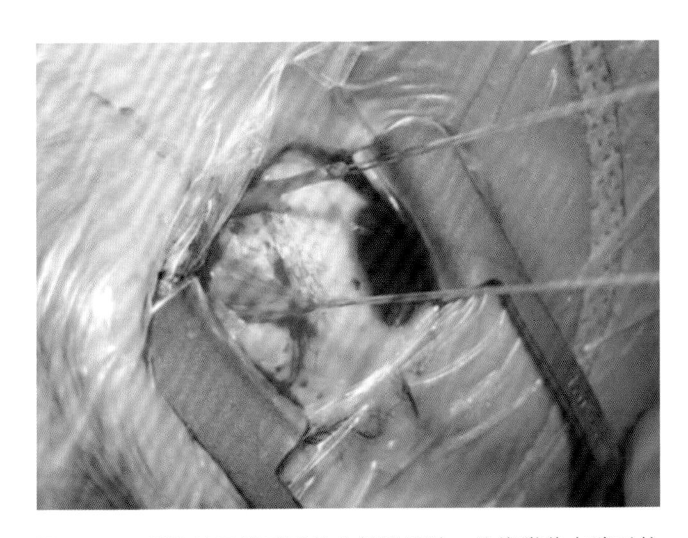

图 19.14　照片显示劈开后的上斜肌肌腱。缝线附着在劈开的肌腱上，然后将两根缝线结扎在一起，连接两个肌腱末端。

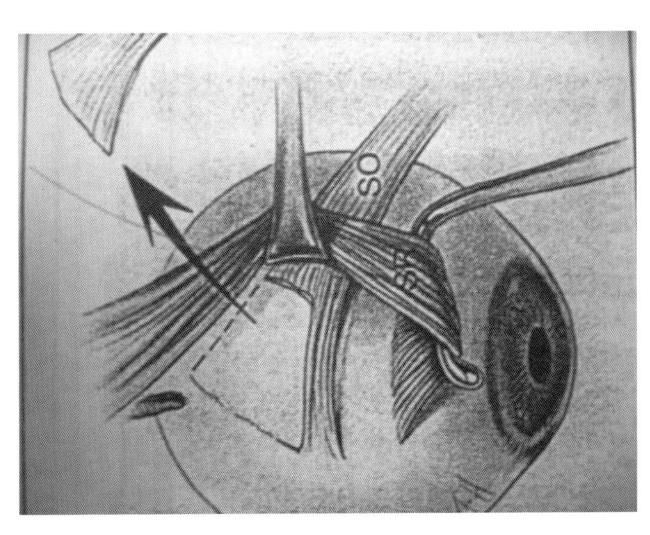

图 19.15　如图显示后部肌腱切除，上斜肌后部 2/3 的肌腱纤维被去除。注意，上直肌覆在肌腱上面。

参考文献

1. Wright KW. Superior oblique silicone expander for Brown syndrome and superior oblique overaction. J Pediatr Ophthalmol Strabismus. 1991;28:101–7.
2. Wright KW, Min BM, Park C. Comparison of superior oblique tendon expander to superior oblique tenotomy for the management of superior oblique overaction and Brown syndrome. J Pediatr Ophthalmol Strabismus. 1992;29:92–7.
3. Wright KW. Results of the superior oblique tendon elongation procedure for severe Brown's syndrome. Trans Am Ophthalmol Soc. 2000;98:41–8.

第 20 章

Faden 手术(后固定缝线)

Faden 手术，也被称为后固定缝线，当眼球转至 Faden 肌肉时，用来减弱直肌的旋转力量。Faden 在德语中是“缝线”的意思，所以称之为“Faden 缝线”是不合适的(那样称呼就变成了缝线-缝线)。

20.1 Faden 如何起作用

Faden 手术将肌止端后 12~14 mm 处直肌缝至相应巩膜。这样将直肌后部固定在巩膜，所以当眼球转向 Faden 肌肉时，接触弧不能从巩膜拆开。因此，Faden 手术在原先肌止端之后制造了一个新的肌止端。当眼球转向 Faden 肌肉方向，后部的肌止端缩短了力臂。当眼球转向 Faden 肌肉方向，缩短力臂便降低了转动的力量(图 20.1)。

20.2 Faden 手术的适应证

在大多数病例，Faden 手术是与后徙手术相结合

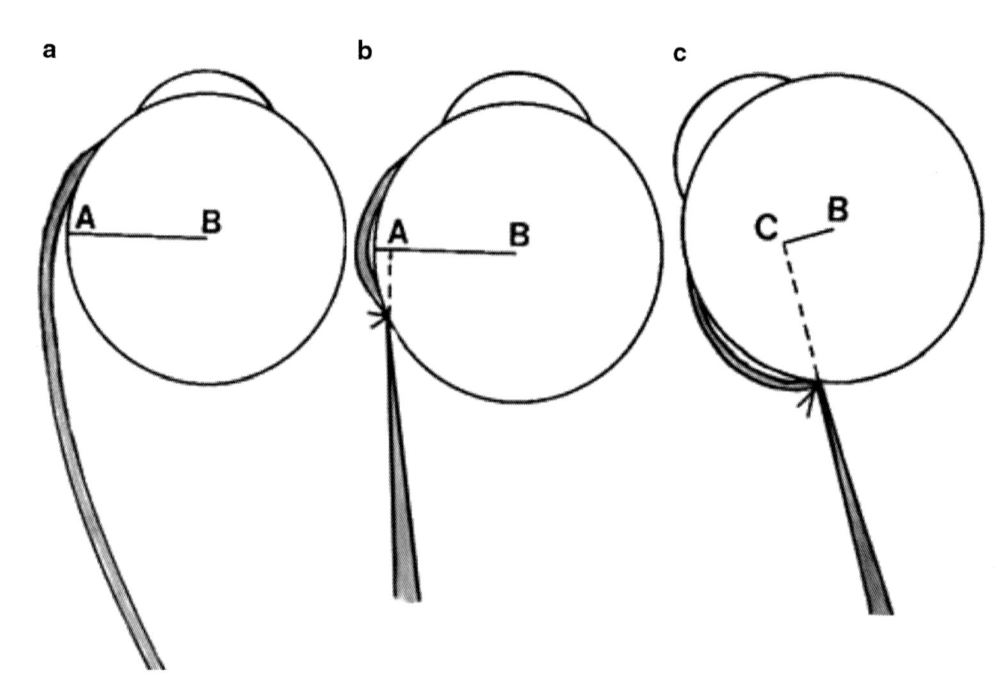

图 20.1 (a)如图所示，当眼球在第一眼位时，正常的力臂长度(线段 A-B)。力臂与眼球的半径等长。(b)Faden 手术将直肌止端后 12 mm 处肌肉固定在巩膜。当眼球在第一眼位时，力臂的长度没有改变(线段 A-B)。(c)眼球转向 Faden 肌肉。当眼球转向 Faden 肌肉时，力臂明显缩短(线段 C-B)，因为 Faden 手术制造了一个后部的新肌止端。当眼球转离 Faden 肌肉时，力臂恢复到眼球半径长度。因此，Faden 手术只有当眼球转向 Faden 肌肉时，才减少转动的力量。

的,因为单独的 Faden 手术效果相对较弱。内直肌的 Faden 手术效果最好,因为内直肌的接触弧最短(6 mm)。如果内直肌做 12~14 mm 后固定会显著改变内直肌的接触弧。与之相反的是,Faden 手术对外直肌影响不大,因为外直肌接触弧长 10 mm,做 12~14 mm 后固定不会显著改变原来就长的接触弧。因此,Faden 手术经常通过增加内直肌后徙的效果,来矫正非共同性的内斜视。

20.2.1 第 6 脑神经麻痹

部分第 6 脑神经麻痹病例可能是应用 Faden 手术最有效的一个例子。历来的常规手术是麻痹眼内直肌后徙和外直肌截除。这样有助于矫正正位眼的内斜视,但是不能解决麻痹眼一侧注视时,增大的内斜视。对侧眼内直肌的 Faden 手术 (麻痹外直肌的配偶肌)可以改善这个侧方非共同性。常规单眼一退一截手术代替的手术方案是增加对侧眼内直肌少量后徙,联合 Faden 手术。对侧眼内直肌的 Faden 手术有助于矫正麻痹眼一侧注视时增大的内斜视,原理是减弱配偶内直肌内转的力量, 从而与麻痹的外直肌功能相匹配。只有外直肌功能较好,仅有-2~-1 外转不足时,减弱配偶肌匹配麻痹肌的方法才会有效。

20.2.2 高 AC/A 比值

当患者为内斜视伴高 AC/A 时,Faden 手术可能有帮助。人们认为 Faden 手术会减弱看近时的集合,这样降低了 AC/A 比值。在高 AC/A 比值内斜视的病例,手术选择可以是双侧内直肌后徙, 联合 Faden 手术。这一手术的经验显示它可以降低 AC/A 比值,然而,临床上大多数患者看近时为获得融合,仍然需要双光眼镜。目前,高 AC/A 比值内斜视患者,是否应采用内直肌后徙联合 Faden 手术,尚存争议。

20.2.3 其他适应证

已有报道的 Faden 手术的其他适应证包括垂直分离斜视、震颤阻滞综合征和不伴面转代偿头位的正位眼眼球震颤。然而,Faden 手术在这些情形下的有效性还没有得到证实。此外,一些医生建议外直肌 Faden 手术治疗 Duane 后退综合征,伴有显著上射和下射的患者。有人认为,Faden 手术会固定外直肌后部,所以外直肌不会向上或向下滑过眼球,这样减轻了上射和下射。

20.3 手术技巧

20.3.1 伴直肌后徙的 Faden 手术

Faden 手术需要极度的后部暴露。重要的一点是,做穹隆切口时,要延长切口跨过直肌内 4~5 mm,为获得足够的后部暴露扩大切口(改良的 Swan 切口)。

直肌后徙联合 Faden 手术操作的第一部分是缝扎直肌,从巩膜离断,如第 10 章和第 11 章中直肌后徙术描述的一样。肌肉离断后, 穿过直肌肌止端后 12~14 mm 巩膜,在接触弧中央缝合后固定缝线。首选应用不可吸收缝线 (例如,t-5 Alcon 缝针 5-0 涤纶缝线或铲针 5-0 聚酯纤维缝线)。应用铲针很重要,有助于避免巩膜穿孔。图 20.2 至 20.6 展示了伴直肌后徙的 Faden 手术。

20.3.2 Faden 手术不伴后徙

Faden 手术很少不伴后徙直接应用。如果主位眼斜视度很小,单独 Faden 手术可以直接用于矫正侧方非共同性,如图 20.7 和 20.8 所示。

20.4 并发症

Faden 手术最常见的并发症可能是效果不足。Faden 手术已经被证实本身只能轻微地改变肌肉功能。此外,Faden 手术操作伴随的一个问题是如何把缝线缝到足够靠后部的巩膜。为了达到治疗效果,缝线一定要置于肌止端后 12~14 mm。做足够大的结膜切口将有助于获得好的暴露。

另外一个并发症是肌肉坏死,如果缝线结扎太紧就容易发生这种并发症。此外,如果在后部分离过程中, 无意中暴露眶脂肪,Faden 手术区域会有瘢痕形成。巩膜穿孔和视网膜损伤是任何斜视手术都可能发生的并发症,但是,对于 Faden 手术应当尤其重视。

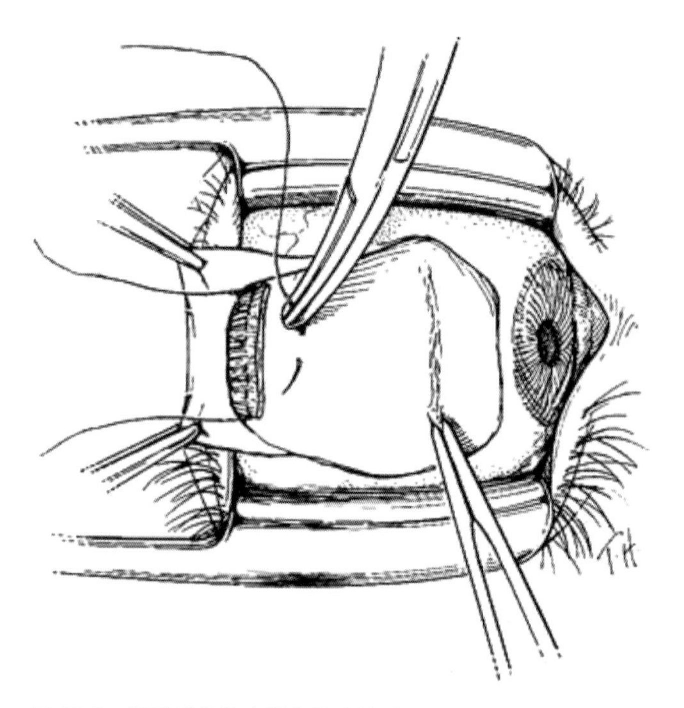

图 20.2 图示后徙的直肌和肌止端后 12 mm 处巩膜缝针，位于肌肉接触弧的中央。应用 5–0 双铲针聚酯纤维缝线。广泛后部分离，去除肌间隔和节制韧带，可以获得好的后部暴露。注意，缝针和巩膜止端平行，跨度为 3~4 mm。然后撤出缝针，这样一半缝针在巩膜隧道外，一半在巩膜隧道下。然后，直肌按照常规方法，附着在巩膜计划后徙的位置。

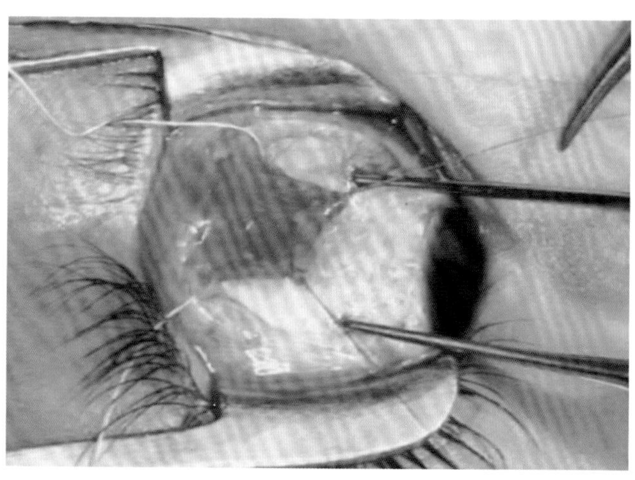

图 20.3 直肌后徙大约 4 mm，重新附着于巩膜。注意，白色聚酯纤维缝线在直肌的下方。这是一种双铲缝线，在聚酯纤维缝线每一端都有缝针。每一侧缝线均从下方穿过外 1/3 直肌，在直肌上方打结，完成褥式缝合。

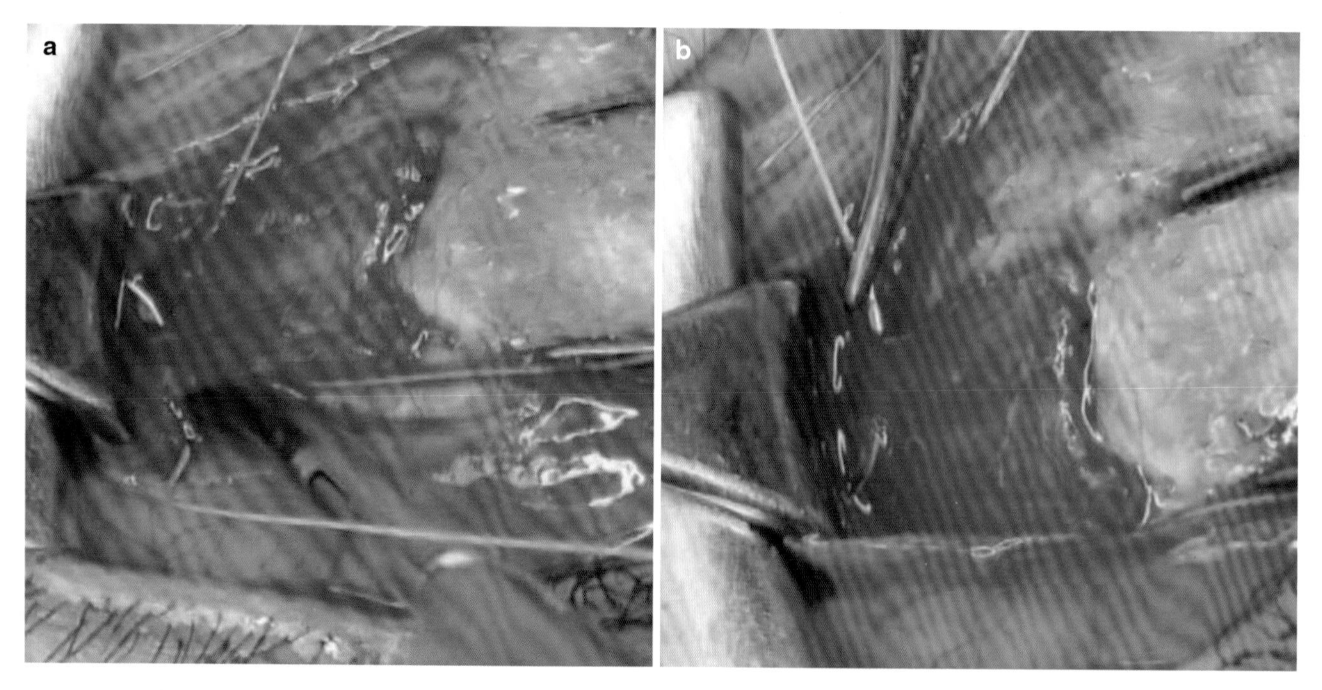

图 20.4 (a)直肌下半侧 1/3 宽度的缝线，正从下往上缝过肌肉，避免巩膜穿孔。肌肉固定在原肌止端后 12 mm 处。(b)缝针正在穿过直肌上半侧 1/3 宽度的肌肉，还是从下往上缝合，避免巩膜穿孔。肌肉缝合位于肌止端后 12 mm。

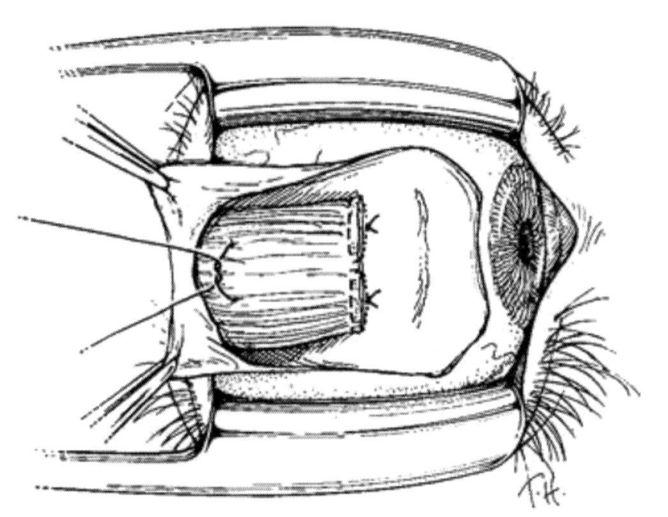

图 20.5 将 5-0 聚酯纤维缝线的两个末端打结,完成中央褥式缝合。打紧的手术结将肌肉缝扎在巩膜。不要结扎过紧,如果结扎过紧可能引起前部肌肉的坏死。要确保聚酯纤维褥式缝线没有松弛的地方,因为肌肉下面是盲区,可能存在看不见的线环。

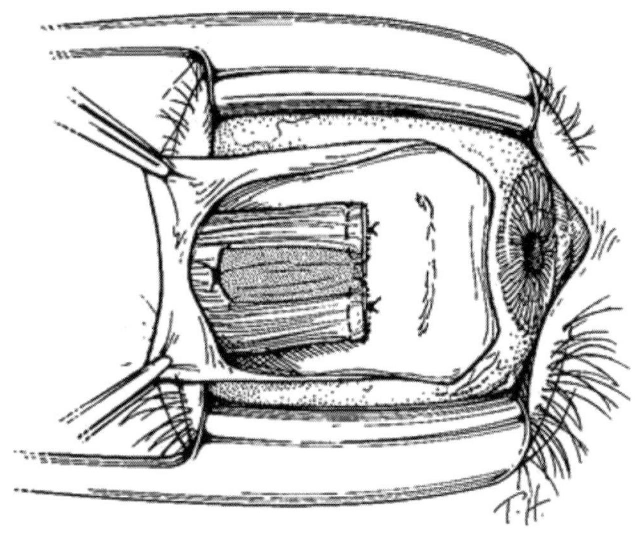

图 20.6 5-0 聚酯纤维缝线结扎在位,伴随肌肉后徙。注意,阴影区表示后固定缝线扎紧的部分。这些纤维是孤立的,不会对眼球转动产生扭力。

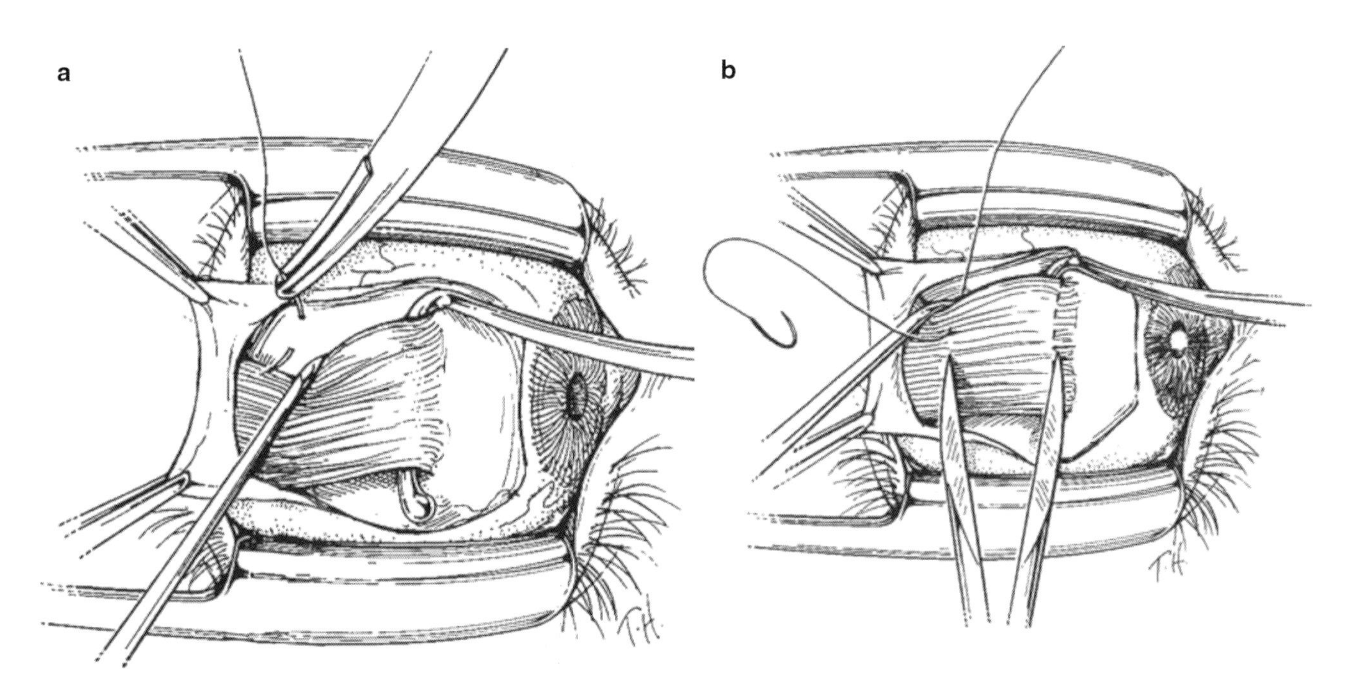

图 20.7 (a)直肌用常规方法分离,并用肌肉钩钩取,采取角膜缘切口或者穹隆联合跨肌肉切口。确保充分分离后部肌间隔和节制韧带,以暴露肌止端后大约 14 mm 处肌肉。单铲针 5-0 聚酯纤维缝线穿过肌止端后 12 mm 处巩膜,并缝合肌肉边缘,巩膜缝针跨度约 3 mm。(b)接着用该缝针从下向上缝过直肌下半侧 1/4 肌肉。用另一根单独的缝线,采用同样的方法缝合巩膜和上半侧 1/4 肌肉。

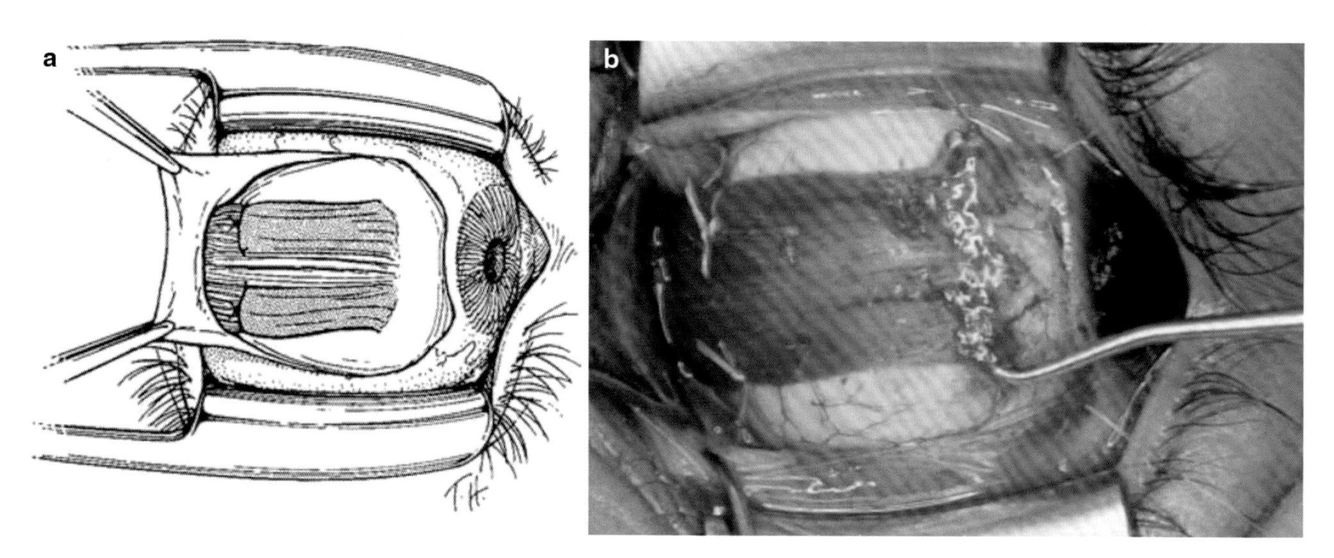

图20.8 (a)两根缝线均缝扎在位,结扎直肌两侧各1/4宽度肌肉,位置在肌止端后12 mm。(b)两根聚酯纤维缝线在肌肉边缘分别打结。注意,使用Desmarres拉钩帮助后部暴露。

第 21 章

再次手术

对于大多数斜视的再次手术，可以使用标准的后退和切除技术。肌肉手术的主要区别在于需要在肌肉前面和上方调动结膜。对于肌肉的丢失或视网膜脱离术后发生的斜视，二次手术将更加困难，这往往需要特殊的技术。本章将介绍视网膜脱离手术后出现的肌肉裂开、肌肉丢失和斜视的手术方法。

21.1 肌肉裂开：丢失的肌肉、滑脱的肌肉和拉伸的瘢痕

肌肉裂开是指肌肉从巩膜上分离出来。肌肉裂开有 3 种基本类型：滑脱的肌肉，丢失的肌肉和拉伸的瘢痕。内直肌是最常见的滑脱或丢失的直肌，它也是最难找到的，因为它没有与斜肌连接，可以自由地向眼球后部收缩。其他直肌有斜肌附着物，阻止它们向后缩回眼球：上直肌对上斜肌，外直肌对下斜肌，下直肌对下斜肌。在直肌滑脱的情况下（甚至大部分失去的直肌），通常会有一个假内膜或纤维性瘢痕从先前的巩膜插入部位回到滑脱或丢失的肌肉处。

21.1.1 肌肉的滑脱

1979 年由 Parks 和 Bloom[1]首次描述，这种肌肉滑脱是在肌肉缝合不足之后发生的：肌肉囊附着在巩膜上，但肌肉自身向后收缩。与肌肉的丢失相比，单眼运动是相对受限的（图 21.1a）。Plager 和 Parks[2]描述了一个关键发现，在 Tenon 囊穿透部位发现了内向后退的肌肉。他们还描述了在手术中发现的一种半透明的、附着在眼球上的、空的、易碎的血管囊（图 21.1b）。肌肉滑脱会在术后立即发生，通常在斜视手术后一两天内就能识别出受限的单眼运动，但这种滑脱可能会随

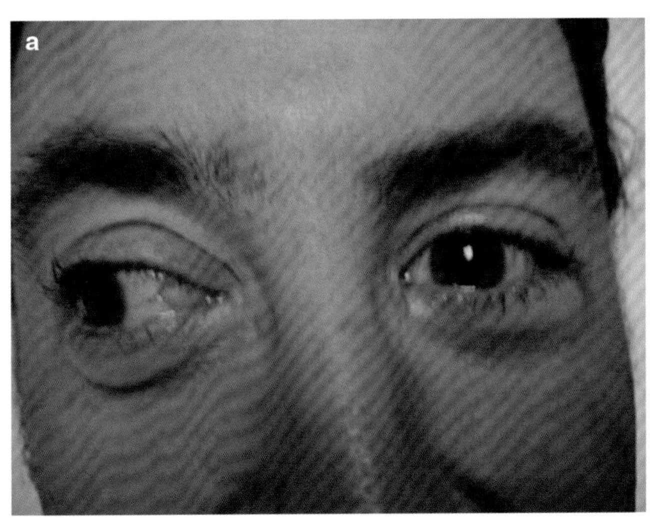

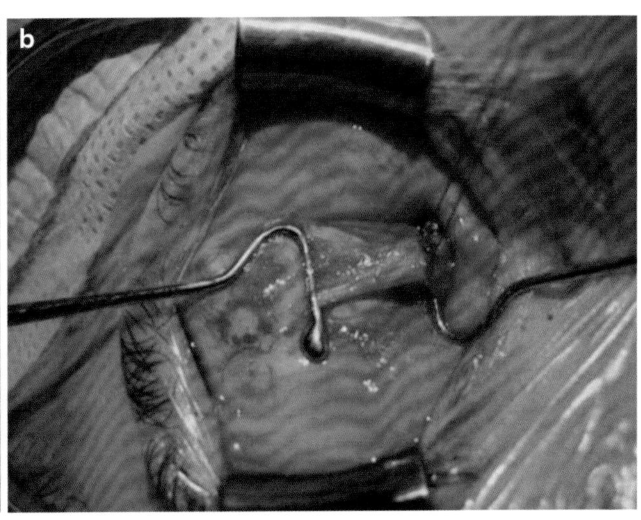

图 21.1 (a)伴有内侧直肌衰退的左内直肌滑脱患者。这个患者正向右看，显示一个巨大的外斜视，左眼显示有限的内收和眼睑裂痕扩大。(b)外科探查显示，一个半透明的无血管包膜连接眼球和内侧直肌。注意，囊膜附着十分薄，以致穿过囊膜时可看见大的 Jameson 钩。

着时间的推移而持续。一旦发生滑脱,我们将再次手术切除附着的囊膜,并将肌肉推进到预定的手术部位,并用不可吸收线缝合。通常,拮抗剂可以使肌肉紧缩,增加了限制性程度。如果拮抗剂使肌肉紧绷,那么它应该是向内凹陷的。

21.1.2 肌肉的丢失

肌肉缺损长期以来一直是眼周手术的可怕并发症,包括翼状胬肉手术、视网膜脱离手术和斜视手术。当一条直肌因手术从眼球上移除时,这条肌肉有可能丢失,当肌肉被拉扯成两半时,可能与“Pulled in Two Syndrome(PITS)”有关。PITS在老年患者中更常见,而且可以在相对较小的肌肉牵引力下发生。失去肌肉的特点是严重限制单眼运动,眼睑裂在注视失去的肌肉的方向上扩大。治疗方法是寻找和取回丢失的肌肉。如果在第一次手术中不能立即发现肌肉,通常最好等待2周再进行二次探查手术。等待再手术后,肿胀消退,形成纤维瘢痕,从巩膜插入延伸到失去的肌肉部位。这个瘢痕可以帮助从后方寻找丢失的肌肉(见图21.2至21.9)。一旦发现丢失的肌肉,应立即重新用不可吸收的缝线缝合固定。失去的肌肉往往产生收缩和紧绷的拮抗作用。如果这种紧绷性是通过强制单眼运动来诊断的,那么就解除单眼运动。如果找不到失去的肌肉,则适用于直肌移位,而拮抗剂肌肉则会出现大幅度衰退。

21.1.3 瘢痕延伸

瘢痕的形成是斜视手术后几周至几个月出现的肌肉至巩膜纤维附着的延长。可以造成肌肉后缩,以及肌肉功能下降。1999年,Ludwig[3]首次将这种现象描述为斜视手术后不良后果的常见原因。通过动物模型,Ludwig发现,用可吸收缝线缝合的肌肉瘢痕延伸的发生率明显高于不可吸收缝线缝合的肌肉。Ludwig假设拉伸瘢痕的机制是在肌肉到巩膜的愈合完成之前可吸收缝线的弱化。与滑动肌肉一样,伸展瘢痕的患者有一个无定形的纤维带,它把肌肉连接到眼球,随着组织的增厚,瘢痕也拉长了(见图21.10和21.11)。

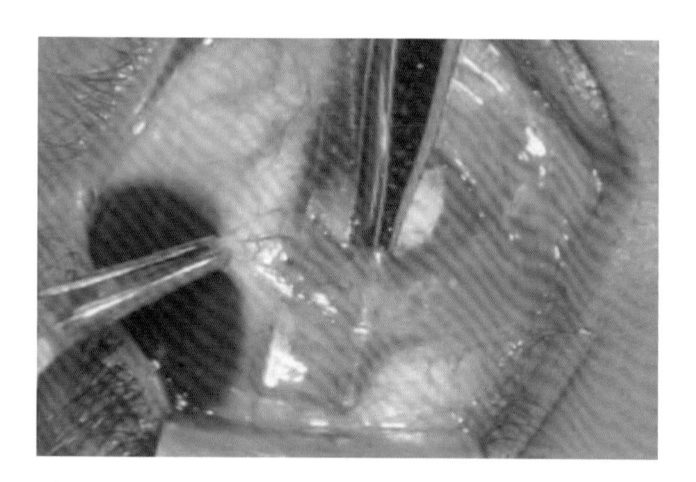

图21.3 当象限开放且无粘连后,如图所示,用Westcott剪刀破坏内侧直肌插入部位前方的结膜。结膜-巩膜间的紧密粘连可以用锐利的器械来分离。

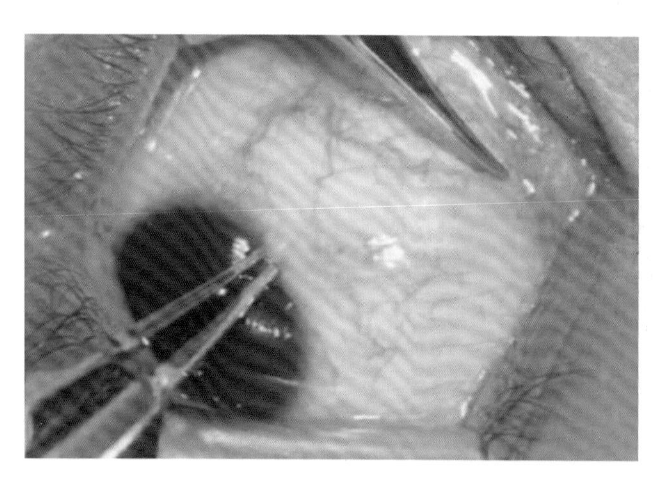

图21.2 用Westcott剪刀在鼻下方的穹隆结膜做一个切口。结膜切开术后,使用Westcott剪刀,扩散至下鼻象限。将剪刀贴在巩膜上,去除对巩膜的粘连。结膜可能附着在巩膜上,需要钝性和锐性分离来松动结膜。

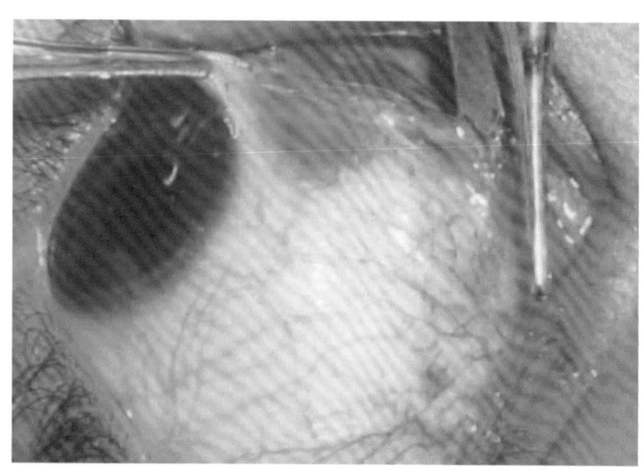

图21.4 一旦结膜前的肌肉附着点松动,如图所示,通过将结膜切口延伸到肌肉附着点的上方,进行Swan切口。一定要保持切口在皱襞和半月皱襞前面。

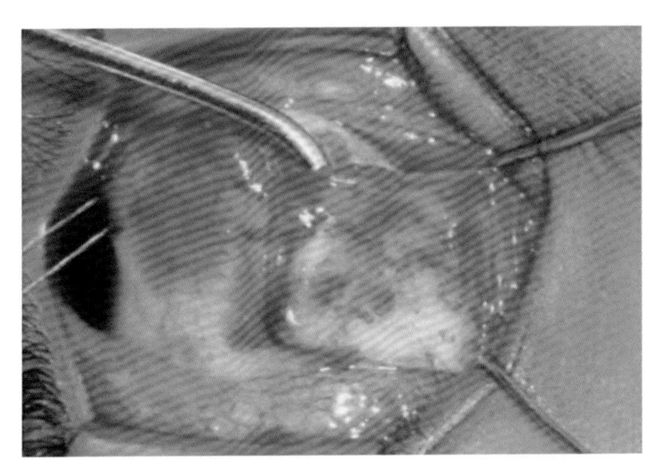

图 21.5 将肌肉(或肌肉瘢痕)通过鼻下象限的一个小钩,保持钩垂直于裸露的巩膜,然后在前一个手术的基础上使钩在直肌附着点下面通过。这个小的 Stevens 钩子应该在假定位置后 5 mm 处插入。一旦组织被 Stevens 小钩钩住,然后在其后通过 von Graefe 钩,最后取下小钩。von Graefe 钩子有光滑的末端(既没有脚,也没有体),因此它比 Green 或者 Jameson 钩更容易从伤痕累累的肌肉通过。这张照片显示了 von Graefe 钩在纤维血管组织后面,可能是肌肉,也可能是肌肉滑脱上的瘢痕(连接巩膜并附着在滑脱肌肉上的瘢痕被称为“假内膜”)。请注意,在这张照片中,一条薇乔牵引线已经放置在视野边缘,眼球被拉向一侧,以帮助暴露。确保不要拉得太紧,因为假端可能会破裂。

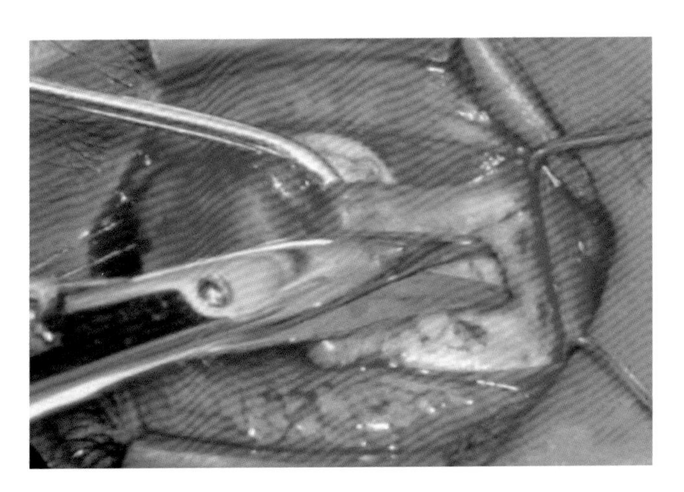

图 21.6 使用 Westcott 剪刀对假性神经末梢的后方进行解剖,找到滑脱肌肉的断端。沿伤疤的后方用 Westcott 剪刀进行钝而锐利的解剖,因为它穿透了带瘢痕的肌袖。请注意,弯曲的 Westcott 剪刀应向下倾斜,以避免穿透周围的眶外脂肪。von Graefe 钩子的轻微反作用力使假端保持拉伸状态。在角膜缘牵引 6-0 薇乔缝线,有助于保持眼睛的暴露,而无须用力拉 von Graefe 钩。

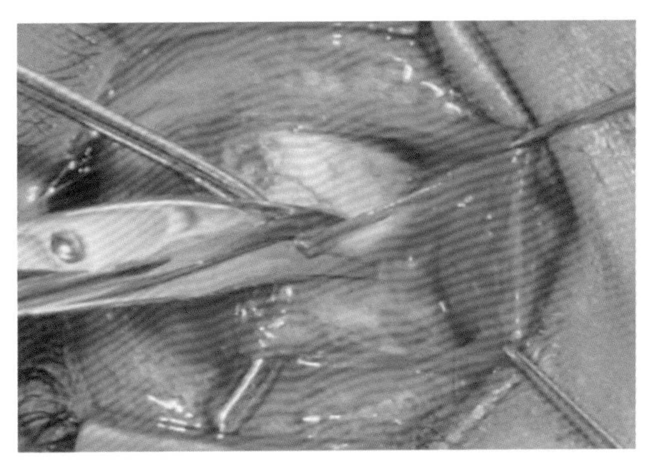

图 21.7 沿假端进一步分离包括切除瘢痕肌间隔。在这张照片中,下肌间隔增厚,并在假体端部留下瘢痕,用 Westcott 剪刀剪除。靠近假端分离,以避免穿透 Tenon 囊和暴露眼眶脂肪。眼眶脂肪操作可导致脂肪黏附综合征和术后限制。如果脂肪是无意中暴露的,应关闭 Tenon 囊,并用 7-0 薇乔线来覆盖和隔离脂肪。请注意,两个小的 Stevens 钩子是用来收缩肌肉袖和暴露球后部位。假端的每一侧都清除了瘢痕的肌间隔。

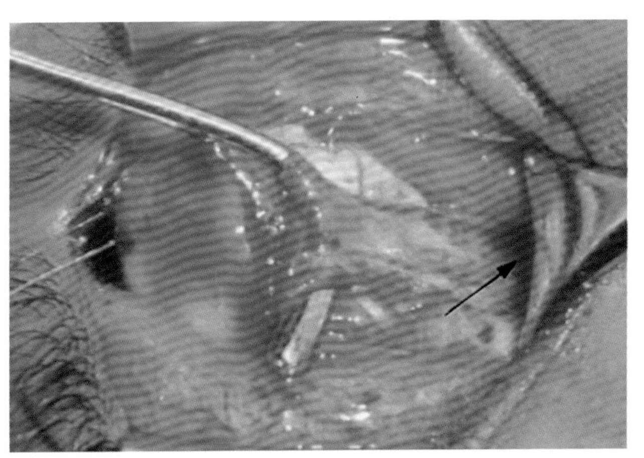

图 21.8 沿着离插入位置约 12 mm 的假性内膜或在角膜缘后约 20mm 进行分离。注意,粉白色瘢痕组织向后延伸,连接在 Desmarres 牵引器区域的深棕色组织。假端后侧的这个深褐色组织是真正的内直肌(箭头)。目前清楚的是,后面的瘢痕组织不是肌肉,而是假内膜(与滑脱肌肉相连的纤维血管瘢痕)。Desmarres 牵开器能很好地收缩肌袖并暴露眼后部位。

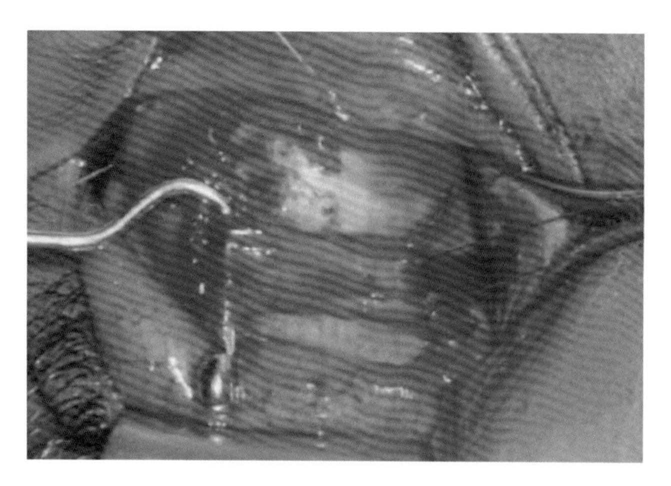

图 21.9 真正的内直肌已经用双臂缝线缝合固定，使用的是一个中央安全结，每边都有咬合。我们现在使用不可吸收的 5-0 Mersilene 缝线来防止肌肉滑脱或拉伤瘢痕。一旦真正的肌肉被识别出来，就可应用中央安全结，因为假端可以在任何时候无意中撕裂。在放置安全结后，肌肉以常规方式固定，并在肌肉的每个边缘上锁定咬合。

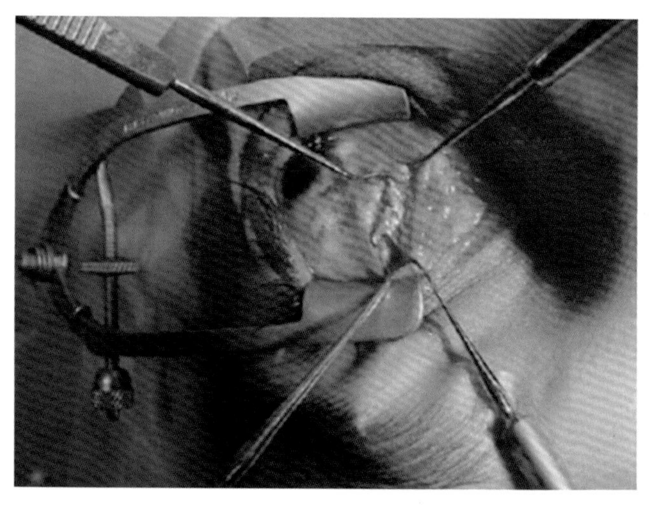

图 21.10 左内侧直肌通过穹隆 Swan 联合切口钩住。第一次看上去，肌肉似乎被适当地插入在预定的衰退点。

同样类似于滑脱的肌肉，单眼运动是有限的，但它们相对于丢失的肌肉而言，限制更少。与即刻发生的肌肉滑脱相比，瘢痕的延伸在手术后至少 4~6 周才会出现。治疗方法是切除瘢痕，并使用不可吸收的缝合线将肌肉固定到预定的插入部位(图 21.12 至 21.14)。如果在强迫性收缩试验中肌肉紧绷，则应减弱拮抗肌的作用。

21.2 内侧直肌丢失的手术治疗

图 21.2 至图 21.9 显示了左内侧直肌丢失的手术方式。作者（KWW）认为结膜切开是穹隆部结膜与 Swan 切口的结合。这个切口允许直接进入肌肉间的后部钩出肌肉或它的瘢痕，以及肌肉上方区域的巨大暴露。这种切口还避免了在肌肉前松动球结膜，通常会造成巩膜瘢痕。术后可以保持良好的结膜形态。

一旦肌肉被固定，假性内膜就会被切除，通常肌

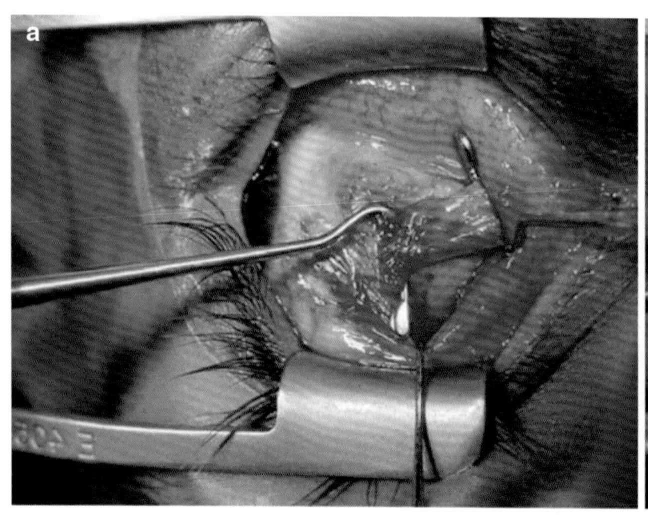

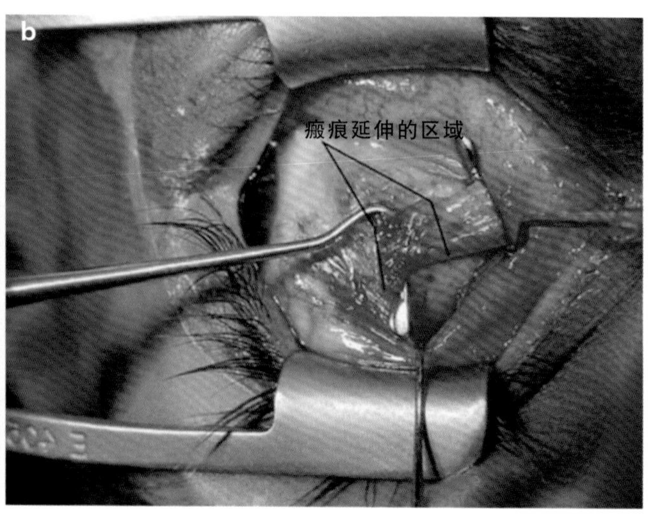

图 21.11 (a)分离出内直肌，使肌肉暴露。注意，在肌肉前 4~5 mm 与后肌纤维有不同的外观。(b)这些线显示瘢痕延伸的区域(5~6 mm)。真正的肌纤维位于巩膜植入后 5~6 mm 处。

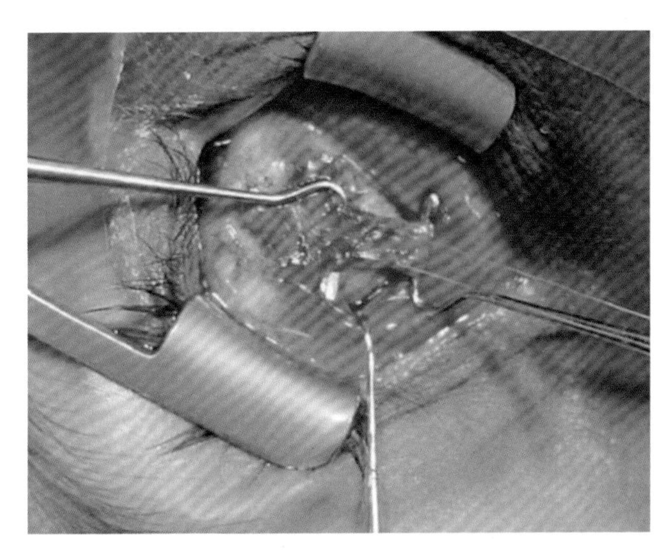

图 21.12　用不可吸收缝线固定真正的肌纤维，在肌肉的中央打一个安全结，在肌肉的每个边缘用全层锁定咬合。切除缝线前延伸的瘢痕区域。瘢痕切除时无明显出血。

肉会被推向接近原始的插入位置。丢失或滑脱的直肌会发生收缩和紧绷，所以一定要采取安全的巩膜通道，以防止缝线从巩膜拉出。在这些丢失或滑脱直肌的情况下，很难预测术后对位。手术时，试着做回弹式强迫收缩平衡测试，通过来回转动眼睛，然后松解以找到眼睛的其余部分的眼位。另一种选择是使用可调节缝合技术。然而，由于术后滑脱和再手术患者调整困难，作者很少使用可调节缝线。如果使用可调节缝线，则在可调节缝线处放置嵌入式拮抗剂。不要将先前丢失/滑脱的肌肉放在可调节缝线上，因为肌肉非常紧绷，术后可能会再次滑脱。

21.3 拉伸瘢痕手术

对于累及左内直肌的瘢痕再手术的方法如图 21.10 至图 21.14 所示。

21.4 再手术要点：直肌裂开

1. 联合穹隆 Swan 切口能有效地隔离以往手术的直肌。首先施行穹隆切口进入裸露的巩膜。然后用钝的 Westcott 剪在象限内展开以去除瘢痕。接下来，用一个小的 Stevens 钩钩住直肌，最后用一个大的 Jameson 钩。一旦肌肉被固定，按照 Swan 切口将结膜切口延伸到肌肉插入处。

2. 不要直接在巩膜上分离以寻找滑脱或丢失的内直肌。丢失或滑脱的内直肌会收缩于肌袖内，并被眼眶脂肪包围。肌肉通常在肌袖内找到。沿巩膜的后路分离可能是危险的，因为视神经（距鼻缘仅 22 mm）可能会被无意中损伤或切除。

3. 外侧直肌与下斜肌有较强的附着，丢失的外直肌可缩至下斜肌止端。

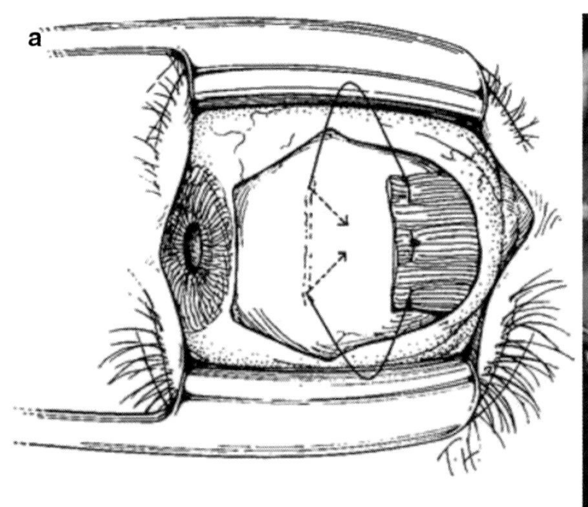

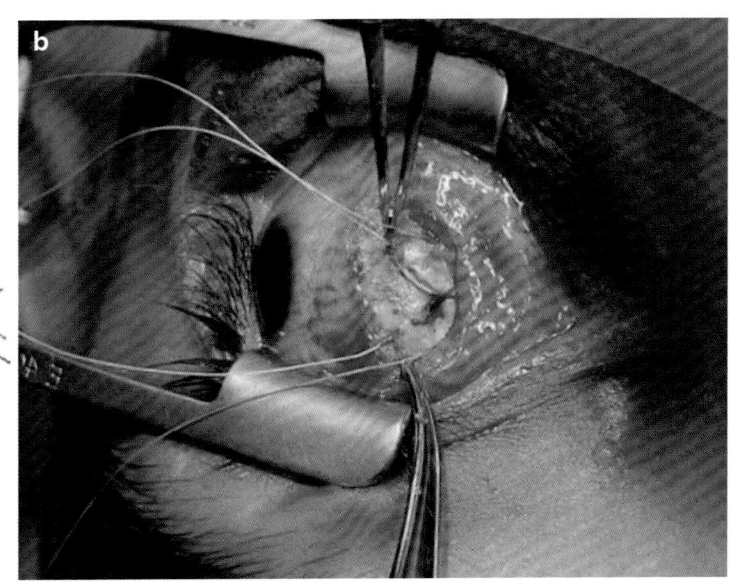

图 21.13　(a)巩膜穿刺针插入后，将缝线打结置于先前的肌肉下。通过保持结膜后结和肌下结，结膜发生晚期结腐蚀的可能性降低。(b)对照照片显示巩膜的针头向后，远离角膜。

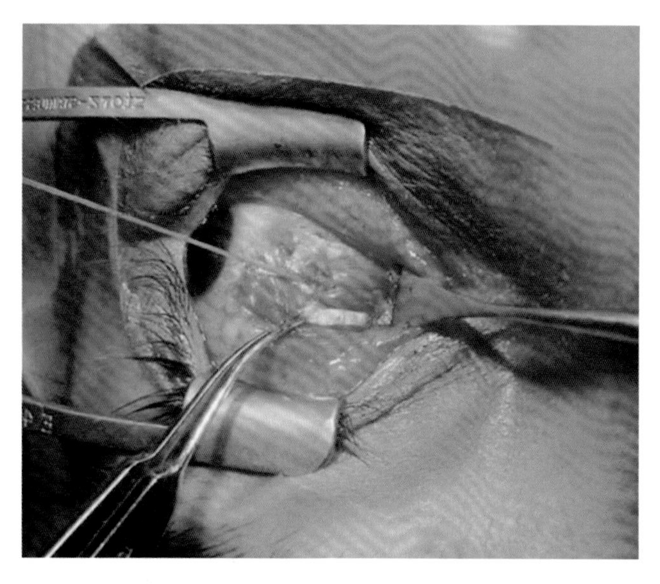

图 21.14 肌肉被绑在适当的位置。结在肌肉下面。

4. 使用不可吸收缝线可降低继发拉伸瘢痕的概率。

21.5 视网膜脱离术后斜视

21.5.1 斜视的病因

根据试验参考，视网膜手术后斜视的发生率为3%~20%。视网膜脱离手术后即刻发生伴有小角度斜视的暂时性复视是常见的，通常在几周内自行缓解。应考虑对持续时间超过4~6个月的复视患者进行斜视手术。

斜视通常是由眼周纤维化和脂肪粘连引起的(图21.15)[4]。结膜缩短和结膜下纤维化也有助于限制眼球运动和产生斜视。环扎视网膜不会明显改变直肌功能，因此巩膜扣带手术不会引起大多数患者的斜视。大直径的植入物(如硅胶海绵)可直接放置在肌肉下面,可以使肌肉的运动方向发生偏转,从而限制肌肉运动。其他引起斜视的原因包括环扎引起斜肌卡压(图21.16)。

21.5.2 视网膜脱离术后发生斜视的手术方式

手术的目的是首先确定限制的原因。在手术时,进行强迫性单眼运动(有无眼球后退)有助于识别限制的范围。眼睛的反冲作用使直肌松弛,通过反向推动提高单眼运动，然后这个限制造成直肌再次绷紧。眼球退变后的持续限制表明,眼周瘢痕或斜肌限制是造成这种限制的原因。在大多数情况下,视网膜手术后发生的斜视,有明显的周围粘连。因此,无论是有眼球后移还是没有眼球后移,单眼运动都是有限的。

一旦确定了限制范围,就会进行手术探查。去除导致限制的区域中的瘢痕。确定正确的肌肉限制区域,缝合固定,然后与巩膜分离。重复被动牵拉试验以验证是否限制得到了缓解。分离的直肌重新附着在眼球上,使肌肉凹陷(图21.17和图21.18)。通常情况下,可调节缝合技术是矫正斜视的合适方法。垂直斜视和水平斜视

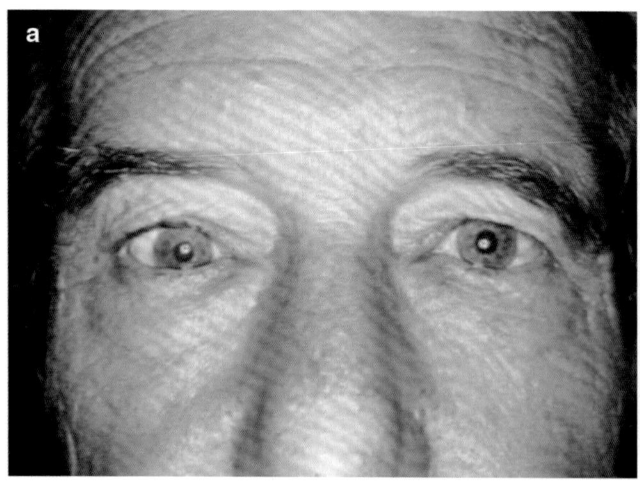

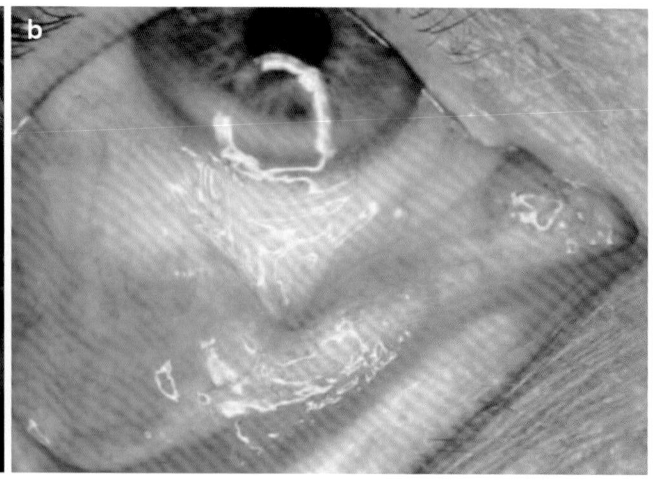

图 21.15 (a)右眼巩膜扣带术后发生右眼下斜视和内斜视的患者。(b)下睑外翻证实结膜增厚,显示脂肪附着点位于下直肌插入前。此外,由于结膜缩短和瘢痕形成,因此眼球下拉。这个患者是继发于脂肪粘连、眼周纤维化和结膜瘢痕形成的限制性斜视的一个例子。

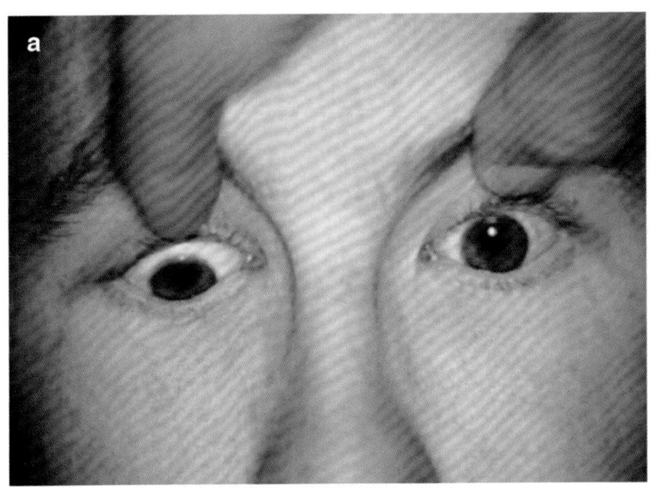

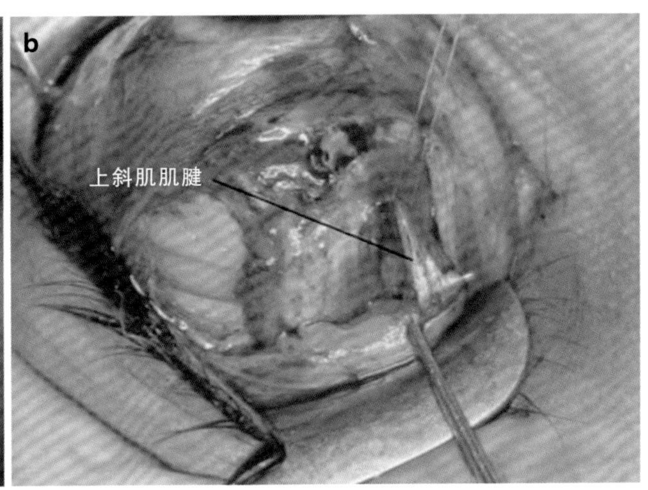

图 21.16 (a)患者放置360°环形器后左眼凹陷严重并运动受限。(b)上直肌和上斜肌腱暴露揭示了上斜肌肌腱被巩膜扣卡压，向前移至上直肌插入的鼻缘。照片中，上斜肌肌腱用小的 Stevens 钩钩住，发现其插入在上直肌的鼻侧。用一条 6-0 薇乔线(紫色缝线)已固定在上斜肌肌腱的新插入的位置上，其位于上直肌旁。注意上直肌下面大的环形器。上斜肌前止端限制下转。在此病例中，上斜肌肌腱被替换在视网膜带的后部，大大改善了向下凝视的限制。

常同时存在，垂直和水平直肌都必须是凹陷的。

21.6 视网膜脱离术后斜视手术要点

1. 去除眼周粘连时，解剖位靠近巩膜，以免损伤眼眶脂肪。后部解剖要小心，特别是沿着眼球鼻侧部，因为会在无意中切断视神经。必须在直视下切除瘢痕。

2. 肌肉可以通过悬吊技术后徙，将其悬挂在硅胶环上。如果需要进行其他手术，则用不可吸收缝线缝合，以减少术后瘢痕牵拉，帮助肌肉恢复。大多数情况下没有必要去除巩膜扣。如果巩膜扣松动或者在斜视

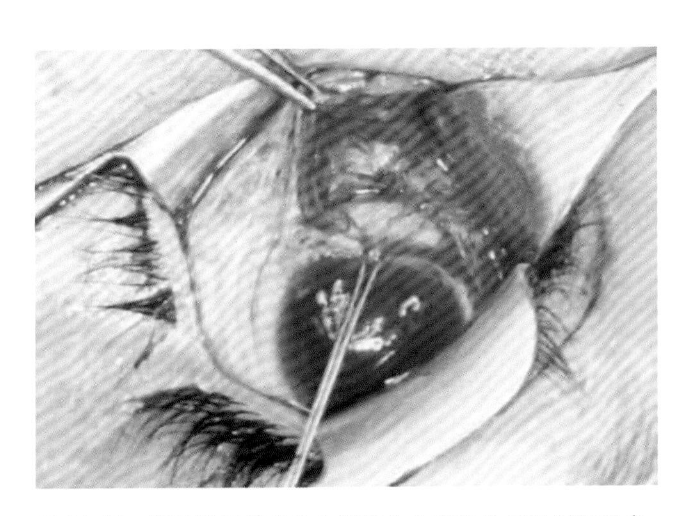

图 21.17 视网膜脱离术后内斜视合并严重外展限制的患者。经鼻下穹隆切口行左内直肌手术探查。这张照片显示的是鼻下象限和包围带的前部。一条 5-0 Mersilene 牵引缝合线被放置在角膜缘，将眼球拉向颞上方，从而暴露鼻下象限。一旦巩膜扣被识别，它就可以被追踪并帮助找到内侧直肌。由于存在瘢痕，内直肌可能很难辨认。为了帮助找到直肌，可以在肌肉所在的区域下沿巩膜扣上一个小的 Stevens 钩或 von Graefe 钩。由于带扣穿过直肌后，带扣将有助于识别直肌插入。Desmarres 牵引器对于暴露眼球是有用的。

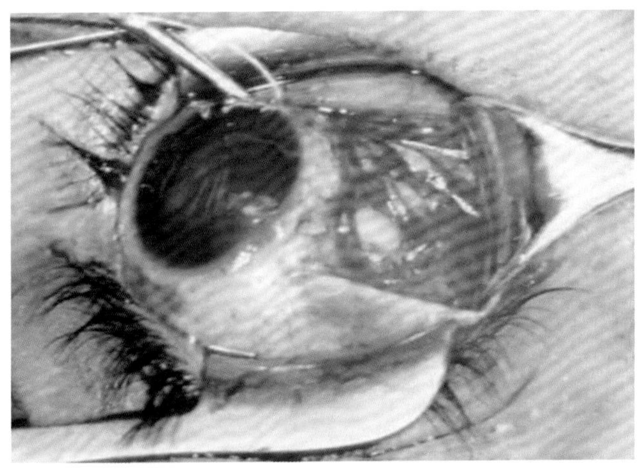

图 21.18 在左内侧直肌和瘢痕后面有一个 von Graefe 钩。这个钩子是沿着巩膜扣带传递的，因为巩膜扣在直肌下面。心率下降(心血管反射)表明肌肉被钩住了。肌肉钩两侧的解剖显示肌肉包裹在瘢痕中。该肌肉整体凹陷，后留下肌肉瘢痕，因为分离肌肉瘢痕可能会导致进一步的瘢痕和脂肪黏附。内直肌粘连和后退的解除可松解限制。

手术中露出，则可以将其取出。如果巩膜扣已经存在几个月，则不会增加再次脱离的风险，但是最好在手术前咨询患者的视网膜外科医生，以确保取出巩膜扣的安全性。

3. 最后，应该缩短手术部位的结膜。应仔细清除瘢痕和纤维化的巩膜，使巩膜平滑，以便术后再上皮化，避免慢性红眼的发生。仔细缝合结膜对于避免术后结膜下囊肿非常重要。我们更喜欢使用6-0的肠线来闭合结膜。

21.7 羊膜移植治疗限制性斜视

眼周手术或外伤后眼球运动受限至少有3种机制：①结膜瘢痕合并挛缩；②脂肪黏附于眼球或肌肉；③直肌挛缩（图21.19）。在许多患者中，多种机制的共同参与导致了斜视。要成功治疗限制性斜视，就必须找出造成这种疾病的具体原因。羊膜移植可用于替换丢失或收缩的结膜，并将重建眼眶脂肪和巩膜粘连分离的组织屏障[5]。因为羊膜具有抗炎和抗纤维化的特性，它可以减少继发性瘢痕，并有助于防止复视和疼痛，经常伴随限制性斜视的复发。羊膜移植似乎有助于防止结膜瘢痕引起的限制性斜视的粘连复发、脂肪黏附综合征或直肌挛缩。羊膜移植被认为是治疗这些疑难病例的限制性斜视的方法。

21.7.1 手术技术

采用钝性、锐利的解剖方法去移动结膜并去除限制性粘连，使用一系列强制性单眼运动来验证眼部运动的改善。在去除瘢痕和获得完全单眼运动后，羊膜移植被放置在清洁的裸露巩膜上，并提供一个屏障防止粘连复发。如果强迫性单眼运动在结膜移动和瘢痕清除后仍受到限制，则分离直肌；如果它们紧绷，则根据需要将其凹陷，以便在手术中提供更好的单眼运动，然后放置羊膜移植。

羊膜移植物被小心地从包装纸上剥落下来，由助手持无齿钳辅助外科医生以保持膜的拉伸。膜的粘边（最初与纸张接触的一侧）放置在巩膜的正面，并按要求放置以覆盖缺损。一旦膜按要求放置，就会使用7-0薇乔线间断缝合，将移植的后缘固定在深穹隆结膜的切缘处。将几滴组织胶放在羊膜下，使膜光滑。胶水应放置3~4分钟，用Westcott剪刀除去多余的干胶和羊膜。患者的眼睛包扎24小时，以确保羊膜移植不脱位。

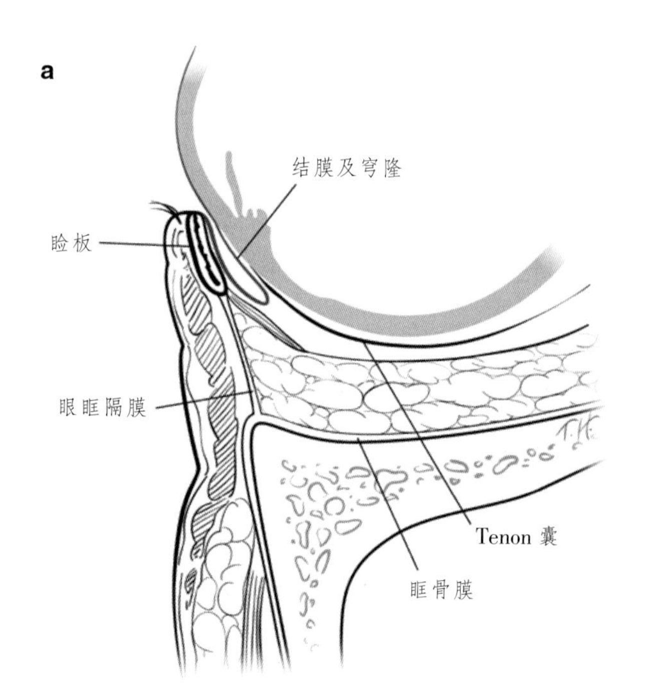

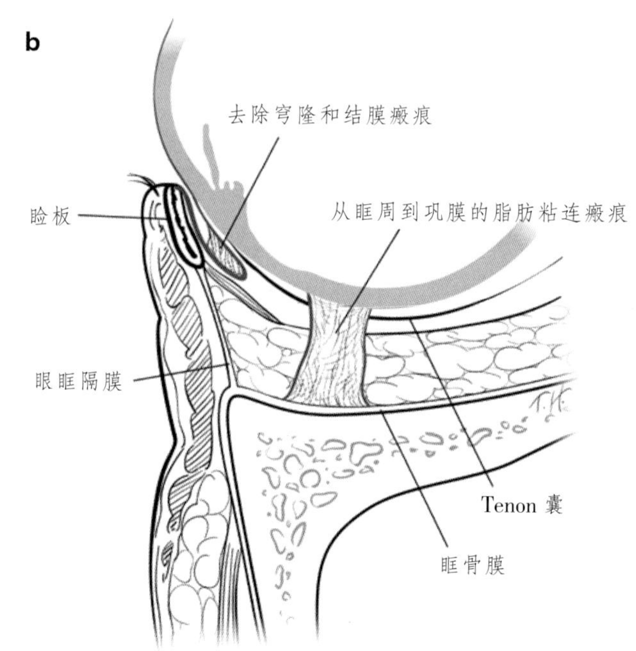

图21.19　限制性斜视示意图。(a)眶下缘正常结膜、穹隆和Tenon囊。(b)眶下缘限制性斜视，结膜挛缩及从眶周到巩膜的脂肪粘连瘢痕。

参考文献

1. Parks MM, Bloom JN. The "slipped muscle". Ophthalmology. 1979;86:1389–96.
2. Plager DA, Parks MM. Recognition and repair of the "lost" rectus muscle. A report of 25 cases. Ophthalmology. 1990;97:131–6.
3. Ludwig IH. Scar remodeling after strabismus surgery. Trans Am Ophthalmol Soc. 1999;97:583–651.
4. Wright KW. The fat adherence syndrome and strabismus after retina surgery. Ophthalmology. 1986;93:411–5.
5. Strube YJ, Conte F, Faria C, Yiu S, Wright KW. Amniotic membrane transplant for restrictive strabismus. Ophthalmology. 2011;118:1175–9.

第 22 章

微创斜视手术

微创斜视手术对有轻微斜视的患者提供了有价值的选择，并且使用棱镜眼镜作为额外或替代的治疗方案。这种技术可以在手术室局部麻醉下进行，比标准斜视肌手术创伤更小，并保证了肌止端的完整性，尽可能地保留睫状前血管。

22.1 中央肌肉-巩膜折叠术

这个手术与第 14 章所描述的 Wright 皱襞相似，但只有中央直肌纤维得到了改善(图 22.1)。作者(KWW)研发了一种微创治疗小角度斜视[1]的方法。一个 5 mm 的小皱褶可以矫正大约 8 PD 大小的垂直或水平斜视。手术患者可以很容易地进行局部麻醉和轻度镇静。

皱褶的过程不应与肌褶混淆。肌肉缝褶过程将肌肉缝在肌肉上，由于缝合线在直肌[2]的纵向纤维内滑动，因此无法成功对位。与此相反，皱褶手术能将肌肉纤维固定在巩膜上，并能促进伤口愈合，比肌肉-肌肉皱褶更有效。

22.2 中间部腱切断术

小腱切开术是一种新型的微创手术技术，它能削弱直肌以治疗 2~4 PD 的微斜视。该技术由作者(KWW)发明，并在手术室使用局部普帕卡因滴布[3]进行手术。术前用 2.5%去氧肾上腺素漂白结膜。通过完整的结膜观察睫状前血管确定目标肌肉附着点(图 22.2)。通过完整的结膜，用 0.5 或 0.75 齿钳抓住中央肌肉附着点(肌腱)。移动钳子以确认眼球也在移动，确保真正的肌腱被钳子固定。一旦中央腱被钳子固定住，中心 2~3 mm 的肌腱就会通过完整的结膜被 Westcott 剪刀剪断。切断的肌腱纤维被钳分离出来。切下的肌腱纤维在结膜下向后收缩，结膜保持平整。小腱切开术将纠正每一个腱切开术中大约 2 PD 的斜视，因此每只眼内直肌的腱切开术将纠正总计 4 PD 的斜视。它对上斜肌引起的复视最有效。

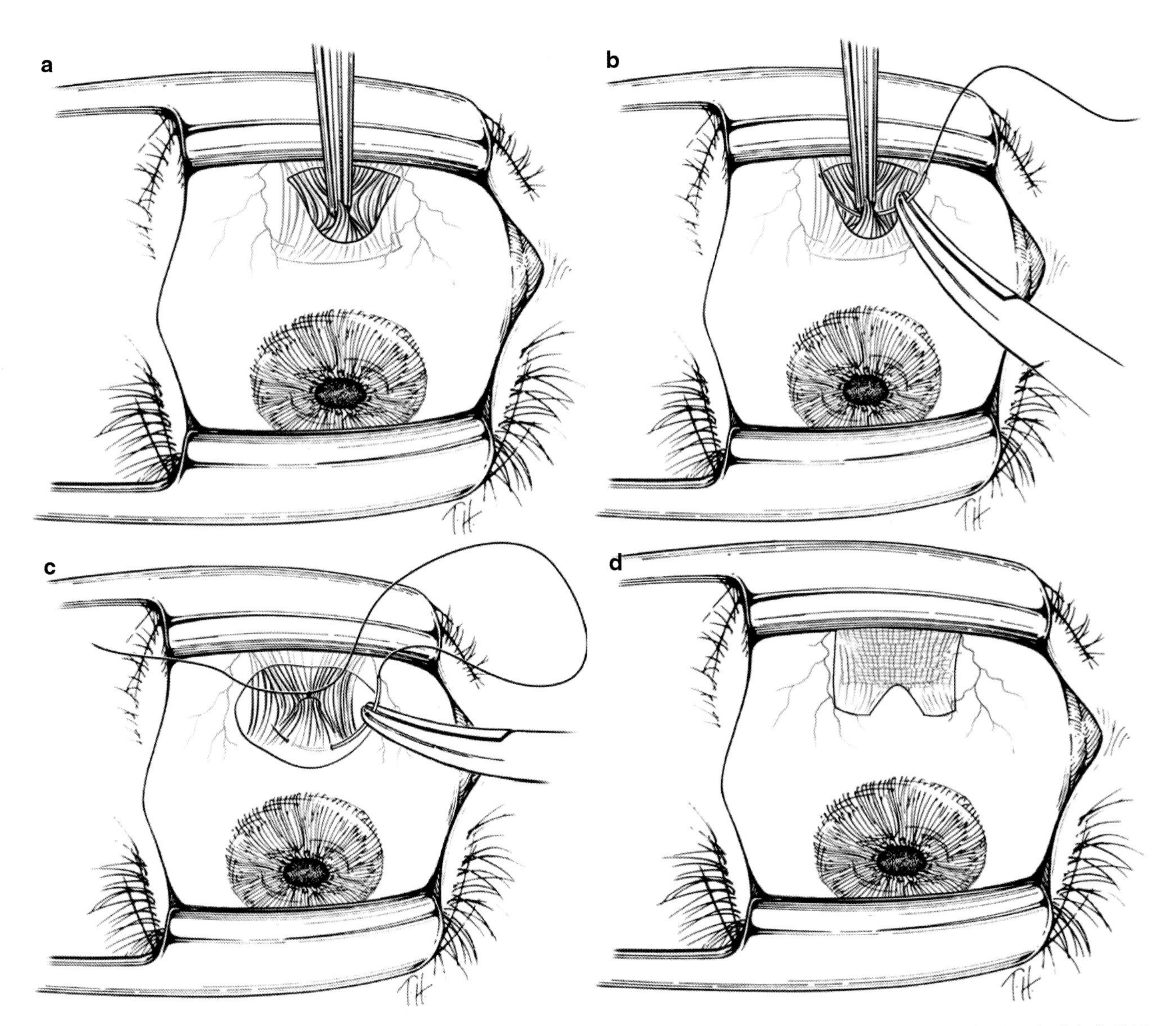

图22.1 中央肌巩膜折叠术收紧直肌。(a)如果使用局部麻醉,在眼睛中滴入两滴丁卡因,然后滴入利多卡因凝胶。在手术前给予2.5%去氧肾上腺素和抗生素。在肌肉的附着点上进行Swan切口,结膜离肌腹约6 mm,肌肉集中于肌附点约5 mm处。(b)肌肉从巩膜上取下,钳下放置一个双臂6-0聚肌苷910缝线。缝线打成一个方结。(c)缝线置于巩膜前,然后将其固定,使肌肉的中央部分皱褶。(d)术后肌肉的最终外观。

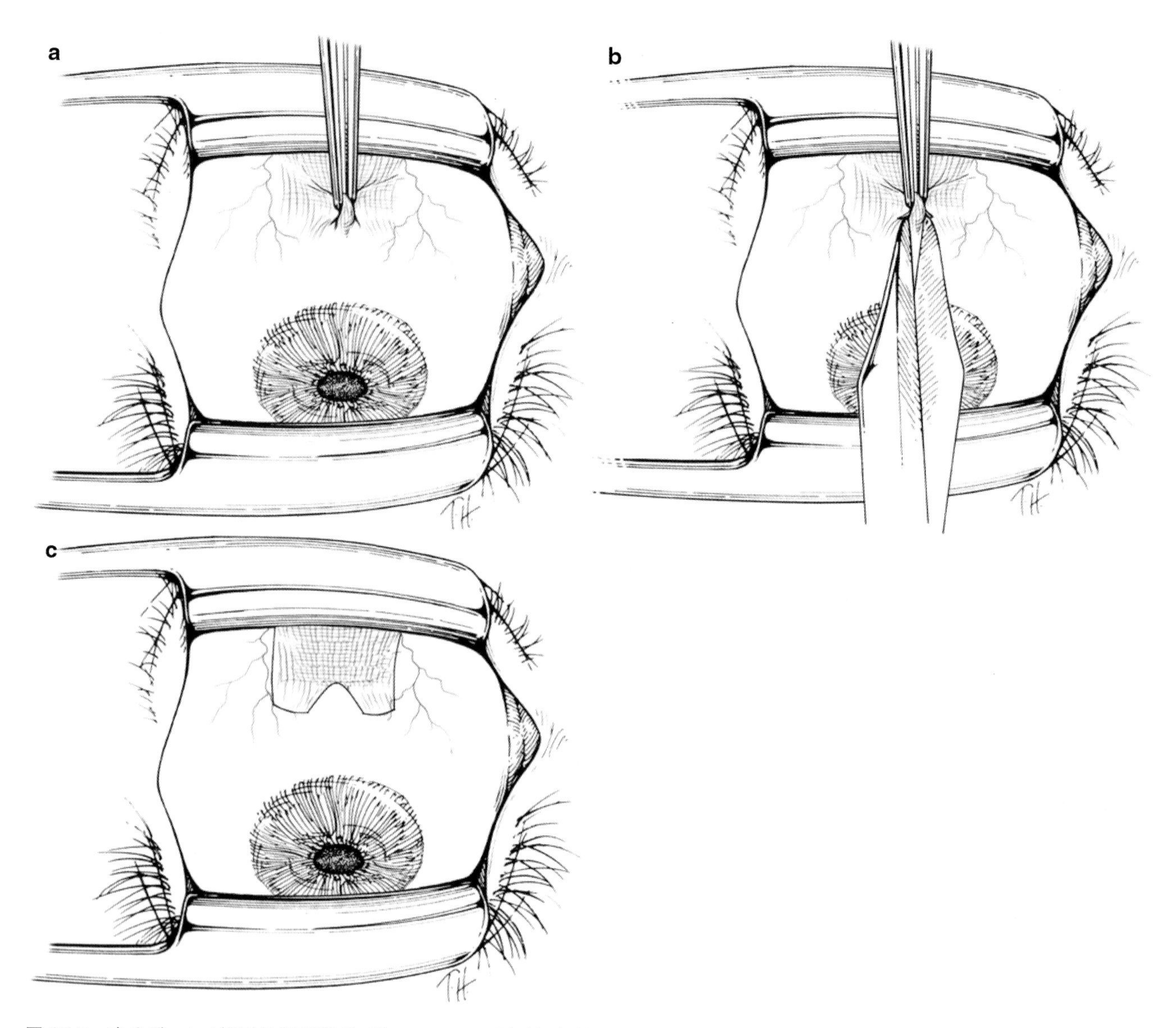

图22.2　中央腱。(a)使用局部麻醉后，用Wright 0.75牙腱切断钳通过完整的结膜抓住直肌的中心腱。(b)钝性Westcott剪刀通过完整的结膜切断钳和巩膜之间的中心腱。(c)Wright微小腱切开术的术后图片显示，肌腱的中心3~4 mm被切断。请注意，插入端的两个肌杆保持完整，所以保留了正常附着宽度。

参考文献

1. Leenheer RS, Wright KW. Mini-plication to treat small-angle strabismus: a minimally invasive procedure. J AAPOS. 2012;16:327–30.
2. Leenheer RS, Wright KW. Letters to the Editor: Reply. Mini-plication to treat small-angle strabismus: a minimally invasive procedure. J AAPOS. 2013;17:337.
3. Wright KW. Mini-tenotomy procedure to correct diplopia associated with small-angle strabismus. Trans Am Ophthalmol Soc. 2009; 107:97–102.

附录A　手术相关的数值

下面的表格可以作为斜视手术前计划的指导原则。这些数字来源于Parks，然后根据作者自己的手术经验进行修改。这些数字只是一个指导，应该根据实际情况进行调整。请参阅"普通斜视的Wright数字调整"来对下表进行调整。

A.1 双眼手术

内斜视

MR OU 后退	LR OU 后退或折叠[a,b]
15△—3.0mm	15△—3.5mm
20△—3.5mm	20△—4.5mm
25△—4.0mm	25△—5.5mm
30△—4.5mm	30△—6.0mm
35△—5.0mm	35△—6.5mm
40△—5.5mm	40△—7.0mm
50△—6.0mm	50△—8.0mm
60△—6.5mm	
70△—7.0mm	

外斜视

LR OU 后退	MR OU 后退或折叠[b]
15△—4.0mm	15△—3.0mm
20△—5.0mm	20△—4.0mm
25△—6.0mm	25△—5.0mm
30△—7.0mm	30△—5.5mm
35△—7.5mm	35△—6.0mm
40△—8.0mm	40△—6.5mm
50△—9.0mm	

[a] 当大面积内直肌(MR)退缩(≥6.0mm)后，对残余内斜视进行外直肌(LR)缩短时，应降低这些数字。

[b] 作者在可能的情况下使用折叠代替缩短，最大折叠5.0 nm，超过这个数值折叠后的肿块会很难看，因此建议缩短。

A.2 单眼手术

单眼手术通常适用于其他原因导致的严重弱视或单眼视力不佳的患者，或者非共同性斜视患者。除此之外，作者通常提倡双眼手术。

内斜视

MR 后退	LR 后退或折叠[b]
15△—3.0mm	15△—3.5mm
20△—3.5mm	20△—4.0mm
25△—4.0mm	25△—5.0mm
30△—4.5mm	30△—5.5mm
35△—5.0mm	35△—6.0mm
40△—5.5mm	40△—6.5mm
50△—6.0mm	50△—7.0mm
60△—6.5mm	60△—7.5mm
70△—7.0mm	70△—8.0mm

外斜视

LR 后退[a]	MR 后退或折叠[a]
15△—4.0mm	15△—3.0mm
20△—5.0mm	20△—4.0mm
25△—6.0mm	25△—4.5mm
30△—6.5mm	30△—5.0mm
35△—7.0mm	35△—5.5mm
40△—7.5mm	40△—6.0mm
50△—8.5mm	50△—6.5mm

[a] 对小角度的间歇性外斜视(15,20 PD)和单眼手术，作者通常只在一组肌肉上进行。例如，对一位XT 15 PD患者采用LR后退7.0 mm，而不采用LR后退4.0 mm和MR折叠3.0 mm，LR后退多少可以参照间歇性外斜视双眼手术的表格和观察成两倍角度所需要的后退长度(比如，双侧LR后退7.0 mm可以矫正XT 30 PD，因此单侧LR后退7.0 mm可以矫正XT 15 PD)。

[b] 作者在可能的情况下使用折叠代替缩短，最大折叠5.0 mm，超过这个数值折叠后的肿块会很难看，因此建议缩短。

A.3 三组肌肉手术

对于大面积的矫正,可以计划进行3组肌肉的手术。手术范围可以参考之前的表格。这种手术适用于成人,可以用可调节缝线代替肌肉。可调节缝线应该在正在手术的两个肌肉上完成。

A.4 垂直手术相关数值

垂直手术的经验是每后退1 mm垂直矫正3棱镜屈光度。对于过度矫正的晚期,下直肌后退很明显。因此,绝大多数情况下,不要让下直肌后退超过5~6 mm。包括作者在内的许多外科医生在下直肌上使用不可吸收缝线,尤其是在甲状腺眼眶病变患者中。这样有助于避免过度矫正。

“普通斜视的Wright数字调整”

这些对手术数值的调整是基于Wright博士30年的经验以及生理学的基本原理，还有一些客观数据和无预期的随机试验。但它们并不是适用于每一次手术!

(a)具有视像融合或者潜在视像融合的内斜视(如无弱视的局部调节性内斜视或者成人散发轻度瘫痪的内斜视)参照Wright和Bruce-Lyle的加强手术方案[1]。

(b)间歇性外斜视4岁以下的儿童:减少LR后退的量,因为你不想发展成持续性的内斜视,这会导致患者失去立体视觉以及发展成弱视[2]。

(c)成人间歇性外斜视角度>50:在双侧后退的3或4条直肌上做小折叠(4 mm)。如果矫正过度(>15 PD),应考虑在术后4天内剪断缝线来纠正,超过4天肌肉会粘连。通常有短暂的轻微过度矫正(内斜视≤10 PD)。

(d)单侧先天性上斜肌麻痹伴上斜视:最好保留小部分上斜视(3~5 PD),这部分斜视会被消除。避免过度矫正,持续存在的下斜视不容易消除,而且患者不耐受。过度矫正还能引起双侧上斜肌麻痹。

A.5 眼球震颤的Kestenbaum术

A.5.1 脸转向右边

让双眼移向右侧使眼到达正位,来纠正脸转向右边(眼睛移到左边零点)。

	转脸程度	左眼 后退LR (mm)	左眼 缩短MR (mm)	右眼 后退MR (mm)	右眼 缩短LR (mm)
Classic	<20°	7	6	5	8
Parks	30°	9	8	6.5	10
Classic+40%	45°	10	8.5	7	11
Classic+60%	50°	11	9.5	8	12.5

(杨启晨 译)

参考文献

1. Wright KW, Bruce-Lyle L. Augmented surgery for esotropia associated with high hypermetropia. J Pediatr Ophthalmol Strabismus. 1993;30:167–70.
2. Edelman PM, Murphree AL, Brown MH, Wright KW. Consecutive esodeviation…then what? Am Orthoptic J. 1988;38:111–6.

附录B 麻醉

通常斜视手术采用全身麻醉。儿童的全部手术均采用全身麻醉。患者如果存在焦虑、再次手术及上斜肌手术也是全身麻醉的指征。经验丰富的麻醉医师是手术团队的核心，他们熟悉儿童麻醉，以及潜在的危急情况，如恶性高热。

肌松剂不是必需的。

局部麻醉可用于成人的单侧手术。通常使用半钝针球后注射利多卡因 4 mL。如果出现术中疼痛，可以在肌肉附近局部注射利多卡因，注意不要直接注入肌肉中。球后麻醉适用于知觉性斜视的后退-折叠(或缩短)的手术。

对于需要进行单侧或者双侧后退手术的成人，局部麻醉是一个很好的选择，甚至有些使用局部麻醉进行缩短和简单的再次手术。术中对组织操作应轻柔，避免过度牵拉肌肉，从而减轻患者的疼痛，局部麻醉还无须承担全身麻醉的风险(见第 12 章)。

(杨启晨 译)

附录 C　肌肉手术的器械

C.1 肌肉手术器械

A　Stevens 钩(3)
　　Green 钩(2)
　　Jameson 钩(2)
　　Von Graefe 钩，大号(1)
B　Conway 牵开器(1)
　　Desmarres 眼睑拉钩，中号(1)
　　Desmarres 眼睑拉钩，大号(1)
C　Westcott 钝性剪刀(1)
D　Harman 钳(2)
　　2×3 Lester 钳(1)
　　Castroviejo 镊 0.3(2)
　　Castroviejo 镊 0.5(1)
　　Castroviejo 闭合镊(2)
E　Castroviejo 卡钳(1)
F　小弹簧镊夹(4)
　　Hartman 夹(2)
G　上斜肌腱折叠器
　　Wright 钛器械(见图)
H1　Wright 槽钩(1)(Titan Surgical OE018.01)
H2　Wright 双钩(1)(Titan Surgical OE018.02)
H3　Wright 带盖的窥镜(1)(Titan Surgical OR005)
H4　Wright 弯持针器，合金刀片，上锁/解锁器(1)(Titan Surgical 0H050U)

C.2 缝线

斜视手术通常使用带有 S-24 双臂扁平针的 5-0 Vicryl 缝线或者带有 S-29 扁平针的 6-0 Vicryl 缝线。本书作者偏向于使用 5-0 Vicryl 缝线。5-0 Mersilene 不可吸收缝线适用于可能形成术后瘢痕的伸展肌肉，如甲状腺下直肌，也适用于滑行肌肉，Harada-Ito 手术和 Wright 硅肌腱扩张手术。

C.3 放大镜光源

对于斜视手术来说建议使用头灯。也可使用双倍放大镜，但是应避免使用高倍数放大镜，因为会明显限制聚焦深度和视野范围。

(杨启晨 译)

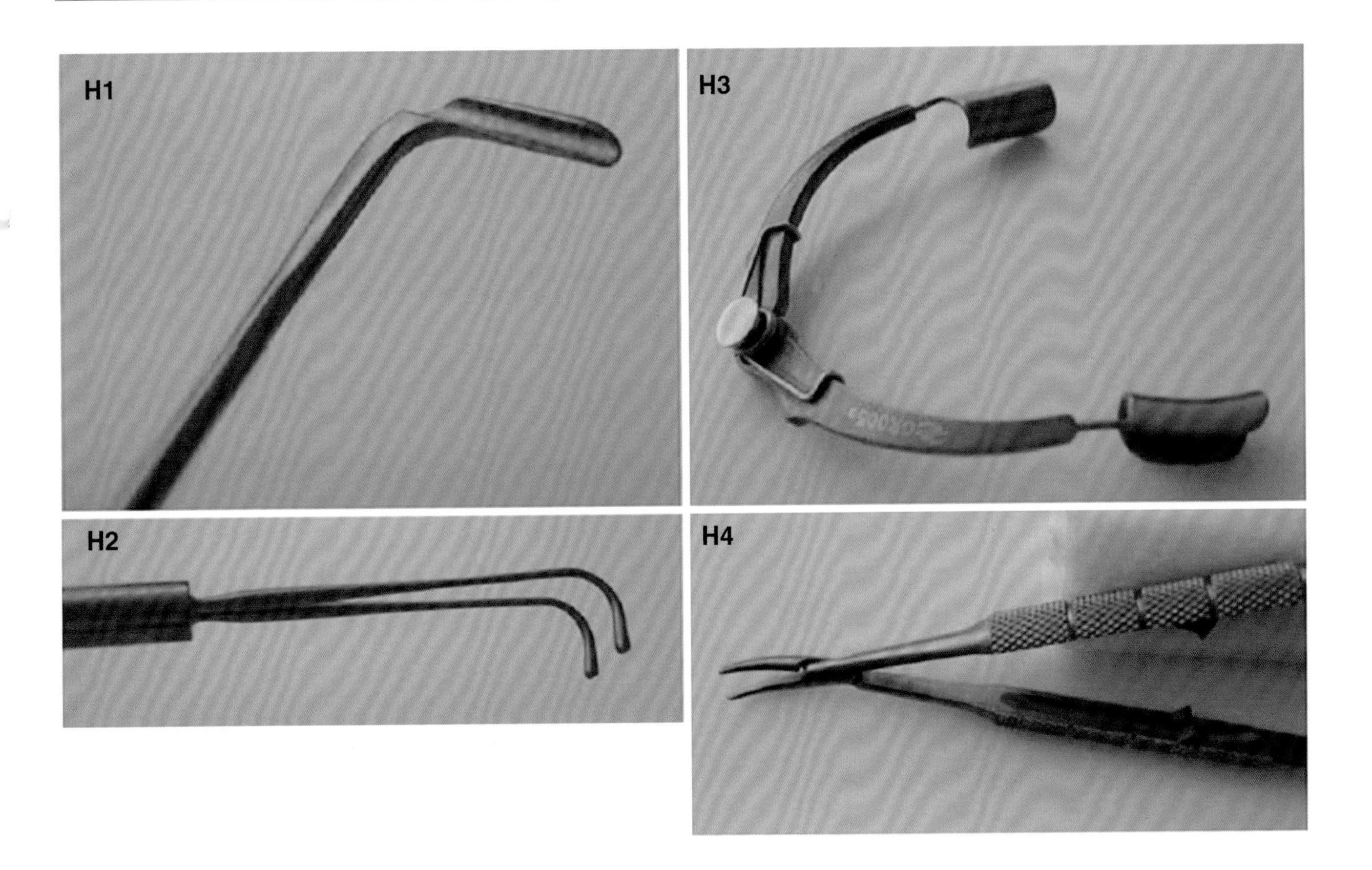
H1
H3
H2
H4

附录D 术后护理

D.1 短时恢复

1. 根据患者年龄进行术后禁食1~2小时。限制从口摄入食物，可以有助于减少术后的恶心和呕吐反应。就作者经验而言，斜视术后立即进食液体则发生恶心和呕吐的症状的概率较高。

2. 除非使用可调节缝线或是多次手术，否则不要使用眼罩。

D.2 门诊随访

1. 抗生素类固醇软膏，每天两次，4天。

2. 两周内不能游泳。

3. 术后1周内随访，通常在术后6周内进行第二次随访。术后恢复情况根据患者年龄和自身情况有所差异。年轻的间歇性外斜视患者，如果第一次被过度矫正，那么术后需要更频繁地进行随访。应告知患者可能出现眼周感染，如果出现红肿持续存在，应立即回访。

（杨启晨 译）

索　引

其他